DAL PATTERN ALLA MALATTIA

KEY PATTERN	Distribuzione	◀▶	▲▼	Segni associati	MALATTIA
Reticolazione liscia	Frequentemente monolaterale, a chiazze	Variabile	Variabile	Anche noduli a margini netti, adenopatie ilari e mediastiniche, versamento pleurico monolaterale	LC
	Bilaterale, diffusa	Peribroncovasale e gravitazionale	Medio inferiore	Ground-glass e addensamenti a chiazze, noduli sfumati di dimensione acinare, cardiomegalia e versamento pleurico bilaterale	EPA interstiziale
	Bilaterale, a chiazze	Periferica	Basale	Micronoduli calcifici, addensamenti parenchimali e adenopatie mediastiniche, modificazioni tracheali	Amiloidosi interstiziale
Reticolazione nodulare	Frequentemente monolaterale, a chiazze	Variabile	Variabile	Anche reticolazione liscia, adenopatie ilari e mediastiniche, versamento pleurico monolaterale	LC
	Bilaterale, a chiazze	Periferica	Basale	Micronoduli calcifici, addensamenti parenchimali e adenopatie mediastiniche, modificazioni tracheali	Amiloidosi interstiziale
	Bilaterale, diffusa o a chiazze	Periferica, dorsale	Basale	Opacità puntiformi subpleuriche, associate a una reticolazione intralobulare irregolare, strie subpleuriche, bande parenchimali, placche pleuriche	Asbestosi iniziale
Reticolazione irregolare	Bilaterale, a chiazze	Centrale, specie dorsale	Regioni superiori	Conglomerati opachi parailari con bronchiectasie da trazione nel contesto, noduli perilinfatici, adenopatie ilomediastiniche	Sarcoidosi fibrosante
	Bilaterale, a chiazze	Subpleurica ma anche peribroncovasale	Variabile	Segni di interfaccia, bronchiolectasie da trazione, ground-glass e noduli centrolobulari sfumati, oligoemia a mosaico con air trapping	AAE cronica
	Bilaterale, a chiazze	Variabile	Variabile	Ground-glass costante, addensamenti parenchimali con broncogramma aereo, honeycombing possibile	Farmaci
	Bilaterale, diffusa	Periferica, subpleurica, dorsale	Basale	Ground-glass e addensamenti parenchimali con bronchiolectasie da trazione nel contesto, segni specifici di ciascuna malattia	Collagenopatie iniziali
	Bilaterale, omogenea o a chiazze	Periferica ma anche centrale	Basale	Ground-glass e addensamenti parenchimali, bronchi a pareti ispessite con ectasie da trazione, raro honeycombing	NSIP
	Bilaterale, a chiazze in parenchima normale	Elettivamente subpleurica, specie dorsale	Basale ma anche mantellare sino agli apici	Scarso ground-glass, precoce honeycombing, adenopatie mediastiniche di grado medio	UIP iniziale
	Bilaterale, diffusa o a chiazze	Periferica, dorsale	Basale	Opacità puntiformi subpleuriche, associate a una reticolazione intralobulare irregolare, strie subpleuriche, bande parenchimali, placche pleuriche	Asbestosi iniziale

DAL PATTERN ALLA MALATTIA

KEY PATTERN	Distribuzione	◆▶	▲	Segni associati	MALATTIA
Noduli pavidi di pleura	Bilaterale, a chiazze	Distribuzione random	Regioni superiori e medie	Ground-glass a chiazze, enfisema centrolobulare, ispessimento di pareti bronchiali, pattern reticolare intralobulare raro	RB-ILD
	Bilaterale, simmetrica	Omogeneamente distribuita	Regioni superiori e medie	I noduli sono a margini netti ed elevata densità, risparmiano i seni costofrenici; possibile cavitazione, air trapping	Istiocitosi X iniziale
	Diffusa, omogenea	Omogeneamente distribuita	Possibile predominanza medio-inferiore	Anche noduli avidi di pleura densi a margini netti, ground-glass, reticolazione nodulare, cisti a pareti sottili, adenopatie nell'AIDS	LIP
	Diffusa o a chiazze	Omogeneamente distribuita	Possibile predominanza medio-inferiore	Ground-glass a chiazze, talvolta frammisto ad aree di air trapping lobulare (head-cheese pattern)	AAE subacuta
Noduli indifferenti alla pleura	Bilaterale, talvolta predominanza destra	Tendenza a predominare posteriormente	Prevalenza regioni medio superiori	Pseudoplacche, adenopatie mediastiniche "a guscio d'uovo", opacità più voluminose da confluenza dei noduli a tendenza ilipeta	Silicosi
	Bilaterale, simmetrica	Omogeneamente distribuita	Omogeneamente distribuita	Ground-glass diffuso o localizzato, adenopatie mediastiniche con ipodensità centrali, possibile tree-in-bud associato	TB miliare
	Bilaterale, spesso simmetrica	Possibile mantellare	Specie basale	Diametro dei noduli variabile, feeding vessel sign; possibili noduli escavati o calcifici; adenopatie mediastiniche	Metastasi
Noduli avidi di pleura	Bilaterale, a chiazze	Regioni iloperiilari, specie dorsali e subpleuriche	Prevalenza regioni medio-superiori	Anche broncovasali, pseudoplacche, adenopatie ilomediastiniche, ground-glass micronodulare, air trapping lobulare	Sarcoidosi granulomatosa
	Diffusa, omogenea	Omogeneamente distribuita	Possibile predominanza medio-inferiore	Ground-glass nodulare centrolobulare, reticolazione nodulare, cisti a pareti sottili, adenopatie nell'AIDS	LIP

Di fronte a multiple, grandi opacità rotondeggianti si faccia diretto riferimento al capitolo relativo dove sono trattate già in maniera sintetica (● Grandi Opacità Rotondeggianti)

Pneumopatie Infiltrative Diffuse

Clinica, Anatomia Patologica, HRTC

a cura di
Mario Maffessanti & Giorgia Dalpiaz

Autori
A. Cancellieri
G. Dalpiaz
M. Maffessanti
A. Pesci
R. Polverosi
M. Zompatori

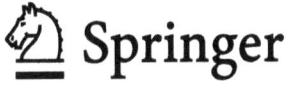

Prof. MARIO MAFFESSANTI
Unità Clinica Operativa di Radiologia, Università di Trieste, Ospedale di Cattinara, 34100 Trieste - maffe@gnbts.univ.trieste.it

Dr. GIORGIA DALPIAZ
Servizio di Radiologia, Ospedale Bellaria, 40139 Bologna - giorgia.dalpiaz@ausl.bologna.it

Dr. ALESSANDRA CANCELLIERI
Anatomia Patologica, Ospedale Maggiore, 40133 Bologna - alessandra.cancellieri@ausl.bologna.it

Prof. ALBERTO PESCI
Dipartimento di Medicina Clinica e Prevenzione (DIMEP), Università degli Studi di Milano Bicocca, Clinica Pneumologica, A.O. San Gerardo, 20052 Monza - alberto.pesci@unimib.it

Dr. ROBERTA POLVEROSI
Dipartimento di Radiologia, Ospedale S. Bassiano, 36061 Bassano del Grappa - r.polve@libero.it

Prof. MAURIZIO ZOMPATORI
Cattedra di Radiologia, Università di Bologna e S.Orsola Malpighi, 40138 Bologna - maurizio.zampatori@unibo.it

---

I Curatori e gli Autori desiderano ringraziare
SCHERING e TOSHIBA
per il supporto alla realizzazione dell'opera

Springer fa parte di Springer Science+Business Media

springer.com
© Springer-Verlag Italia, Milano 2004 - Ristampa senza modifiche 2005, 2006, 2007, 2008

ISBN 978-88-470-0274-6

Quest'opera è protetta dalla legge sul diritto d'autore, e la sua riproduzione è ammessa solo ed esclusivamente nei limiti stabiliti dalla stessa. Le fotocopie per uso personale possono essere effettuate nei limiti del 15% di ciascun volume dietro pagamento alla SIAE del compenso previsto. Le riproduzioni per uso non personale e/o oltre il limite del 15% potranno avvenire solo a seguito di specifica autorizzazione rilasciata da AIDRO, Via Corso di Porta Romana n. 108, Milano 20122, e-mail segreteria@aidro.org e sito web www.aidro.org .Tutti i diritti, in particolare quelli relativi alla traduzione, alla ristampa, all'utilizzo di illustrazioni e tabelle, alla citazione orale, alla trasmissione radiofonica o televisiva, alla registrazione su microfilm o in database, o alla riproduzione in qualsiasi altra forma (stampata o elettronica) rimangono riservati anche nel caso di utilizzo parziale. La violazione delle norme comporta le sanzioni previste dalla legge.

L'utilizzo in questa pubblicazione di denominazioni generiche, nomi commerciali, marchi registrati, ecc. anche se non specificatamente identificati, non implica che tali denominazioni o marchi non siano protetti dalle relative leggi e regolamenti.

Responsabilità legale per i prodotti: l'editore non può garantire l'esattezza delle indicazioni sui dosaggi e l'impiego dei prodotti menzionati nella presente opera. Il lettore dovrà di volta in volta verificarne l'esattezza consultando la bibliografia di pertinenza.

Progetto grafico della copertina: Simona Colombo, Milano
Progetto grafico e impaginazione: Daniele Kirchmayer, Trieste

Presentazione

Il presentare un libro di Radiologia è sempre un compito gradito, in questa occasione graditissimo in quanto l'invito mi viene rivolto da un amico a me molto caro come Mario Maffessanti.

L'idea di realizzare una guida alla interpretazione della TAC del torace ad alta risoluzione, come riportato dagli Autori nella prefazione, è nata al termine di una giornata dedicata alla patologia diffusa del polmone brillantemente orchestrata da Mario Maffessanti sulle nevi di Corvara alcuni anni fa.

La stessa completezza e precisione delle presentazioni di allora si ritrovano nelle pagine di questo sicuramente utile mezzo per arrivare alla diagnosi partendo dal segno.

È un libro certamente innovativo dal punto di vista della modalità di consultazione, che unisce alla completezza della descrizione della semeiotica radiografica i riferimenti clinici ed anatomo-patologici, per la più esauriente comprensione di ogni singola pneumopatia infiltrativa diffusa.

Il team interdisciplinare degli Autori è di assoluta garanzia tenuto conto della brillante attività scientifica, formativa e professionale da essi svolta in questi anni.

L'essere stato in parte il primum movens di questo libro e l'avermelo voluto dedicare mi riempie di piacevole orgoglio che mi spinge ad augurare un'utile e proficua lettura a quanti leggeranno questo volume.

Settembre 2004 **Lorenzo Bonomo**

Prefazione

Partiresti in automobile...

Partiresti in automobile senza aver fatto prima il pieno di benzina? Gireresti per il sud della Francia senza una carta stradale? Andresti in Irlanda senza prima informarti sulla sua storia? Affronteresti un trekking in Nepal senza sapere chi sono i compagni di viaggio? Accetteresti di partecipare a un tour in India senza sapere che cosa vai a vedere e gli inconvenienti da affrontare?

Come è nato questo libro

L'idea di questo libro è nata tempo fa a Corvara. Lorenzo Bonomo aveva deciso di organizzare dei corsi di Radiologia sulla neve secondo il mai smentito principio "mens sana in corpore sano" e li aveva intitolati: "Imaging ad Alta Quota". Li aveva concepiti come "giornate d'organo", e quell'anno le aveva dedicate alla patologia diffusa. Noi facemmo il Torace e lo pensammo totalmente multidisciplinare perché la Patologia Infiltrativa Diffusa del polmone o la si fa così, o non la si può capire.

Chi sono i suoi Autori

Dall'idea alla realizzazione, la gestazione del volume non è stata facile. Siamo partiti così: un clinico, un anatomopatologo e quattro radiologi; in seguito, qualcuno si è perso ma qualcuno si è aggiunto, come spesso accade in un lungo viaggio.

La distribuzione delle forze, però, si è conservata ed è quella riportata in ciascun capitolo. Ci auguriamo di avere fatto un buon lavoro; l'impegno è stato grande.

A chi è rivolto

Dato lo spettro delle patologie in gioco, molte categorie di operatori sanitari possono trarre vantaggio dalla lettura di questo volume e non solo in ambito specialistico pneumologico, anatomopatologico e radiologico, ma anche, e forse più, in quello vasto e articolato della medicina generale: molte volte, è proprio qui che il Paziente giunge prima che dallo specialista e c'è dunque maggior necessità di riconoscerlo e inquadrarlo.

Qualche malattia ha dei link verso il mondo oncologico, pediatrico, ematologico, della patologia infettiva e della terapia intensiva, della medicina del lavoro e della chirurgia toracica.

Abbiamo voluto offrire una proposta didattica articolata ma ben strutturata, quindi facile da usare nella pratica clinica; abbiamo cercato di formularla in maniera rigorosa ma accessibile anche a un pubblico non strettamente specialistico. Comprendendone le motivazioni, gli esperti del settore vorranno conseguentemente perdonare le semplificazioni che si sono rese necessarie.

Perché usarlo come strumento di lavoro

Chi non ha esperienza di Pneumopatie Infiltrative Diffuse o prova imbarazzo quando cerca di afferrarne la molteplicità, può avvicinarsi a esse usando la TC come "filo d'Arianna", attraverso i key pattern.

Chi invece è già esperto, ma vuole sapere di più sulle singole malattie, può approfondirle direttamente, ricordando che sono elencate in ordine alfabetico, ma in raggruppamenti, in base al pattern radiologico prevalente.

Abbiamo voluto che il libro fosse multidisciplinare, quindi abbiamo compenetrato strettamente i contributi dei diversi specialisti.

Alcune malattie compaiono nell'indice più di una volta, per due ragioni.

La prima ragione è che un'identica causa (ad esempio, la sarcoidosi, un farmaco) può manifestarsi nel polmone con pattern anatomopatologici e dunque radiologici diversi.

La seconda motivazione è che una stessa malattia (ad esempio, l'edema polmonare, la fibrosi polmonare idiopatica) può cambiare aspetto durante l'evoluzione naturale. In entrambi i casi, di solito anche i dati clinici, funzionali e broncologici cambiano e meritano dunque di venire trattati come due malattie diverse.

Quali sono i suoi limiti

Un volume come questo non può trattare esaustivamente un ventaglio tanto ampio di patologie in poco più di 200 pagine; a questo scopo ci sono i "reference book", che però hanno spesso l'inconveniente di essere poco maneggevoli.

Limitandoci al mondo radiologico, riteniamo doveroso segnalare l'opera di W. Richard Webb, che in questo libro non è stata citata mai solo perché avremmo dovuto citarla sempre, ma lo stesso si potrebbe certamente dire per altri testi clinici e anatomopatologici.

Ci sono capitoli di patologia (ad esempio, quello sui farmaci o quello sulle collagenopatie) tanto ampi che la loro trattazione esaustiva avrebbe richiesto da sola l'intero volume; si è scelto allora di limitare la descrizione a un'unica entità scegliendola tra tutte o perché più frequente o perché considerata paradigmatica. Se questo libro avrà fortuna, si potranno sviluppare queste parti che certo meriterebbero una trattazione più articolata.

Come orientarsi

Partire dalla TC di un Paziente: osservarne l'aspetto prevalente (pattern) e confrontarlo con le immagini riportate nel capitolo "Key Pattern - Quick Reference". Successivamente, controllare come si distribuiscono le lesioni e verificare la presenza di segni associati con l'ausilio della tabella sinottica allegata alle immagini: risalire così alle diagnosi possibili e approfondirle nel capitolo relativo.

Nel libro vengono utilizzati dei simboli per facilitare la "navigazione": relativamente al loro significato è utile riferirsi alla falda di copertina, a sinistra.

Per le indicazioni sulle immagini abbiamo utilizzato riferimenti simbolici inseriti direttamente nel testo in modo da non appesantire con didascalie che risulterebbero ripetitive.

Le citazioni bibliografiche, infine, sono state riportate contestualmente all'argomento cui si riferiscono in modo da non doverne andare a caccia ogni volta a fine capitolo. Per praticità è citato solo il primo Autore (anche se spesso ce ne sono altri e non meno importanti)

Quali sono le difficoltà

Abbiamo cercato di non abusare delle sigle e degli acronimi perché rendono faticosa la lettura; l'indice, però, è fatto di sigle (comunque opportunamente affiancate dalla denominazione estesa) e molte sono acronimi di designazioni inglesi. Ciò perché, con buona pace dei puristi più tetragoni, molte malattie sono state scoperte e descritte originariamente in lingua inglese e dagli addetti ai lavori vengono chiamate così.

Chi usa questo libro non pensi che le cose siano (sempre) così facili o che sia sufficiente mandare a memoria le quattro tabelle delle pagine di copertina per dominare un mondo così complesso e variegato.

La presentazione accattivante degli argomenti, gli algoritmi semplificati e l'approccio multidisciplinare, peraltro, saranno d'aiuto per accostarsi in maniera ordinata a questa complessità acquisendo le basi per comprenderla meglio.

A chi è dedicato

Desideriamo dedicare questo libro a Lorenzo Bonomo, non solo perché il suo "Imaging ad Alta Quota" ne ha costituito il movente o perché egli è il primo Autore di un volume che per anni è stato l'unico in italiano dedicato all'Alta Risoluzione del Torace, ma anche perché per oltre un decennio ha proposto a Chieti, tra i suoi corsi residenziali, l'alta risoluzione del torace con una formula accattivante ed efficace che è piaciuta a tutti e ha contribuito grandemente a diffondere l'interesse per l'argomento sul territorio nazionale.

Ringraziamenti

Desideriamo ringraziare Mino Garlaschi che ci ha presentato a Springer, Antonella Cerri per il suo garbo e il sostegno che ci ha dato, Bruno Boniciolli per le microradiografie anatomiche della sua tesi, Angelo Carloni e Vita Buongiorno per le immagini messe a disposizione, Thomas Colby per aver acconsentito alla pubblicazione di alcune fotografie di casi della sua collezione, Nicola Sverzellati per l'entusiasmo e la fattiva collaborazione, Maria Majori per il suo contributo alla parte clinica, Claudio Nassetti per la preziosa collaborazione, Daniele Kirchmayer per la cura dell'impaginazione del volume che non sarebbe stata possibile senza il contributo liberale concordato con Maria Teresa Valentini e Andrea Fè di Schering e Vito Faranna e Giovanni Lisoni di Toshiba, Giancarlo Poli per il suo ausilio; ringraziamo inoltre colleghi, amici e parenti per il loro supporto.

Mario Maffessanti & Giorgio Dalpiaz

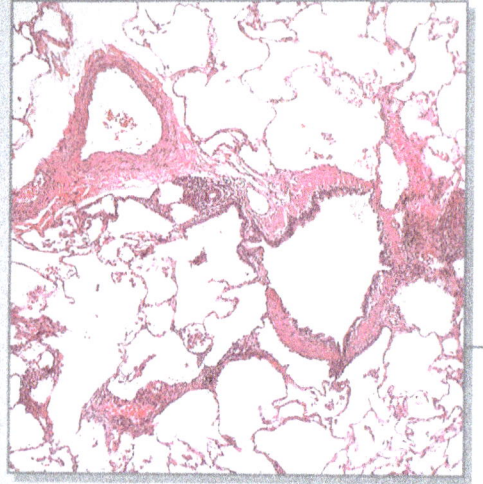

Indice

Anatomia — PAG. 1

Trama broncovasale	Bronchi e arterie	PAG. 2
	Vene	
Lobulo secondario	Definizione	PAG. 3
	Interstizio centrolobulare	PAG. 4
	Interstizio intralobulare	
	Interstizio perilobulare	
Interfaccia pleuro-parenchimale	Pleura e spazio subpleurico	PAG. 5

Key Pattern — Quick Reference — PAG. 7

Pattern reticolare	Definizione	PAG. 8
	Reticolazione liscia	
	Reticolazione nodulare	
	Reticolazione irregolare	
Pattern nodulare	Definizione	PAG. 12
	Noduli pavidi di pleura	
	Noduli indifferenti alla pleura	
	Noduli avidi di pleura	
Pattern alveolare	Definizione	PAG. 16
	Pattern addensativo misto acuto	
	Pattern addensativo misto cronico	
	Oligoemia a mosaico con air trapping	
	Tree-in-bud	
Pattern cistico	Definizione	PAG. 21
	Cisti a grappolo	
	Cisti a collana di perle	
	Honeycombing	
	Cisti con distribuzione random	

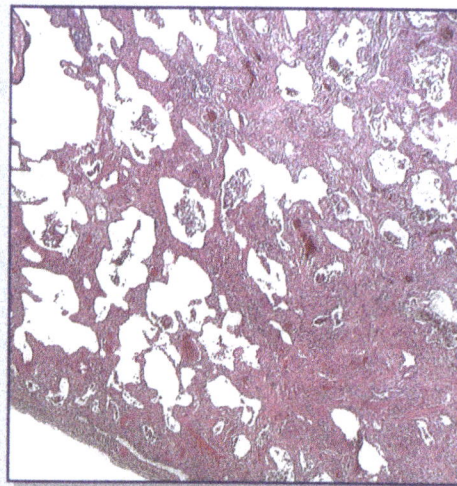

☐ Malattie Reticolari — PAG. 27

AAE cronica	Alveolite Allergica Estrinseca	PAG. 28
Amiloidosi interstiziale	Amiloidosi	PAG. 32
Asbestosi iniziale	Pneumoconiosi da asbesto	PAG. 36
Collagenopatie iniziali	Sclerodermia	PAG. 40
EPA interstiziale	Edema Polmonare Acuto	PAG. 44
Farmaci	Pneumopatia da metotrexate	PAG. 48
LC	Linfangite Carcinomatosa	PAG. 54
NSIP	Non Specific Interstitial Pneumonia	PAG. 58
Sarcoidosi fibrosante	Sarcoidosi	PAG. 62
UIP iniziale	Usual Interstitial Pneumonia	PAG. 66

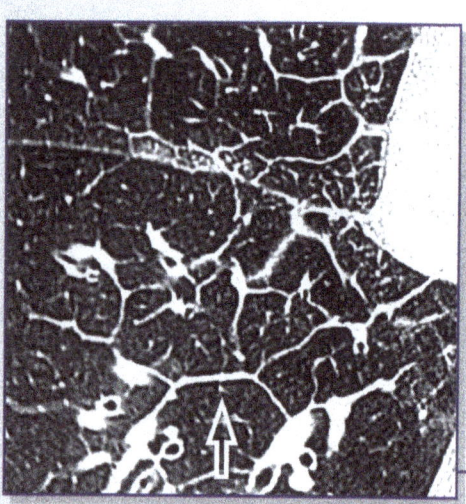

Malattie Nodulari — PAG. 73

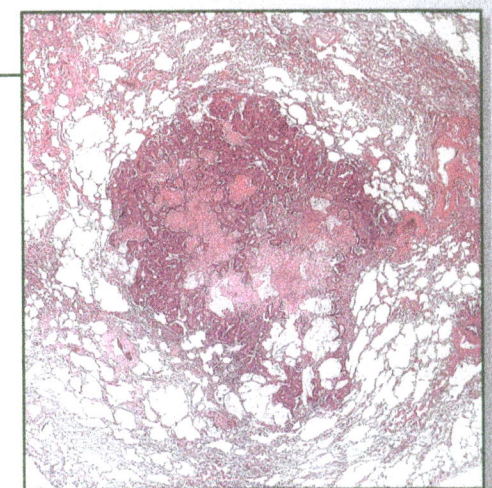

AAE subacuta	Alveolite Allergica Estrinseca	PAG. 74
Istiocitosi X iniziale	Istiocitosi X	PAG. 78
LIP	Lymphocytic Interstitial Pneumonia	PAG. 82
Metastasi	Metastasi	PAG. 86
RB-ILD	Respiratory Bronchiolitis-Interstitial Lung Disease	PAG. 90
Sarcoidosi granulomatosa	Sarcoidosi	PAG. 94
Silicosi	Pneumoconiosi da silice	PAG. 98
TB miliare	Tubercolosi miliare	PAG. 102
Grandi Opacità	Grandi Opacità Rotondeggianti	PAG. 106

Malattie Alveolari — PAG. 121

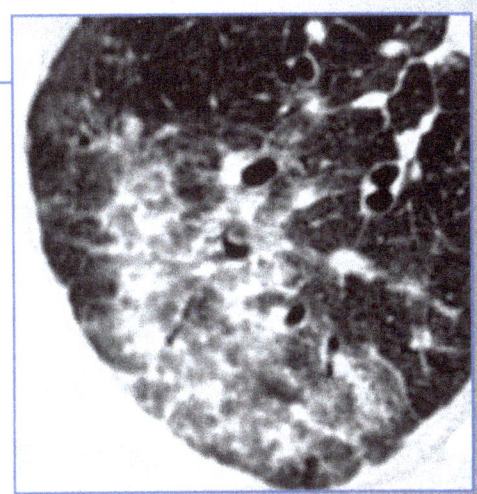

AAE acuta	Alveolite Allergica Estrinseca	PAG. 122
AIP	Acute Interstitial Pneumonia	PAG. 126
ARDS	Adult Respiratory Distress Syndrome	PAG. 130
BAC	BronchioloAlveolar Carcinoma	PAG. 134
BC	Bronchiolite Costrittiva	PAG. 138
CEP	Chronic Eosinophilic Pneumonia	PAG. 142
DIP	Desquamative Interstitial Pneumonia	PAG. 148
EPA alveolare	Edema Polmonare Acuto	PAG. 152
Farmaci	Pneumopatia da amiodarone	PAG. 156
Infezioni endobronchiali	Micobatteriosi atipiche	PAG. 162
MALToma	Mucosa-Associated Lymphatic Tissue lymphoma	PAG. 166
OP	Organizing Pneumonia	PAG. 170
PA	Proteinosi Alveolare	PAG. 176
PCP	Pneumocystis Carinii Pneumonia	PAG. 180
Vasculite emorragica	Granulomatosi di Wegener	PAG. 184

Malattie Cistiche — PAG. 191

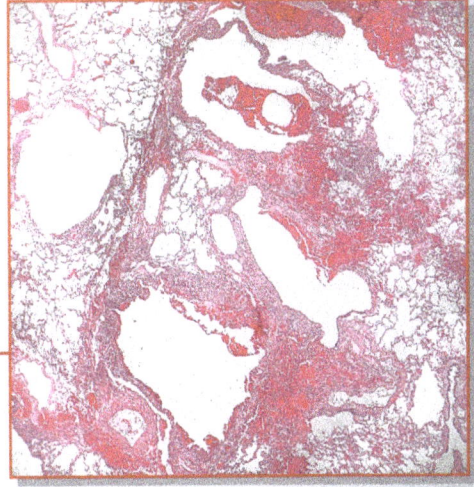

Asbestosi evoluta	Pneumoconiosi da asbesto	PAG. 192
Bronchiectasie cistiche	Bronchiectasie cistiche	PAG. 196
Collagenopatie evolute	Sclerodermia	PAG. 202
Enfisema	Enfisema centrolobulare e parasettale	PAG. 206
FC	Fibrosi Cistica	PAG. 210
Istiocitosi X evoluta	Istiocitosi X	PAG. 214
LAM	Linfangioleiomiomatosi	PAG. 218
UIP evoluta	Usual Interstitial Pneumonia	PAG. 222

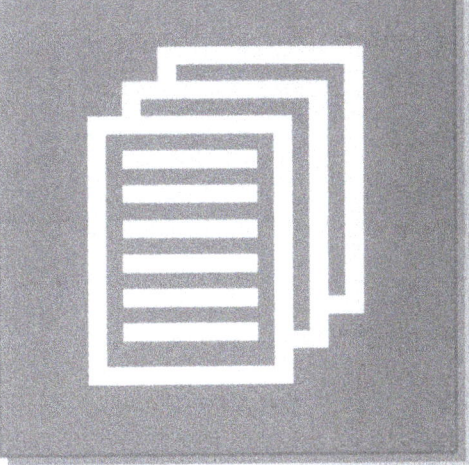

Glossario		PAG. 229
Indice analitico		PAG. 235

Anatomia

Anatomia Patologica	**Alessandra Cancellieri**
Radiologia	**Mario Maffessanti**

Trama broncovasale	Bronchi e arterie Vene	PAG.	2
Lobulo secondario	Definizione	PAG.	3
	Interstizio centrolobulare	PAG.	4
	Interstizio intralobulare		
	Interstizio perilobulare		
Interfaccia **pleuro-parenchimale**	Pleura e spazio subpleurico	PAG.	5

Anatomia

Definizione

L'organizzazione anatomica del polmone fa perno sulla trama broncovasale e sui lobuli secondari

La trama broncovasale è costituita dalle vie di conduzione (i grandi bronchi), dai vasi polmonari e dall'impalcatura interstiziale che li circonda (interstizio centrale)

I lobuli secondari sono le unità di parenchima più periferico dove le vie aeree si congiungono intimamente ai capillari nel contesto dell'impalcatura interstiziale che li sostiene (interstizio periferico)

Weibel ER. Fleischner Lecture. Looking into the lung: what can it tell us? AJR Am J Roentgenol 1979, 133: 1021

Weibel ER. Structural organization of the pulmonary interstitium. In: The Lung, vol 1, Raven Press, 1991

TRAMA BRONCOVASALE

Bronchi e arterie

La trama broncovasale è costituita dunque dai bronchi (⇒), dai grossi vasi arteriosi (⇘) e dal sistema di fibre che li avvolge (interstizio peribroncovasale) a partire dalle regioni iloparailari (grandi arterie e grossi bronchi) sino alle diramazioni più periferiche pre-lobulari. Si tratta di strutture che si riducono progressivamente di calibro suddividendosi dicotomicamente (▷)

I vasi e i bronchi sono di solito ben riconoscibili in Tomografia Computerizzata ad Alta Risoluzione (HRTC)

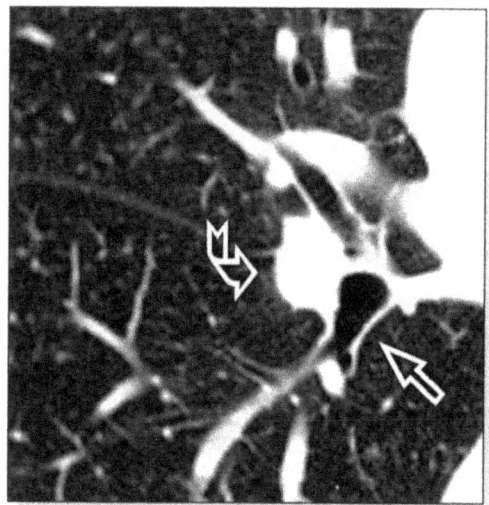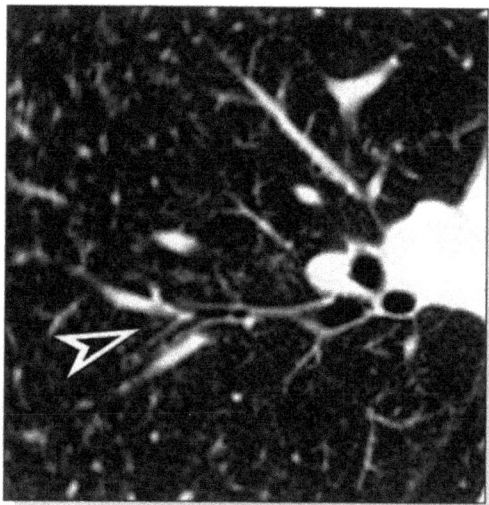

 Trama, disegno polmonare

 L'aria respirata si porta dalla trachea agli alveoli attraverso diverse generazioni di bronchi e bronchioli, dall'ilo alla periferia: sono le vie di conduzione

Le pareti bronchiali, inizialmente ricche di cartilagine, in ultimo sono composte da solo tessuto muscolare (bronchioli terminali)

 In TC, i vasi colti secondo il maggior asse hanno l'aspetto di opacità lineari ramificate che si assottigliano progressivamente dal centro alla periferia; i bronchi colti secondo identica tangenza si affiancano a essi sotto forma di opacità lineari più sottili (cosiddetta immagine "a binario")

Sezionati trasversalmente, i vasi hanno l'aspetto di cerchi radioopachi, bianchi e spesso sono affiancati da un anello sottile d'identico colore che rappresenta la parete del bronco satellite

Vene — Le vene polmonari, che anche partecipano al disegno polmonare, hanno invece un decorso distinto dovendo confluire nell'atrio di sinistra, inferiormente all'ilo arterioso (✧); le diramazioni minori confluiscono nei collettori maggiori in maniera monopodica (⇨)

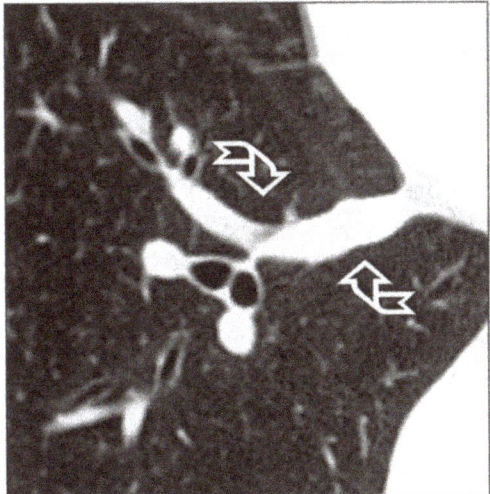
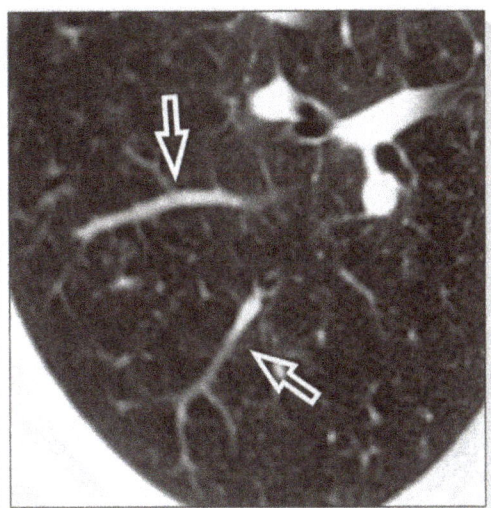

LOBULO SECONDARIO

Definizione — Il lobulo secondario può venire immaginato come una struttura poliedrica di dimensioni contenute entro un paio di centimetri. In TC, l'architettura lobulare con il centrolobulo (▷) e le vene perilobulari (✧) è meglio riconoscibile alla periferia del polmone, nel mantello sotto la pleura (⇨)

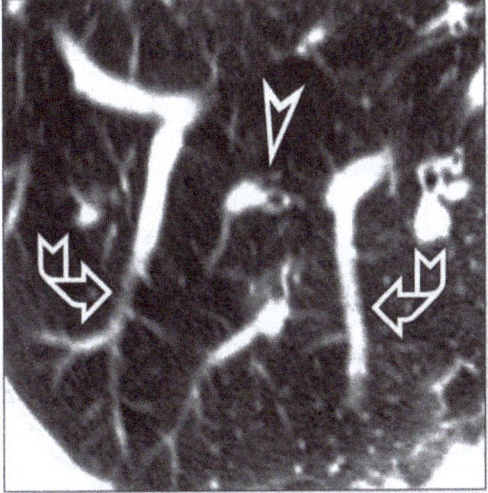
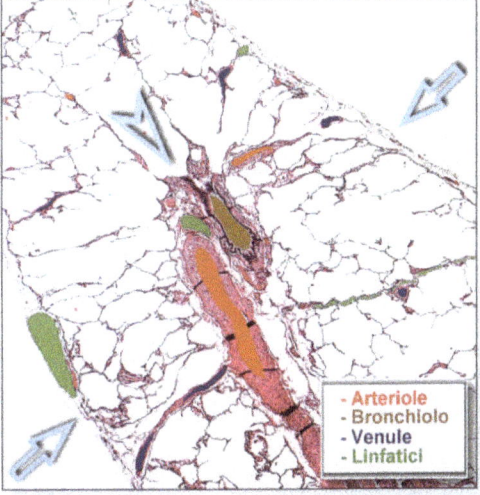

Colby TV. Anatomic distribution and histopathologic patterns in diffuse lung disease: correlation with HRCT. J Thorac Imaging 1996, 11: 1

Anatomia

Interstizio centrolobulare

Nella porzione centrale del lobulo secondario (core) entrano le diramazioni più periferiche dell'interstizio centrale: sono l'arteriola (⇨) e il bronchiolo (▷) centrolobulari; dal bronchiolo centrolobulare emergono poi 3-5 bronchioli terminali, ultime diramazioni dotate di parete muscolare (↻), tributarie di unità di parenchima sublobulare chiamate acini

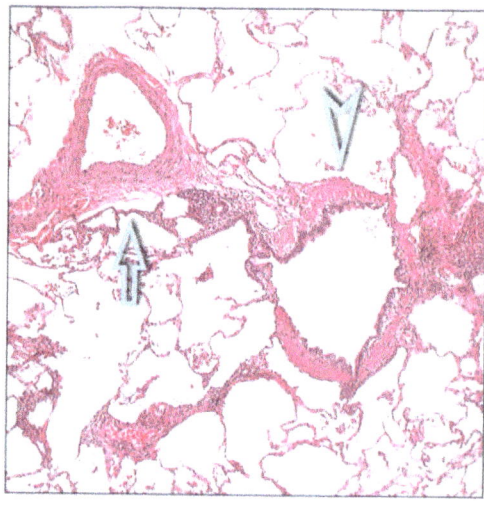 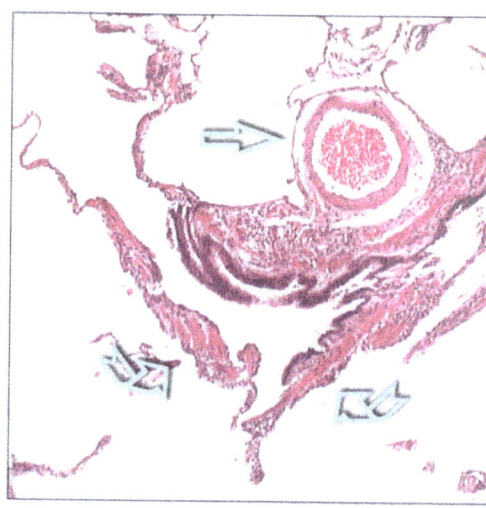

Bergin C. The secondary pulmonary lobule: normal and abnormal CT appearances. AJR Am J Roentgenol 1988, 151: 21

L'arteriola centrolobulare è spesso visibile in TC al centro del lobulo mentre il bronchiolo no, in quanto lo spessore delle sue pareti (0.1 mm) è inferiore al potere di risoluzione delle macchine

Webb WR. Normal and diseased isolated lungs: high-resolution CT. Radiology 1988, 166: 81

L'importanza strategica del bronchiolo terminale nel determinismo di molta patologia è data dal suo calibro, dall'assenza di ciglia e di cellule producenti muco e dalla costituzione muscolare della sua parete. Il calibro è tale che le particelle comprese tra 0.5 e 5 micron tendono a depositarsi sulle pareti; l'assenza di ciglia e di muco fanno sì che la loro eliminazione avvenga con difficoltà; la componente muscolare, infine, rende il bronchiolo terminale sede elettiva dei diversi fenomeni di broncospasmo e intrappolamento aereo. La struttura che ne risente "a monte" è l'insieme degli acini, quindi, ancora una volta, l'unità che li comprende: il lobulo secondario

Interstizio intralobulare

All'interno del lobulo (▷), una fine rete connettivale rappresentata dai setti intralobulari costituisce l'impalcatura degli acini e, più nel dettaglio, degli elementi anatomici deputati agli scambi respiratori: bronchioli respiratori, dotti e sacchi alveolari e alveoli. Nel contesto dei setti intralobulari vi sono arteriole (↻) e venule di piccolo calibro e poi la rete capillare. I linfatici sono ubiquitari, sia al centro che alla periferia del lobulo

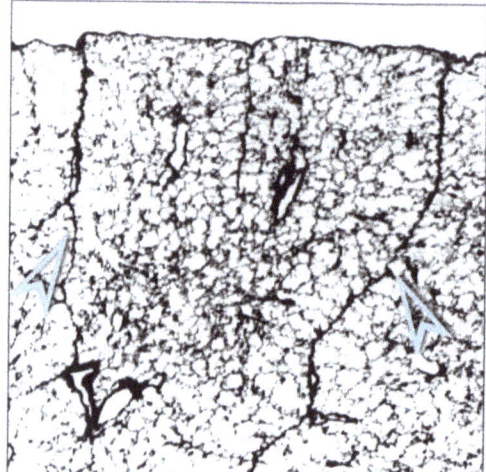 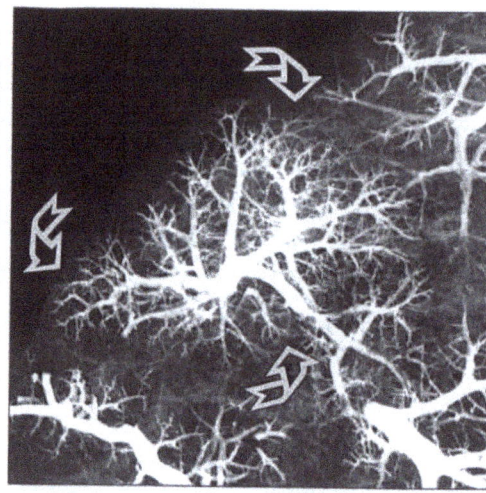

Interstizio perilobulare

 In condizioni normali, in TC l'interstizio intralobulare è visibile solo frammentariamente: gli ultimi millimetri di polmone periferico sottopleurico sono omogeneamente trasparenti (neri). Importante corollario: se si riconoscono strutture opache ramificate trasparenti od opache nel mantello polmonare più periferico, è probabile si tratti di elementi patologici: spesso si tratta di bronchiolectasie, vuote o piene di muco

L'interstizio perilobulare (⇨) circonda i lobuli e li delimita. Alla periferia del lobulo, i setti interlobulari sono disposti abbastanza regolarmente, paralleli tra loro e perpendicolari alla superficie pleurica (↶); nel loro contesto, oltre ai linfatici decorrono le venule perilobulari (▷) che radiologicamente possono essere riconoscibili e costituiscono dunque un buon repere anatomico

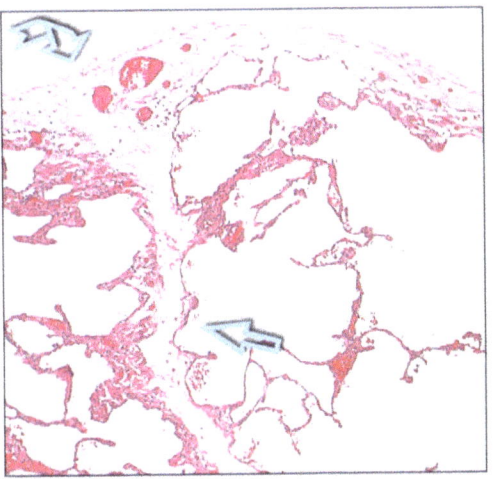
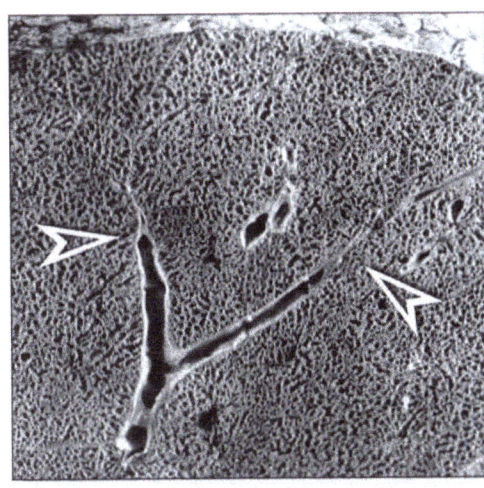

 Il concetto di lobulo secondario e della sua importanza nell'interpretazione di svariate affezioni, risale a molto tempo prima della nascita della TC ad alta risoluzione; quest'ultima ha semplicemente consentito a tutti di identificarlo più spesso anche in condizioni normali. In Radiologia, la sua conoscenza è avvenuta per merito di ER Heitzman già nel 1969; egli ha poi perfezionato il ruolo fondamentale di questa entità anatomica nel suo volume: "The Lung", del 1973: circa quindici anni prima della nascita della TC ad alta risoluzione!

INTERFACCIA PLEURO-PARENCHIMALE

Pleura e spazio subpleurico

L'interfaccia pleuro-parenchimale è la limitante che separa la trasparenza polmonare (nera) dal grasso mediastinico (al centro) e dallo spazio subpleurico (verso la gabbia toracica); di norma essa è liscia, anche se sul versante mediastinico il suo contorno può essere dolcemente ondulato per l'alternanza di rientranze e salienze in relazione alle strutture che lo occupano (↶). Lo spazio subpleurico è costituito sostanzialmente da tessuto adiposo in quantità variabile (anche in relazione all'abito costituzionale), ma in condizioni normali appena riconoscibile (▷) salvo essere un po' più rappresentato nelle docce costovertebrali; nel suo contesto, si possono sporadicamente riconoscere elementi vascolari

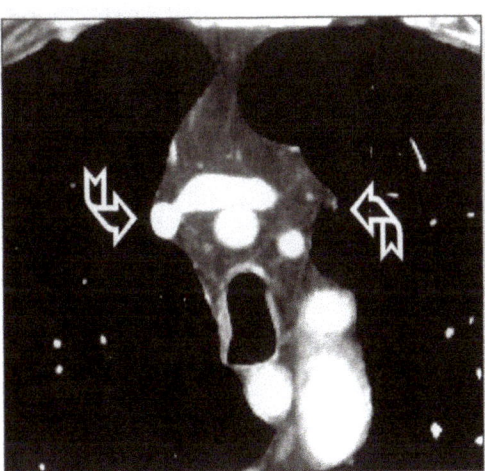
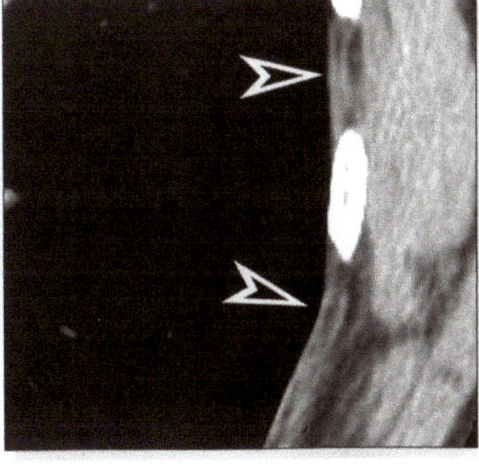

Key Pattern

Il sole della mattina brillò sulla spada di bronzo
Non restava più traccia di sangue
"Lo crederesti Arianna?" disse Teseo "il Minotauro non s'è quasi difeso"

JL Borges, La casa di Asterione

Pattern reticolare	Definizione Reticolazione liscia Reticolazione nodulare Reticolazione irregolare	**PAG.**	**8**
Pattern nodulare	Definizione Noduli pavidi di pleura Noduli indifferenti alla pleura Noduli avidi di pleura	**PAG.**	**12**
Pattern alveolare	Definizione Pattern addensativo misto acuto Pattern addensativo misto cronico Oligoemia a mosaico con air trapping Tree-in-bud	**PAG.**	**16**
Pattern cistico	Definizione Cisti a grappolo Cisti a collana di perle Honeycombing Cisti con distribuzione random	**PAG.**	**21**

PATTERN RETICOLARE

Definizione

L'alterazione prevalente è costituita da opacità lineari sottili, variamente disposte a realizzare come un reticolo a maglie più o meno strette. L'aspetto è sostenuto dall'ispessimento delle strutture dell'interstizio lobulare e, spesso, anche di quello centrale

L'ispessimento dell'interstizio può essere dovuto a cause diverse (accumulo di liquidi o sostanza amiloide, infiltrazione cellulare, tessuto fibrotico): l'aspetto del reticolo cambia conseguentemente. Per la diagnosi sono spesso di aiuto la distribuzione delle lesioni e altri segni associati

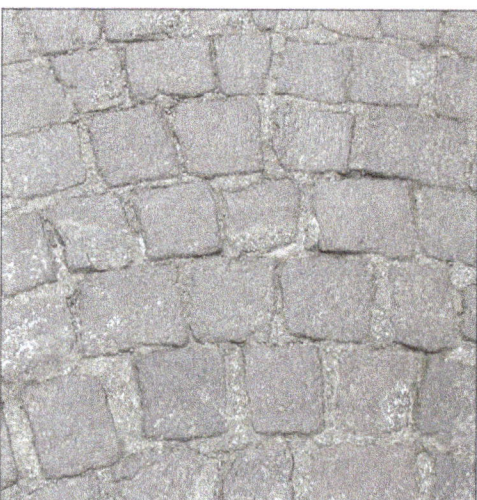 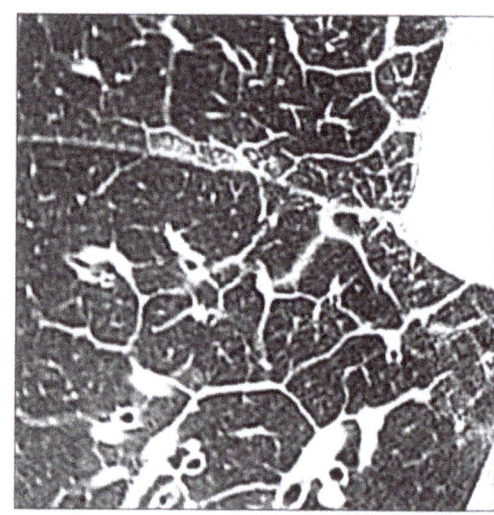

 Oltre alle malattie reticolari, in cui questo pattern è dominante, ne esistono altre in cui il riscontro di alterazioni reticolari è possibile ma secondario o sporadico: esse vengono dunque descritte negli opportuni capitoli: ● RB-ILD, ● Grandi Opacità Rotondeggianti: Linfomi primitivi ad alto grado di malignità, ⌘ AIP, ⌘ ARDS, ⌘ BAC, ⌘ CEP, ⌘ DIP, ⌘ EPA alveolare, ⌘ Farmaci, ⌘ MALToma, ⌘ PA, ⌘ PCP, ○ Asbestosi evoluta, ○ Collagenopatie evolute, ○ UIP evoluta

Reticolazione liscia

Definizione

A livello centrale, l'alterazione si evidenzia come ispessimento uniforme delle pareti dei bronchi (▷) e aumento del calibro dei vasi (↺) adiacenti

A livello periferico, l'ispessimento della rete connettivale dei lobuli si manifesta sotto forma di visibilità "esagerata" della loro periferia (⇒) e di fine reticolo che li attraversa. Nel centrolobulo, l'arteriola è più evidente e si riconoscono le pareti del bronchiolo, altrimenti non visibili in TC

L'interstizio può essere ispessito per edema, infiltrazione cellulare o di sostanza organica. L'architettura del lobulo è conservata, solo più riconoscibile che di norma, talora quasi con aspetto caricaturale

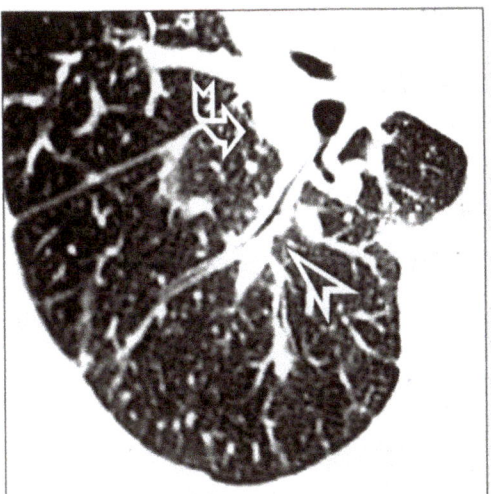 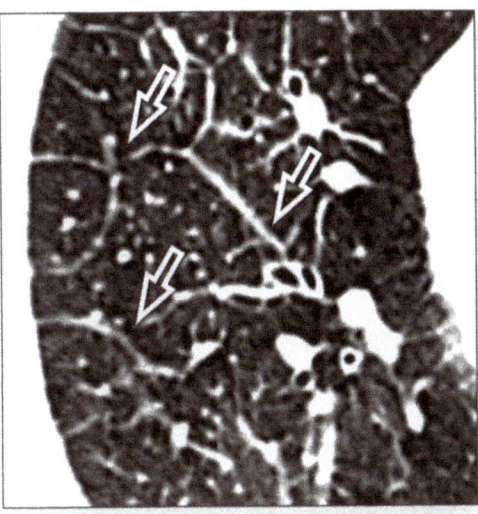

Dal pattern alla malattia

Distribuzione	◀▶	▲▼	Segni associati	MALATTIA
Frequentemente monolaterale, a chiazze	Variabile	Variabile	Anche noduli a margini netti, adenopatie ilari e mediastiniche, versamento pleurico monolaterale	LC
Bilaterale, diffusa	Peribroncovasale e gravitazionale	Medio inferiore	Ground-glass e addensamenti a chiazze, noduli sfumati di dimensione acinare, cardiomegalia e versamento pleurico bilaterale	EPA interstiziale
Bilaterale, a chiazze	Periferica	Basale	Micronoduli calcifici, addensamenti parenchimali e adenopatie mediastiniche, modificazioni tracheali	Amiloidosi interstiziale

□ **Pattern reticolare**

Reticolazione nodulare

Definizione

Nel contesto di un ispessimento dell'interstizio, centrale e/o periferico, si associano focalità micronodulari (▷)

☯ Se l'interstizio è ispessito per semplice accumulo di cellule o sostanza che periodicamente si accresce anche in maniera focale, l'architettura del lobulo è conservata (beaded appearance)
Aspetto "a corona di rosario"

☯ Se l'interstizio è ispessito per fibrosi e gli elementi nodulari sono dovuti a focale concentrazione della stessa (dotlike opacities), l'architettura del lobulo può essere distorta
Opacità puntiformi su base reticolare

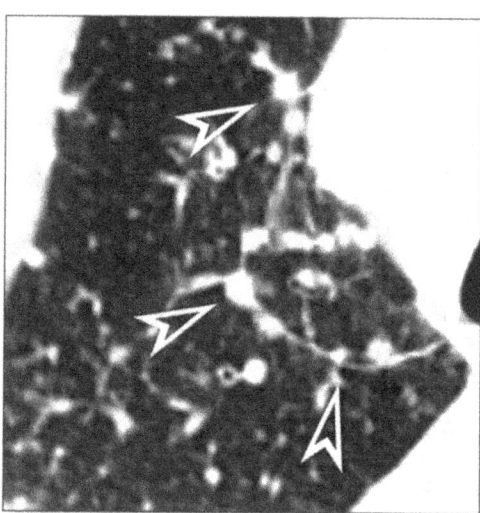 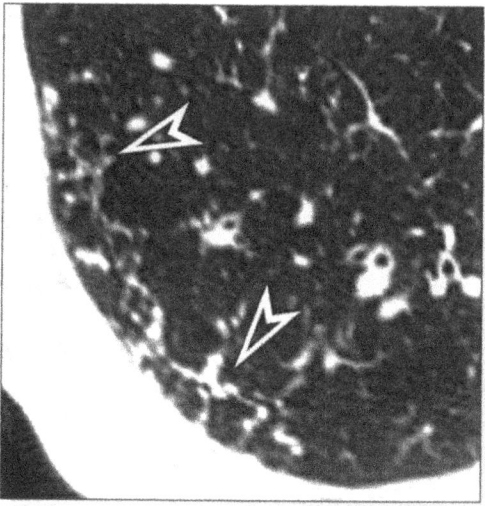

Dal pattern alla malattia

Distribuzione	◀▶	▲▼	Segni associati	MALATTIA
Frequentemente monolaterale, a chiazze	Variabile	Variabile	Anche reticolazione liscia, adenopatie ilari e mediastiniche, versamento pleurico monolaterale	LC
Bilaterale, a chiazze	Periferica	Basale	Micronoduli calcifici, addensamenti parenchimali e adenopatie mediastiniche, modificazioni tracheali	Amiloidosi interstiziale
Bilaterale, diffusa o a chiazze	Periferica, dorsale	Basale	Opacità puntiformi subpleuriche, associate a una reticolazione intralobulare irregolare, strie subpleuriche, bande parenchimali, placche pleuriche	Asbestosi iniziale

Reticolazione irregolare

Definizione — Il reticolo è ispessito in maniera variabile lungo le limitanti lobulari (↺) e i fasci peribroncovascolari (⇒); i costituenti dell'interstizio presentano incertezze, irregolarità di decorso e aspetti a zig-zag che ne deformano l'architettura rendendola progressivamente sempre meno riconoscibile

Questo segno è caratteristico delle malattie fibrosanti ed è per questo che l'anatomia lobulare è distorta. Spesso capita d'identificare un reticolo intralobulare irregolarmente ispessito e contemporaneamente di perdere la separazione tra i lobuli. Oltre al reticolo coesistono bronchiectasie e bronchiolectasie da trazione (▷) con vasi e bronchi a decorso irregolare, tortuoso, a cavaturaccioli

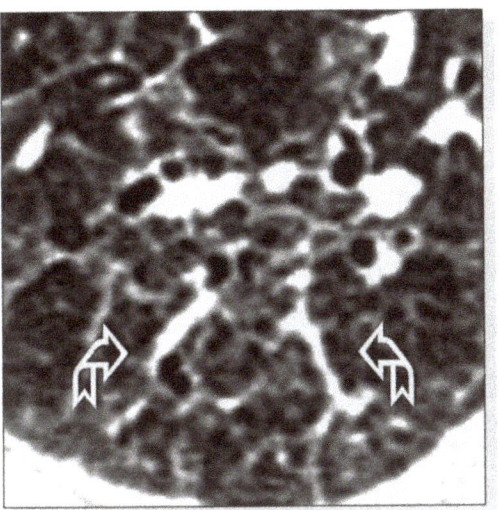 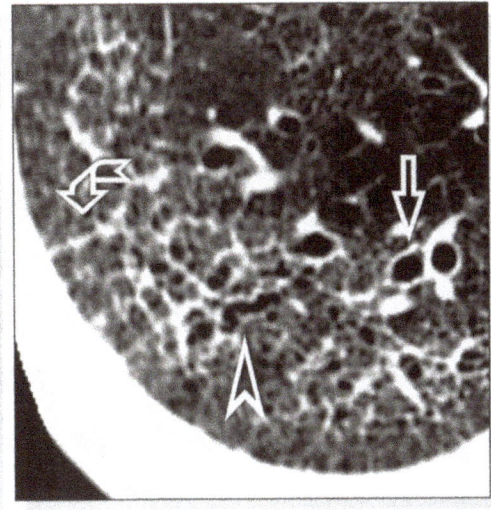

Dal pattern alla malattia

Distribuzione	◆▶	◆	Segni associati	MALATTIA
Bilaterale, a chiazze	Centrale, specie dorsale	Regioni superiori	Conglomerati opachi parailari con bronchiectasie da trazione nel contesto, noduli perilinfatici, adenopatie ilomediastiniche	Sarcoidosi fibrosante
Bilaterale, a chiazze	Subpleurica ma anche peribronco-vasale	Variabile	Segni di interfaccia, bronchiolectasie da trazione, ground-glass e noduli centrolobulari sfumati, oligoemia a mosaico con air trapping	AAE cronica
Bilaterale, a chiazze	Variabile	Variabile	Ground-glass costante, addensamenti parenchimali con broncogramma aereo, honeycombing possibile	Farmaci
Bilaterale, diffusa	Periferica, subpleurica, dorsale	Basale	Ground-glass e addensamenti parenchimali con bronchiolectasie da trazione nel contesto, segni specifici di ciascuna malattia	Collageno-patie iniziali
Bilaterale, omogenea o a chiazze	Periferica, ma anche centrale	Basale	Ground-glass e addensamenti parenchimali, bronchi a pareti ispessite con ectasie da trazione, raro honeycombing	NSIP
Bilaterale, a chiazze in parenchima normale	Elettivamente subpleurica, specie dorsale	Basale, ma anche mantellare sino agli apici	Scarso ground-glass, precoce honeycombing, adenopatie mediastiniche di grado medio	UIP iniziale
Bilaterale, diffusa o a chiazze	Periferica, dorsale	Basale	Opacità puntiformi subpleuriche, associate a una reticolazione intralobulare irregolare, strie subpleuriche, bande parenchimali, placche pleuriche	Asbestosi iniziale

PATTERN NODULARE

Definizione

L'alterazione prevalente è costituita da minute opacità rotondeggianti (micronoduli se di diametro inferiore a 3 mm, macronoduli tra 3 mm e un centimetro) che tendono ad assumere posizioni definite nel contesto del lobulo secondario e rispetto alle limitanti pleuriche

Si manifestano con pattern nodulare diverse malattie granulomatose che nascono nel polmone, ma anche, quelle che vi giungono per via ematogena arrestandosi nei piccoli vasi e accrescendosi poi in maniera concentrica e anche quelle che vi arrivano per via broncogena, quando la reazione a una sostanza inalata si sviluppa limitatamente alle zone limitrofe

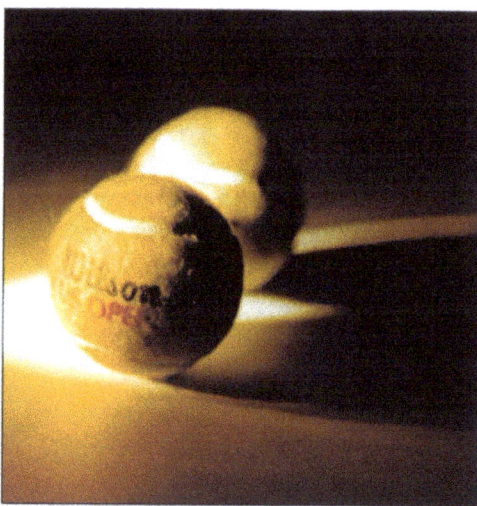 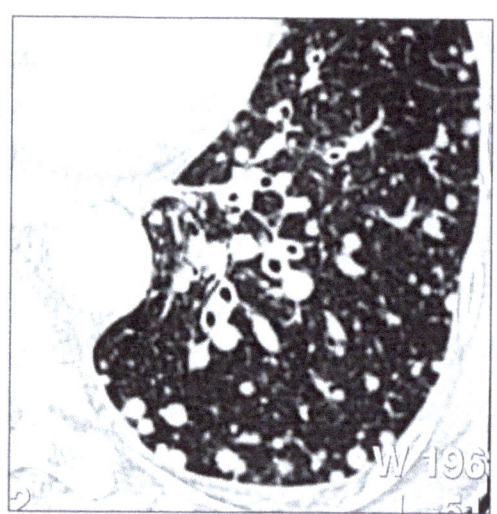

 Oltre alle malattie nodulari, in cui questo pattern è dominante, ne esistono altre in cui il riscontro di alterazioni nodulari è possibile ma secondario o sporadico: esse vengono dunque descritte negli opportuni capitoli: ☐ AAE cronica, ☐ Amiloidosi interstiziale, ☐ Collagenopatie iniziali, ☐ LC, ☐ Sarcoidosi fibrosante, ⌘ AAE acuta, ⌘ BAC, ⌘ CEP, ⌘ MALToma, ⌘ OP, ⌘ PCP, ⌘ Infezioni endobronchiali, O Istiocitosi X evoluta

 Lesioni di diametro superiore non entrano nel pattern nodulare perché non sono più rapportabili alla dimensione lobulare. Le si trova comunque trattate in coda alle malattie nodulari sotto la voce: ● Grandi Opacità Rotondeggianti

Noduli pavidi di pleura

Definizione

I noduli tendono ad arrestarsi a qualche distanza dalle limitanti pleuriche (⇨) e, talvolta, anche dai setti interlobulari (▷), conseguentemente essi sono separati dalla periferia del lobulo e dalle limitanti margino-costali e scissurali da un orletto trasparente. La distribuzione centrolobulare è più tipica delle malattie le cui lesioni elementari originano dai o nei pressi dei bronchioli periferici. Quando c'è coinvolgimento degli spazi aerei peribronchiolari contigui, i noduli tendono a presentare bassa densità e margini sfumati (ground-glass nodulare)

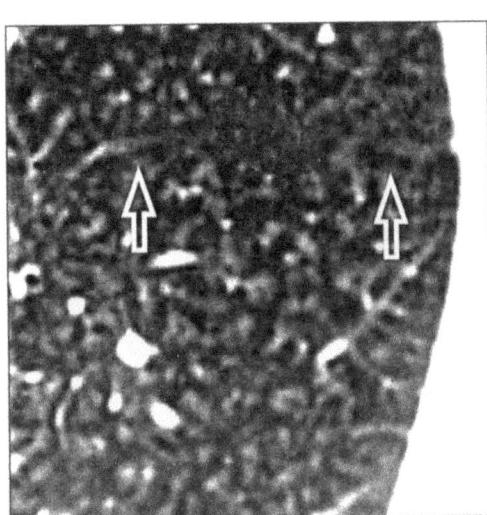
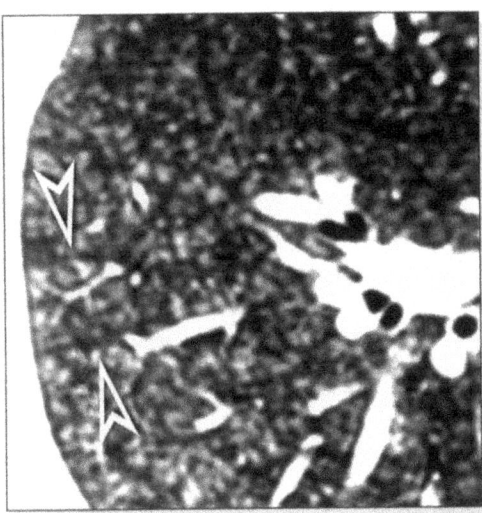

Dal pattern alla malattia

Distribuzione	◆▶	▼	Segni associati	MALATTIA
Bilaterale, a chiazze	Distribuzione random	Regioni superiori e medie	Ground-glass a chiazze, enfisema centrolobulare, ispessimento di pareti bronchiali, pattern reticolare intralobulare raro	RB-ILD
Bilaterale, simmetrica	Omogeneamente distribuita	Regioni superiori e medie	I noduli sono a margini netti ed elevata densità, risparmiano i seni costofrenici; possibile cavitazione, air trapping	Istiocitosi X iniziale
Diffusa, omogenea	Omogeneamente distribuita	Possibile predominanza medio inferiore	Anche noduli avidi di pleura densi a margini netti, ground-glass, reticolazione nodulare, cisti a pareti sottili, adenopatie nell'AIDS	LIP
Diffusa o a chiazze	Omogeneamente distribuita	Possibile predominanza medio inferiore	Ground-glass a chiazze, talvolta frammisto ad aree di air trapping lobulare (head-cheese pattern)	AAE subacuta

Pattern nodulare

Noduli indifferenti alla pleura

Definizione

Questi noduli, spesso di buona densità e a margini netti perché sostanzialmente confinati nell'interstizio, sono distribuiti abbastanza omogeneamente nel contesto del lobulo secondario e del parenchima. Talvolta, li si vede a contatto con l'estremità di strutture vascolari dalle quali sembrano originare (feeding vessel sign), e spesso infatti l'origine è ematogena. Se ne trovano però anche a ridosso delle limitanti pleuriche per le quali tuttavia non c'è affinità elettiva. Insomma, la sensazione generale è di una disposizione spaziale uniforme

Noduli random

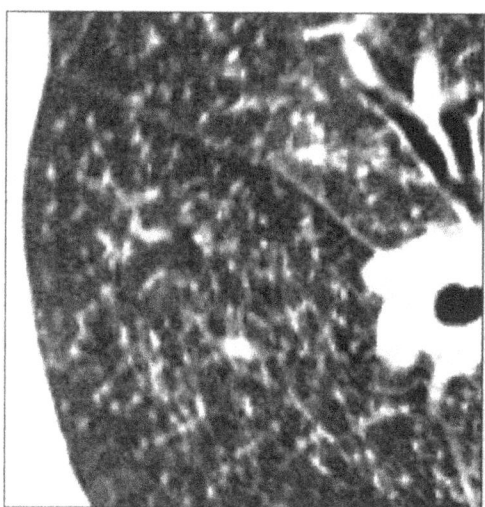
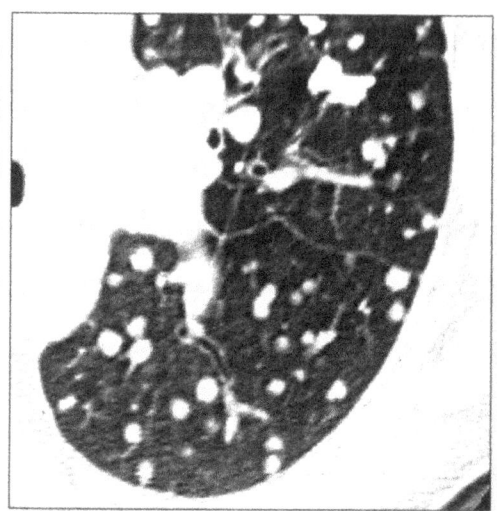

Dal pattern alla malattia

Distribuzione	↔	↕	Segni associati	MALATTIA
Bilaterale, talvolta predominanza destra	Tendenza a predominare posteriormente	Prevalenza regioni medio superiori	Pseudoplacche, adenopatie mediastiniche "a guscio d'uovo", opacità più voluminose da confluenza dei noduli a tendenza ilipeta	Silicosi
Bilaterale, simmetrica	Omogeneamente distribuita	Omogeneamente distribuita	Ground-glass diffuso o localizzato, adenopatie mediastiniche con ipodensità centrali, possibile tree-in-bud associato	TB miliare
Bilaterale, spesso simmetrica	Possibile mantellare	Specie basale	Diametro dei noduli variabile, feeding vessel sign; possibili noduli escavati o calcifici; adenopatie mediastiniche	Metastasi

Noduli avidi di pleura

Definizione

Si tratta di noduli che tendono a prevalere nell'interstizio perilobulare e subpleurico (⇨) e dunque si affollano lungo le marginocostali e le scissure. Questi noduli sono più tipici delle malattie che diffondono lungo le vie linfatiche, e per questo se ne trovano anche all'interno del lobulo così come lungo il profilo dei vasi (▷) e dei bronchi (beaded appearance). I margini di questi noduli sono netti e l'opacità è elevata e omogenea. Le alterazioni presentano più spesso un'organizzazione spaziale a chiazze inframmezzate da zone di parenchima normale

Noduli perilinfatici

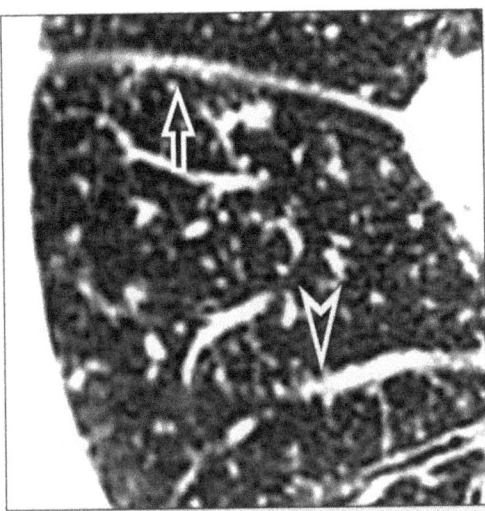
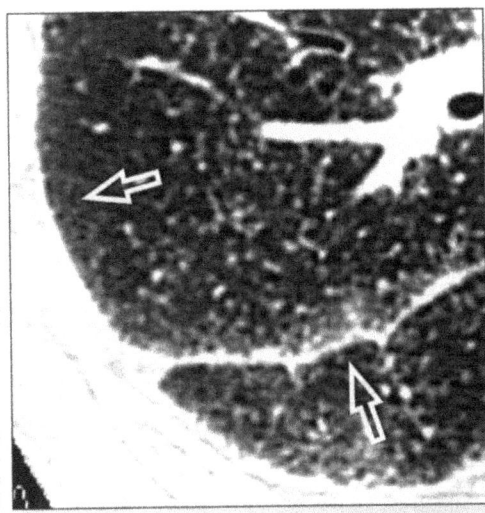

Dal pattern alla malattia

Distribuzione	◀▶	▲▼	Segni associati	MALATTIA
Bilaterale, a chiazze	Regioni iloperiilari, specie dorsali e subpleuriche	Prevalenza regioni medio superiori	Noduli anche broncovasali, pseudoplacche, adenopatie ilomediastiniche, ground-glass micronodulare, air trapping lobulare	Sarcoidosi granulomatosa
Diffusa, omogenea	Omogeneamente distribuita	Possibile predominanza medio inferiore	Ground-glass nodulare centrolobulare, reticolazione nodulare, cisti a pareti sottili, adenopatie nell'AIDS	LIP

PATTERN ALVEOLARE

Definizione L'alterazione prevalente è costituita da opacità legate alla sostituzione dell'aria del polmone con materiale diverso. La loro densità varia in rapporto all'entità del riempimento alveolare, da parziale (ground-glass) a completo (addensamento)

Il coinvolgimento delle piccole vie aeree può avvenire sotto forma di restringimento del lume (e allora se ne vedono i segni indiretti sotto forma di ipodensità del parenchima a valle, da oligoemia distrettuale) oppure di sua occupazione da parte di materiale diverso (e allora diventano ectasiche e, se isolate, spiccano opache sul polmone circostante)

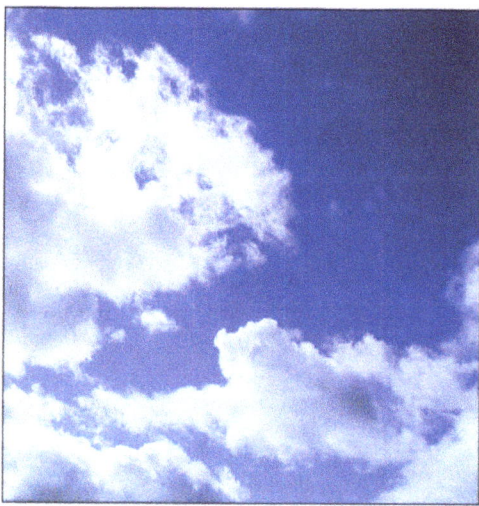 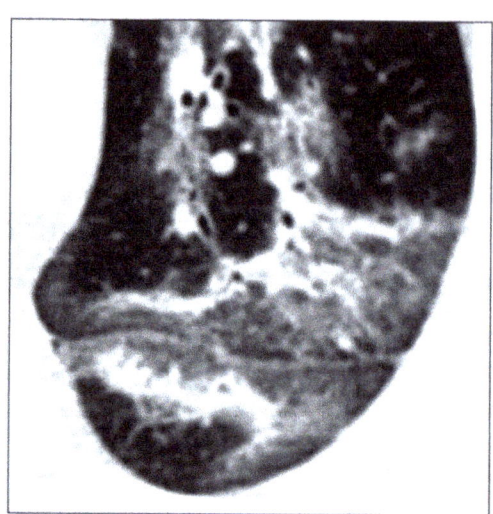

 Oltre alle malattie alveolari, in cui questo pattern è dominante, ne esistono altre in cui il riscontro di alterazioni alveolari è possibile ma secondario o sporadico: esse vengono dunque descritte negli opportuni capitoli: ☐ AAE cronica, ☐ Amiloidosi interstiziale, ☐ Asbestosi iniziale, ☐ Collagenopatie iniziali, ☐ EPA interstiziale, ☐ Farmaci, ☐ NSIP, ☐ UIP iniziale, ● AAE subacuta, ● Istiocitosi X iniziale, ● RB-ILD, ● Sarcoidosi granulomatosa, ● TB miliare, ● Grandi Opacità Rotondeggianti: Aspergillosi, BAC, Emboli settici, Granulomatosi di Wegener, Linfomi primitivi ad alto grado di malignità, OP, Sarcoma di Kaposi, Tubercolomi, ○ Bronchiectasie cistiche, ○ Collagenopatie evolute, ○ FC, ○ Istiocitosi X evoluta, ○ LAM, ○ UIP evoluta

Pattern addensativo misto acuto

Definizione

Questo pattern s'identifica con le due alterazioni addensative di base caratteristiche delle malattie alveolari, e cioè il ground-glass (✢) e gli addensamenti (⇨) associati in percentuale variabile; il ground-glass può coesistere con un pattern reticolare (✪)(crazy-paving). Non è infrequente la contemporanea presenza di un interessamento delle vie di conduzione (ispessimento delle pareti bronchiali, bronchiectasie) e di noduli sfumati centrolobulari da riempimento alveolare

Le forme acute si manifestano con un pattern addensativo di solito bilaterale e spesso esteso che può variare di sede, forma e dimensioni nel giro di ore o giorni

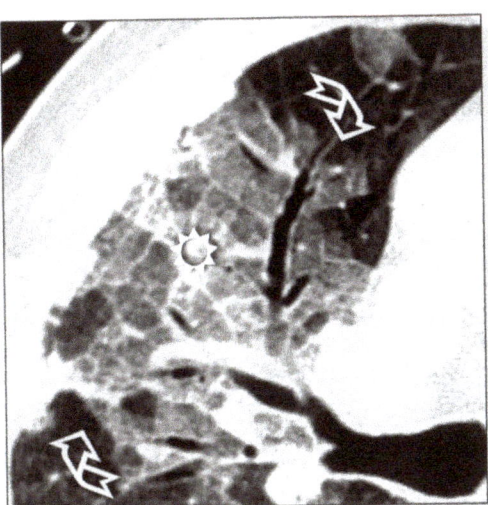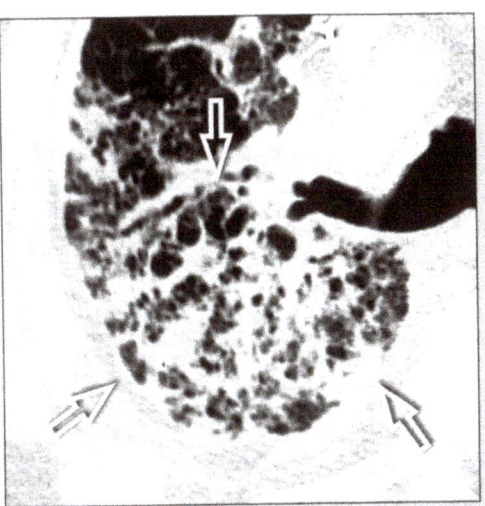

Dal pattern alla malattia

Distribuzione	◀▶	▲▼	Segni associati	MALATTIA
Bilaterale simmetrica, a chiazze o diffusa	Spesso parailare	Regioni medio-superiori	Cisti con parete, crazy paving, micronoduli sfumati, adenopatie mediastiniche, versamento pleurico	PCP
Bilaterale, diffusa o a chiazze	Parailare o diffusa, ma risparmio del mantello	Variabile	Wegener: noduli centrolobulari sfumati, crazy paving; grandi opacità cavitate e alterazioni mediastiniche	Vasculite emorragica
Bilaterale simmetrica, diffusa o a chiazze	Prevalenza periferica e gravitazionale	Variabile	Pattern reticolare, distorsione parenchimale, bronchiectasie da trazione e sporadico honey-combing	AIP
Bilaterale, a chiazze, raramente omogenea	Omogeneamente distribuita	Variabile, ma più spesso basale	Noduli sfumati centrolobulari, adenopatie mediastiniche, oligoemia a mosaico con air trapping	AAE acuta
Bilaterale simmetrica, a chiazze	Prevalenza gravitazionale	Più estesa alle basi	Asimmetrica e meno gravitazionale se ARDS da causa polmonare. Crazy paving, versamento pleurico modesto	ARDS
Bilaterale simmetrica, diffusa o a chiazze	Mantellare e gravitazionale	Prevalentemente basale	Redistribuzione del circolo polmonare, reticolazione liscia, versamento pleurico, cardiomegalia	EPA alveolare

Pattern addensativo misto cronico

Definizione

Questo pattern s'identifica con le due alterazioni addensative di base caratteristiche delle malattie alveolari, e cioè il ground-glass (⇩) e gli addensamenti (⇒) associati in percentuale variabile; il ground-glass può coesistere con un pattern reticolare (crazy paving). Non è infrequente la contemporanea presenza di un interessamento delle vie di conduzione (ispessimento delle pareti bronchiali, bronchiectasie) e di noduli sfumati centrolobulari da riempimento alveolare

Le forme croniche si presentano con alterazioni sovente localizzate, a chiazze, che evolvono lentamente anche nel corso di settimane o mesi

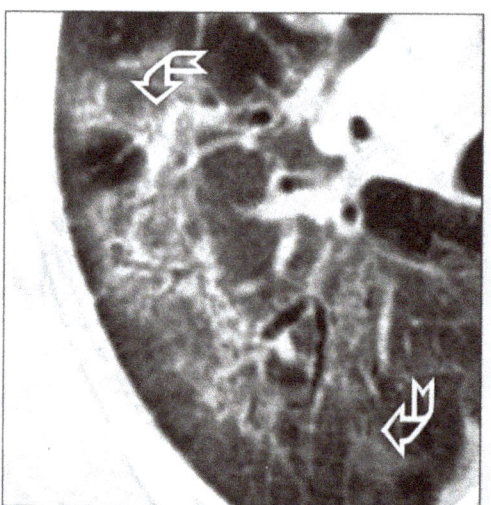
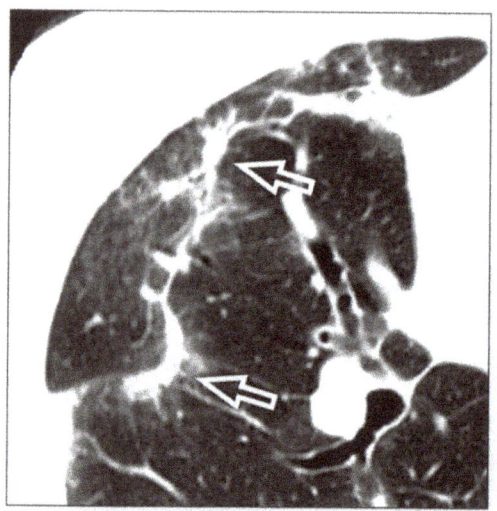

Dal pattern alla malattia

Distribuzione	◆▶	▲▼	Segni associati	MALATTIA
Bilaterale, a chiazze	Periferica e subpleurica	Regioni medio superiori	Opacità nodulari a margini sfumati, adenopatie mediastiniche, raramente anche versamento pleurico	CEP
Bilaterale o monolaterale, diffusa o a chiazze	Peribronchiale	Variabile	Bronchi stirati e ristretti negli addensamenti; noduli centrolobulari, masse anche voluminose, halo sign	MALToma
Bilaterale, diffusa o a chiazze	Variabile	Variabile	Ground-glass predominante con crazy paving esteso, spesso ben demarcato rispetto al parenchima sano	PA
Mono-bilaterale, asimmetrica a chiazze	Spesso periferica e subpleurica	Spesso basale	Possibili pseudocavitazioni, noduli e grandi opacità sfumate, crazy paving, adenopatie, versamento pleurico	BAC
Bilaterale simmetrica, a chiazze	Mantellare ma anche diffusa	Basale prevalente	Ground-glass prevalente o esclusivo, modesta distorsione parenchimale con bronchiolectasie da trazione, microcisti	DIP
Bilaterale, a chiazze	Periferica ma anche peribronchiale	Basale	Bronchi pervi e talvota dilatati negli addensamenti, noduli centrolobulari a margini sfumati, macronoduli o masse	OP
Bilaterale simmetrica, a chiazze	Periferica	Basale	Amiodarone: addensamenti iperdensi rispetto ai muscoli; opacità reticolari e micronoduli, ispessimento pleurico	Farmaci

Oligoemia a mosaico con air trapping

Definizione

Aree di iperdiafania a chiazze (☼), spesso a distribuzione lobulare, nel cui contesto i vasi sono ridotti di numero e di calibro (oligoemia). Questo pattern esprime tipicamente un'ostruzione a livello delle piccole vie aeree. La ragione dell'oligoemia è una vasocostrizione ipossica secondaria all'ipoventilazione alveolare. Le aree normali appaiono "relativamente" iperdense anche perché iperperfuse, da ridistribuzione vascolare (pseudo-ground-glass). A differenza dell'oligoemia da ostruzione vascolare (ad esempio nei soggetti con tromboembolia polmonare cronica), quella ipossica si accentua con l'espirio (air trapping)

Mosaic perfusion

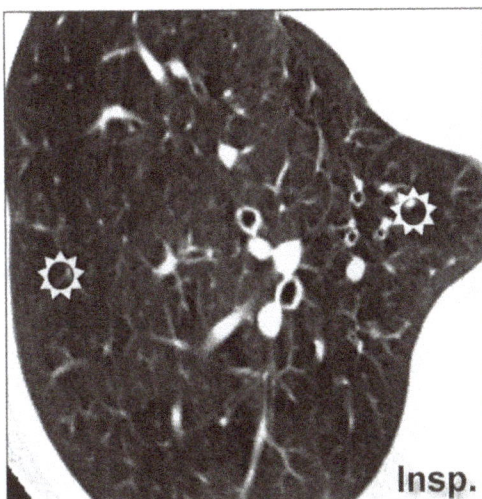
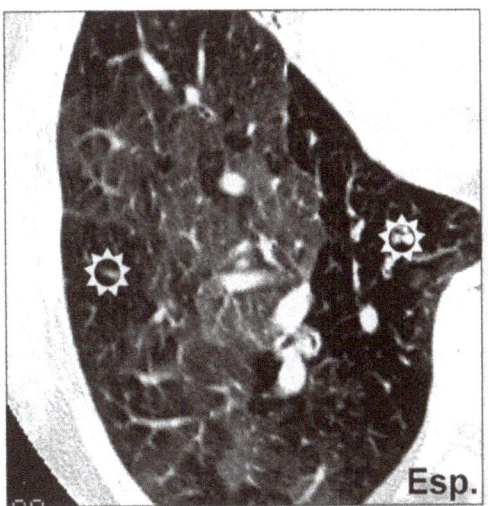

Dal pattern alla malattia

Distribuzione	◀▶	▲▼	Segni associati	MALATTIA
Bilaterale asimmetrica, a chiazze	Variabile	Variabile	Segni diretti di patologia delle vie aeree (bronchiectasie), iperdensità delle zone normalmente ventilate	BC

⌘ Pattern alveolare

Tree-in-bud

Definizione Questo pattern è identificato dalla presenza, nella periferia del polmone, di opacità ramificate sottili che terminano con piccole opacità nodulari di densità variabile (↘)(albero in fiore). Le opacità ramificate (l'albero) testimoniano la presenza di bronchioli dilatati pieni di materiale diverso; le opacità nodulari (i fiori) sono dovute a gruppi di alveoli parzialmente o completamente ripieni, e infatti di solito presentano margini mal definiti (▷) (noduli centrolobulari)

Il tree-in-bud è il pattern tipico delle malattie che diffondono per via broncogena

 Albero in fiore

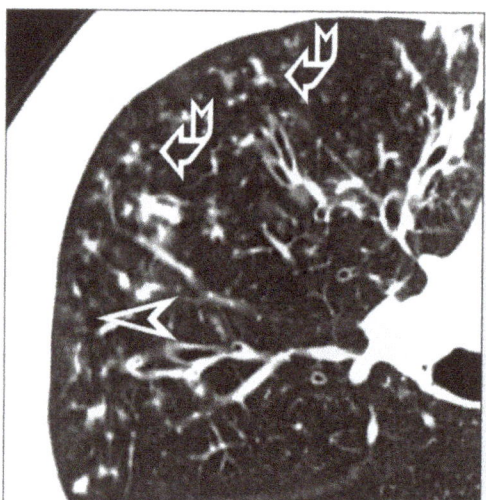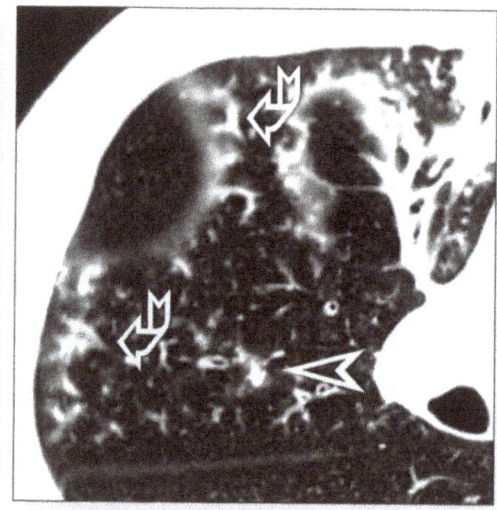

Dal pattern alla malattia

Distribuzione	◆▶	◆	Segni associati	MALATTIA
Mono - bilaterale, a chiazze	Variabile, spesso in rapporto con i bronchi	Variabile	Micobatteriosi atipiche: ispessimento delle pareti bronchiali, bronchiectasie; addensamenti talora escavati	Infezioni endobronchiali

PATTERN CISTICO

Definizione   L'alterazione prevalente è costituita da areole di iperdiafania assoluta (cisti), veri e propri "buchi neri" che occupano più o meno estesamente il parenchima polmonare
Possono essere o meno delimitate da parete

Alla base della formazione delle cisti possono esserci fenomeni di distensione bronchiale e bronchiolare per sfiancamento di parete, fenomeni di trazione o aumento della pressione endoluminale, ma anche un'iperinsufflazione focale degli spazi aerei con eventuale rottura delle pareti degli stessi

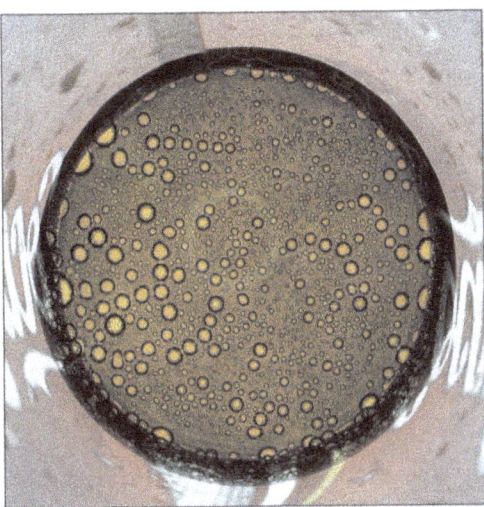 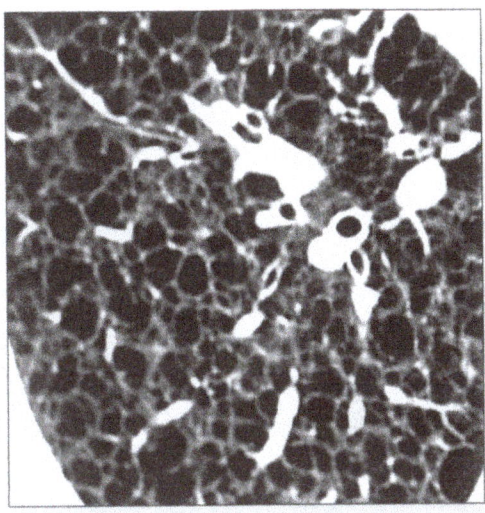

Oltre alle malattie cistiche, in cui questo pattern è dominante, ne esistono altre in cui il riscontro di alterazioni cistiche è possibile, ma secondario o sporadico; esse vengono dunque descritte negli opportuni capitoli: ☐ AAE cronica, ☐ Collagenopatie iniziali, ☐ Farmaci, ☐ NSIP, ☐ Sarcoidosi fibrosante, ☐ UIP iniziale, ● Istiocitosi X iniziale, ● LIP, ● RB-ILD, ⌘ BAC, ⌘ DIP, ⌘ PCP

○ **Pattern cistico**

Cisti a grappolo

Definizione

Le cisti si organizzano in maniera ravvicinata aggregandosi come dei chicchi d'uva, spesso attorno a un picciolo rappresentato dal peduncolo broncovascolare (↶). Queste lesioni presentano di solito pareti spesse; il diametro può non essere uniforme

Non è infrequente riconoscere livelli idroaerei (▷) o inclusi al loro interno. Il liquido può essere di varia natura: muco, pus o sangue. Un gettone intracistico è spesso riferibile a micetoma, raramente è neoplastico; solo il micetoma, però, è mobile al variare del decubito!

Talvolta le cisti possono essere completamente ripiene di materiale e assumere aspetti pseudo-nodulari

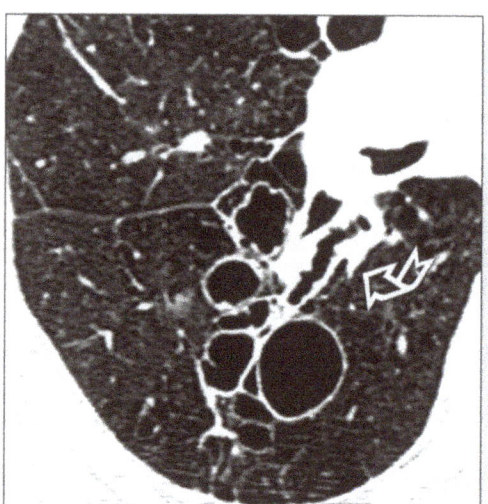
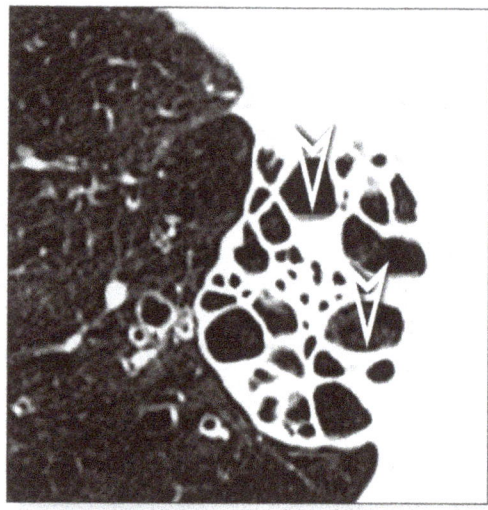

Dal pattern alla malattia

Distribuzione	◆▶	◆	Segni associati	MALATTIA
Mono - bilaterale, a chiazze	Centrale o periferica	Medio superiore	Livelli idroaerei, bronchiectasie tubulari o varicoidi e aspetti a tree-in-bud, oligoemia con air trapping	**Bronchiectasie cistiche FC**

Cisti a collana di perle

Definizione

Le cisti si organizzano perifericamente in sede subpleurica in maniera lineare in un unico strato (↘) con aspetto assimilabile a una filiera di perle

Normalmente, le lesioni che si dispongono in questo modo presentano pareti sottili (assimilabili allo spessore di una scissura) costituite da setti interlobulari, talvolta ispessiti da una minima fibrosi

Se il diametro delle cisti è superiore al centimetro, si parla di bolle; quest'ultime hanno più frequentemente pareti spesse da più cospicua fibrosi

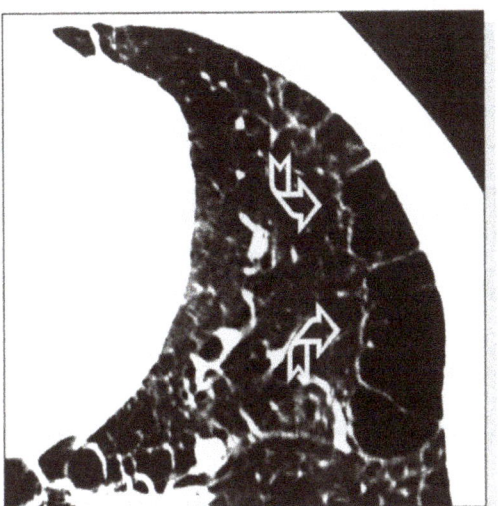
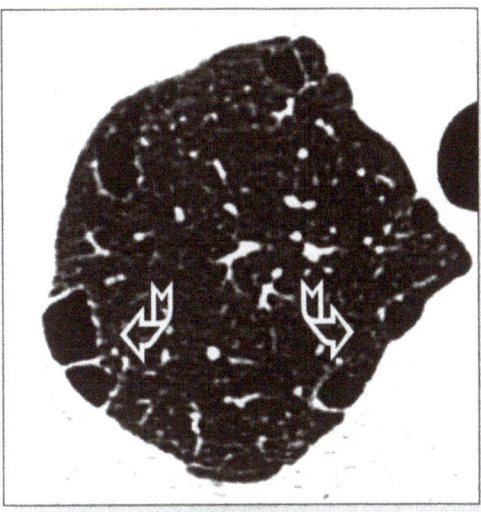

Dal pattern alla malattia

Distribuzione	◆▶	◆	Segni associati	MALATTIA
Mono - bilaterale, a chiazze	Periferica subpleurica	Medio superiore	Possibile coesistenza di enfisema centrolobulare; riscontro in soggetti con pneumotorace spontaneo	Enfisema parasettale

Honeycombing

Definizione

Piccole cisti rotondeggianti a pareti spesse che si dispongono su più strati concentrici con aspetto detto "a favo d'api"(▷)(honeycombing); in corrispondenza, l'architettura polmonare è sovvertita e spesso coesistono bronchiectasie e bronchiolectasie da trazione (⇨). L'honeycombing esprime la fase terminale di diverse malattie fibrosanti (end-stage lung). Caratteristicamente, in questi soggetti il volume polmonare è ridotto. I segni precoci di perdita di volume sono rappresentati dalla dislocazione di strutture fini come le scissure, mentre nelle fasi più avanzate si spostano anche gli assi broncovascolari e il mediastino

Polmone ad alveare

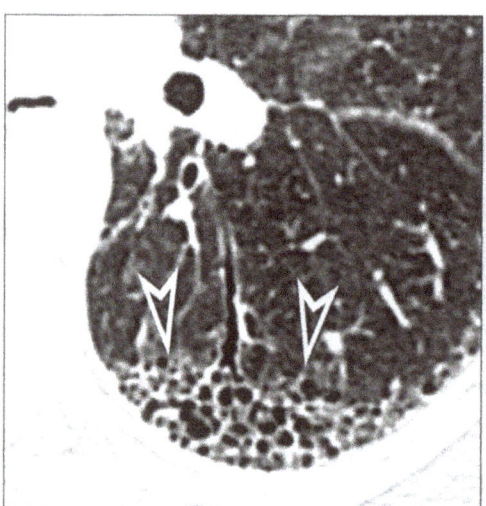
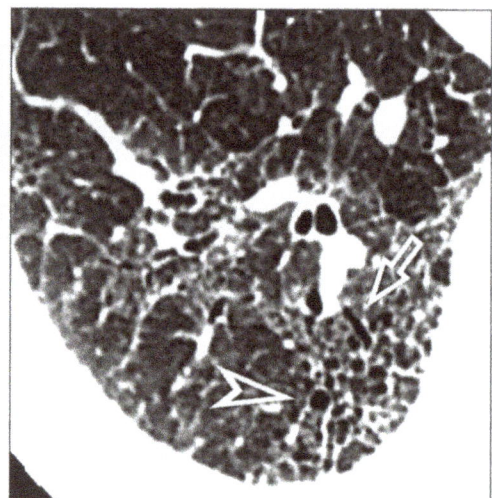

Dal pattern alla malattia

Distribuzione	◆▶	▲▼	Segni associati	MALATTIA
Bilaterale, a chiazze	Periferica subpleurica	Basale e mantellare sino agli apici	Bronchiectasie e bronchiolectasie da trazione, reticolazione irregolare, adenopatie mediastiniche	UIP evoluta
Bilaterale, a chiazze	Periferica subpleurica	Basale	Bronchiectasie e bronchiolectasie da trazione, reticolazione irregolare, segni specifici di ciascuna malattia	Collagenopatie evolute
Bilaterale, a chiazze	Periferica subpleurica	Basale	Bronchiectasie e bronchiolectasie da trazione, reticolazione irregolare, strie subpleuriche, placche pleuriche	Asbestosi evoluta

Cisti con distribuzione random

Definizione Le cisti si dispongono in maniera casuale senza obbligo d'aggregazione. Le pareti delle lesioni hanno spessori diversi, e in alcune malattie sono del tutto assenti. La presenza di una minuta iperdensità centrale può testimoniare la persistenza dell'arteriola centrolobulare. La distribuzione delle lesioni è relativamente costante nelle zone di parenchima colpito, dunque la concentrazione è omogenea

L'aspetto delle malattie responsabili di questo pattern può essere molto simile; per la diagnosi differenziale, è importante valutare anche la distribuzione cranio-caudale delle lesioni e l'eventuale coinvolgimento dei seni costofrenici

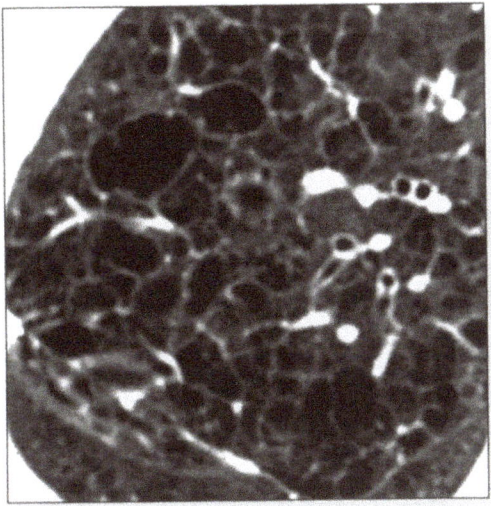
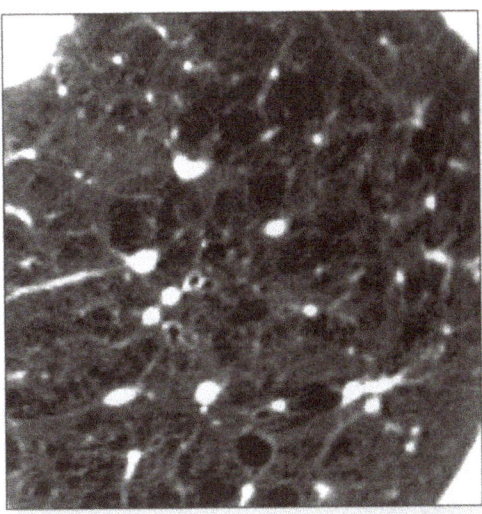

Dal pattern alla malattia

Distribuzione	◆▶	▼	Segni associati	MALATTIA
Bilaterale, simmetrica o asimmetrica	Omogeneamente distribuita	Medio superiore	Pareti assenti, visibilità arteriola centrolobulare, enfisema parasettale, trachea a fodero di sciabola, possibile pneumotorace	Enfisema centrolobulare
Bilaterale, simmetrica	Omogeneamente distribuita	Medio superiore, esclusi seni costofrenici	Pareti spesse, confluenza delle cisti che assumono aspetti bizzarri, noduli escavati associati, possibile pneumotorace	Istiocitosi X evoluta
Bilaterale, simmetrica	Omogeneamente distribuita	Diffusa, inclusi seni costofrenici	Pareti sottili, aspetto merlettato, frequente pneumotorace, versamento pleurico monolaterale, adenopatie mediastiniche	LAM

☐ Malattie Reticolari

Clinica	**Alberto Pesci**
Anatomia Patologica	**Alessandra Cancellieri**
Radiologia	**Roberta Polverosi**

AAE cronica	Alveolite Allergica Estrinseca ☯ *Polmonite da ipersensibilità*	PAG. 28
Amiloidosi interstiziale	Amiloidosi	PAG. 32
Asbestosi iniziale	Pneumoconiosi da asbesto	PAG. 36
Collagenopatie iniziali	Sclerodermia ☯ *Sclerosi Sistemica Progressiva (SSP)* *Progressive Systemic Sclerosis (PSS)*	PAG. 40
EPA interstiziale	Edema Polmonare Acuto ☯ *Edema cardiogenico, idrostatico,* *emodinamico*	PAG. 44
Farmaci	Pneumopatia da metotrexate	PAG. 48
LC	Linfangite Carcinomatosa	PAG. 54
NSIP	Non Specific Interstitial Pneumonia ☯ *Polmonite Interstiziale Non Specifica*	PAG. 58
Sarcoidosi fibrosante	Sarcoidosi	PAG. 62
UIP iniziale	Usual Interstitial Pneumonia ☯ *Fibrosi Polmonare Idiopatica (FIP),* *Idiopathic Pulmonary Fibrosis (IPF)*	PAG. 66

Alveolite Allergica Estrinseca

Definizione — Le Alveoliti Allergiche Estrinseche sono un gruppo di pneumopatie infiltrative diffuse granulomatose causate dalla ripetuta inalazione e sensibilizzazione a un'ampia varietà di polveri organiche e sostanze chimiche a basso peso molecolare; esse possono presentarsi in forma acuta (⌘ AAE acuta), subacuta (● AAE subacuta) o cronica: di quest'ultima si tratterà in questo capitolo

Polmonite da ipersensibilità

DEMOGRAPHICS

Eziopatogenesi — Il numero di agenti responsabili è ampio (più di 300) e nuove noxae patogene vengono continuamente identificate. Le forme più conosciute sono il "Polmone dell'agricoltore" causato dall'inalazione di Faeni rectivirgula contenuta nel fieno ammuffito e il "Polmone dell'allevatore di uccelli" causato dall'esposizione a proteine aviarie

Immunoreazioni di tipo III e IV secondo Gell e Coombs sono alla base dell'immunopatogenesi della malattia
L'evoluzione fibrotica sembrerebbe legata a una disregolazione dei fibroblasti in soggetti suscettibili

Epidemiologia — Difficile da stimare, essendo molto variabili la suscettibilità individuale, l'intensità di esposizione nelle diverse attività lavorative, stagioni, aree geografiche, vicinanza d'industrie. La prevalenza del "Polmone dell'agricoltore" varia tra il 2 e il 9%, quella del "Polmone dell'allevatore di uccelli" tra il 6 e il 15%

Fattori di rischio — La forma cronica sembra ascrivibile a esposizioni a piccole quantità di allergeni ma ripetute frequentemente nel tempo. La malattia colpisce più spesso i non fumatori

CLINICA

Anamnesi — Può essere molto difficile identificare l'esposizione antigenica, che in alcuni casi rimane sconosciuta. I sintomi della forma cronica sono: insorgenza insidiosa nel tempo di tosse, dispnea, affaticamento e calo ponderale. L'anamnesi può essere silente per pregressi episodi acuti

Esame obiettivo — L'obiettività polmonare è caratterizzata da rantoli crepitanti bibasali. I pazienti presentano segni di decadimento generale e talora ippocratismo digitale

Funzionalità respiratoria — È presente una sindrome disventilatoria restrittiva di grado medio-severo o mista (sindrome restrittiva e ostruttiva) o, in rari casi, solo ostruttiva. C'è ipossiemia a riposo. La D_LCO è sempre ridotta

Patel AM. Hypersensitivity pneumonitis: current concepts and future questions. J Allergy Clin Immunol 2001, 108: 661

ANATOMIA PATOLOGICA

Lesioni elementari — Nelle fasi avanzate, la triade istologica che caratterizza l'AAE (bronchiolite cellulata talora con gettoni fibroblastici intraluminali, infiltrati infiammatori cronici diffusi (≻), piccoli granulomi non necrotizzanti) può essere progressivamente sostituita da:
- Fibrosi temporalmente uniforme, più o meno abbondante, non specifica (⇒)
- Alterazione dell'architettura polmonare con possibile honeycombing

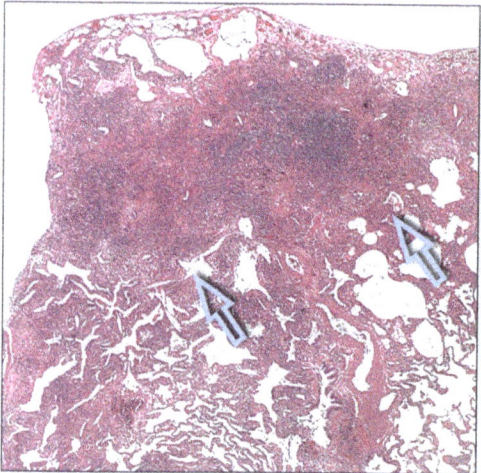
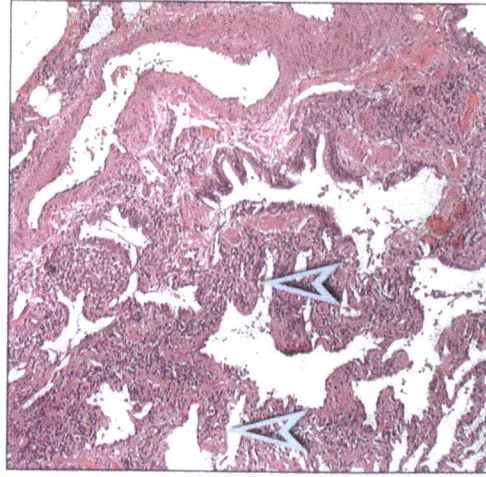

Distribuzione	La fibrosi si deposita a partire dalle zone peribronchiolari per estendersi poi ai setti interalveolari
Diagnosi differenziali	Diagnosi differenziali anatomopatologiche: • UIP iniziale: eterogeneità temporale, distribuzione della fibrosi a partenza subpleurica, scarso infiltrato infiammatorio Non si osservano granulomi né gettoni fibroblastici intraluminali • NSIP: lesioni diffuse e non bronchiolocentriche; rari i granulomi • Sarcoidosi: granulomi ben formati, più spesso lungo le vie linfatiche e nella lamina propria delle grosse vie aeree; l'infiltrato infiammatorio è scarso Non si osservano gettoni fibroblastici intraluminali e la fibrosi è lamellare
	Nella serie originariamente riportata da Katzenstein e Fiorelli, fra i casi di NSIP erano probabilmente compresi esempi di polmonite da ipersensibilità
	Cheung OY. Surgical pathology of granulomatous interstitial pneumonia. Ann Diagn Pathol 2003, 7: 127 Coleman A. Histologic diagnosis of extrinsic allergic alveolitis. Am J Surg Pathol 1988, 12: 514 Katzenstein AL. Nonspecific interstitial pneumonia/fibrosis. Histologic features and clinical significance. Am J Surg Pathol 1994, 18: 136

ALTA RISOLUZIONE - HRTC

Lesioni elementari

Segni radiologici di base:
- Reticolazione irregolare, interlobulare e intralobulare (⇒)
- Segni d'interfaccia (↶)

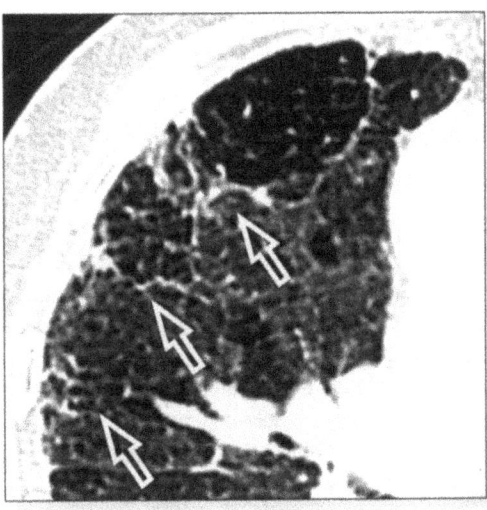
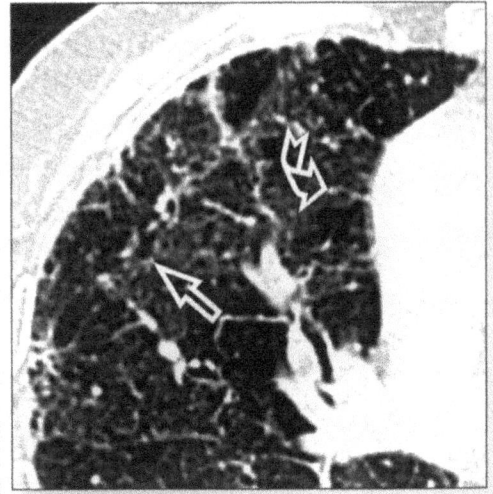

Distribuzione	Bilaterale, a chiazze
	Variabile, possibile in sede periferica subpleurica, ma anche peribroncovascolare
	Variabile
	Adler BD. Chronic hypersensitivity pneumonitis: high-resolution CT and radiographic features in 16 patients. Radiology 1992, 185: 91 Buschman DL. Chronic hypersensitivity pneumonitis: use of CT in diagnosis. AJR Am J Roentgenol 1992, 159: 957
	Il volume polmonare è ridotto

□ AAE cronica

Altri segni

Altre caratteristiche:
- Bronchiectasie e bronchiolectasie da trazione (⇒)
- Honeycombing (▷)
- Ground-glass a chiazze e noduli centrolobulari sfumati
- Oligoemia a mosaico con air trapping a estensione lobulare o più estesa (✲)

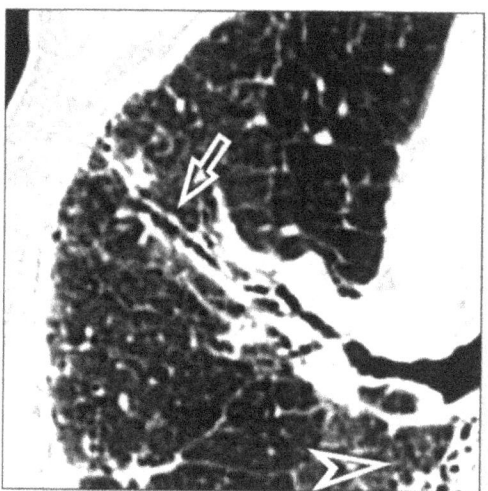 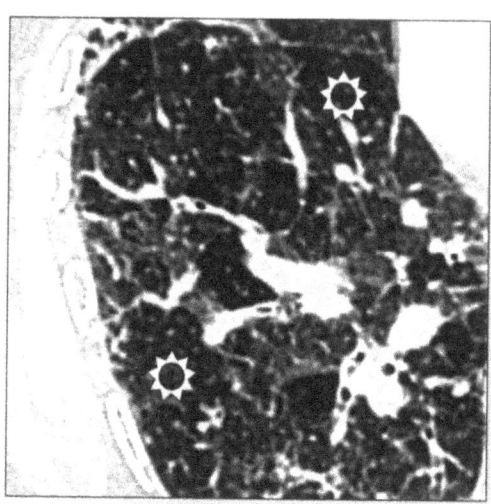

L'oligoemia a mosaico è dovuta alla quota di bronchiolite costrittiva così frequente in questa malattia

Small JH. Air-trapping in extrinsic allergic alveolitis on computed tomography. Clin Radiol 1996, 51: 684

L'architettura parenchimale è sovvertita. Ground-glass e noduli, tipici della fase subacuta, sono indicativi di malattia almeno parzialmente reversibile

Glazer CS. Clinical and radiologic manifestations of hypersensitivity pneumonitis. J Thorac Imaging 2002, 17: 261

Diagnosi differenziali

Diagnosi differenziali radiologiche:

Se le alterazioni prevalgono in sede basale:
- **UIP iniziale:** honeycombing esteso, a chiazze, elettivamente basale e periferico
- **NSIP:** prevale il ground-glass; scarsa evoluzione verso l'honeycombing
- **Asbestosi:** spesso si associano strie subpleuriche, placche pleuriche, atelettasia rotonda; scarsa evoluzione verso l'honeycombing
- **Collagenopatie:** aspetti più variegati e talvolta caratteristici delle singole malattie

Se le alterazioni prevalgono alle regioni medio-superiori:
- **Sarcoidosi:** i micronoduli sono perilinfatici, linfoadenopatie paratracheali, ilari e mediastiniche

Collins J. CT signs and patterns of lung disease. Radiol Clin North Am 2001, 39: 1115

Lynch DA. Can CT distinguish hypersensitivity pneumonitis from idiopathic pulmonary fibrosis? AJR Am J Roentgenol 1995, 165: 807

EVOLUZIONE e COMPLICANZE

Malattie concomitanti

Vi è una maggior incidenza di bronchite cronica. Circa 1/4 dei pazienti presenta iperreattività bronchiale aspecifica alla metacolina. Raramente sono stati segnalati pneumotorace e pneumomediastino

La patogenesi della bronchite cronica associata sembra essere legata più all'esposizione antigenica che non al fumo di sigaretta

Evoluzione clinica

Una volta instauratasi la fibrosi, la malattia è irreversibile. L'evoluzione può essere più o meno rapida portando a un quadro d'insufficienza respiratoria cronica con ipertensione polmonare. La cessazione dell'esposizione porta solo a un parziale miglioramento ed è spesso necessaria una terapia steroidea cronica. L'ippocratismo digitale si osserva nelle fasi avanzate della malattia ed è un segno prognostico negativo

Evoluzione radiologica

L'evoluzione radiologica delle lesioni dipende dalle modalità di progressione della malattia; quando peggiorativa, si osserva maggior estensione della reticolazione e dell'honeycombing

Remy-Jardin M. Subacute and chronic bird breeder hypersensitivity pneumonitis: sequential evaluation with CT and correlation with lung function tests and bronchoalveolar lavage. Radiology 1993, 189: 111

Zompatori M. Alveolite allergica estrinseca cronica o fibrosi polmonare idiopatica? Ruolo della TC con elevata risoluzione (HRCT). Radiol Med 2003, 106: 135

LABORATORIO

Nel siero sono quasi sempre presenti anticorpi precipitanti nei confronti dell'antigene causale. Si può osservare un lieve aumento degli indici di flogosi (VES e PCR) e un significativo aumento delle gammaglobuline

La presenza di anticorpi precipitanti della classe IgG e IgM (precipitine) serve come marker di esposizione antigenica, ma non è diagnostica, né il loro titolo è correlato alla gravità della malattia

DIAGNOSI NON INVASIVA

La forma cronica è difficilmente differenziabile clinicamente da una forma di polmonite interstiziale idiopatica tipo UIP o NSIP. Talora, un'accurata indagine anamnestica lavorativa e ambientale permette di svelare la potenziale esposizione antigenica. Non vi è accordo sull'utilizzo di prove di stimolazione con l'antigene causale. L'HRTC può aiutare con un valore predittivo positivo che può arrivare all'80%

DIAGNOSI INVASIVA

Vede il ricorso in prima istanza a una biopsia transbronchiale, che, nei casi più fortunati, può evidenziare zone di parenchima ancora affette da piccoli granulomi epitelioidi non ben formati. Nei casi in cui l'anamnesi e la biopsia transbronchiale non siano indicative, si deve ricorrere alla biopsia polmonare chirurgica

Lavaggio broncoalveolare

In questa fase, a differenza della forma acuta dove si ritrovano alte percentuali di linfociti, il sedimento del lavaggio è caratterizzato da un aumento consensuale dei neutrofili (>5%) e degli eosinofili (>5%). Talora si osserva anche un incremento dei linfociti (10-20%)

Questo quadro di alveolite mista con aumento dei neutrofili, eosinofili e linfociti va posto in diagnosi differenziale con quello osservato in corso di OP o di NSIP

Costabel U. Bronchoalveolar lavage in interstitial lung disease. Curr Opin Pulm Med 2001, 7: 255

Pardo A. Increase of lung neutrophils in hypersensitivity pneumonitis is associated with lung fibrosis. Am J Respir Crit Care Med 2000, 161: 1698

☐ Amiloidosi interstiziale

Amiloidosi

Definizione

Amiloidosi è un termine generico che si riferisce alla deposizione nei tessuti di fibrille di proteine sieriche normali composte da subunità a basso peso molecolare. Nel polmone, si conoscono tre principali pattern di deposizione: tracheobronchiale, nodulare parenchimale e interstiziale diffuso

L'amiloidosi può essere suddivisa in primaria (non vi sono altre malattie associate a eccezione del mieloma multiplo) e secondaria (associata a malattie infiammatorie croniche). L'amiloidosi può anche essere suddivisa in localizzata (interessamento di un solo organo) o generalizzata; nel torace, oltre al parenchima può colpire anche la pleura, le arterie polmonari, i linfonodi ilari e mediastinici e il diaframma

DEMOGRAPHICS

Eziopatogenesi

L'alterazione di base consiste nella deposizione tissutale di amiloide L (AL) (forma primaria) o di amiloide A (AA) (forma secondaria). La maggior parte delle amiloidosi polmonari sono AL; si stima che il 30-90% delle amiloidosi primarie diano interessamento polmonare, anche se non esclusivo

Epidemiologia

La malattia è molto rara: la forma primaria (la più frequente) ha un'incidenza di 9 casi per milione

Fattori di rischio

Malattia infiammatoria cronica o discrasia plasmacellulare

CLINICA

Anamnesi

I pazienti con amiloidosi interstiziale diffusa hanno spesso dispnea e talora tosse secca; è descritta emoftoe in quelli con interessamento dei vasi arteriosi polmonari e ipertensione polmonare. La maggioranza ha segni di malattia extratoracica, in particolare mieloma multiplo

Nei soggetti con malattia sistemica, la dispnea può dipendere anche da un interessamento cardiaco o diaframmatico

Esame obiettivo

Rantoli crepitanti bilaterali

Funzionalità respiratoria

I parametri di funzionalità respiratoria sono alterati in senso restrittivo; si osserva poi un deficit della $D_L CO$ di grado lieve o moderato

Gillmore JD. Amyloidosis and the respiratory tract. Thorax 1999, 54: 444

ANATOMIA PATOLOGICA

Lesioni elementari

L'amiloidosi interstiziale diffusa si presenta sotto forma di:

- Depositi di materiale extracellulare amorfo, eosinofilo e omogeneo nell'interstizio settale e perivascolare (↘)
- Spesso, lieve infiltrato linfoplasmacellulare e caratteristica reazione giganto-cellulare del tipo da corpo estraneo (▷)
- Si possono associare calcificazioni e ossificazione

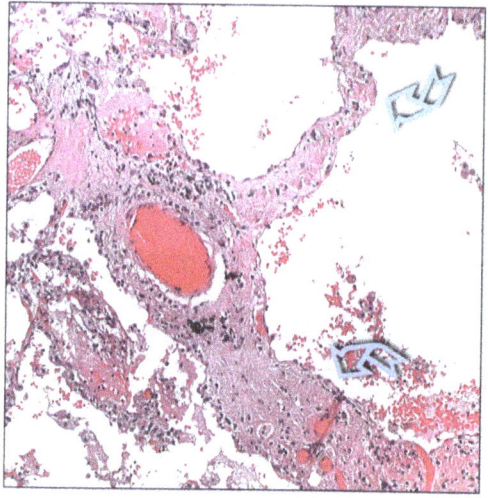
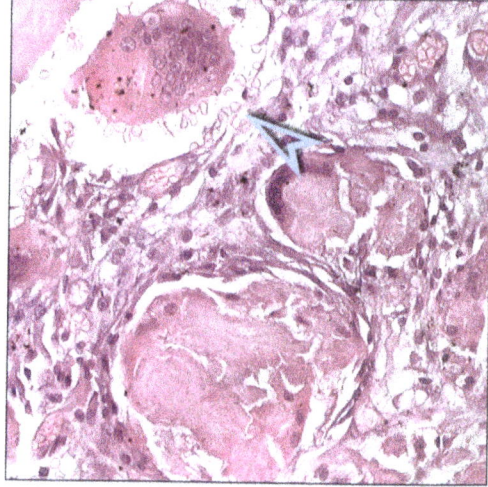

Amiloidosi interstiziale

 L'amiloide è una sostanza di derivazione proteica che si deposita nella matrice extracellulare; è omogenea e debolmente eosinofila all'ematossilina/eosina con birifrangenza verde alla luce polarizzata, positiva al rosso Congo e fluorescente alla tioflavina

Distribuzione Nell'interstizio dei setti interalveolari e perivascolare

Diagnosi differenziali Diagnosi differenziali anatomopatologiche:

- Malattie fibrosanti quali AAE cronica, NSIP fibrosante, sarcoidosi, ecc.: il tessuto connettivo denso nei setti interalveolari può simulare la deposizione di amiloide, ma è negativo alla tioflavina e al rosso Congo (attenzione agli artefatti osservabili in sezioni spesse!), non è birifrangente alla luce polarizzata e inoltre assume le colorazioni tipiche del tessuto connettivo

 La deposizione di amiloide è osservabile in corso di processi linfoproliferativi (mieloma, gammopatia monoclonale d'incerto significato, linfoma B a basso grado, LIP, ecc.), di malattie del collageno e di neoplasie neuroendocrine (carcinoidi, carcinomi a piccole cellule, ecc.)

 Poh SC. Primary diffuse alveolar septal amyloidosis. Thorax 1975, 30: 186

Sumiya M. Diffuse interstitial pulmonary amyloidosis in rheumatoid arthritis. J Rheumatol 1996, 23: 933

ALTA RISOLUZIONE - HRTC

Lesioni elementari Segni radiologici di base:

- Reticolazione interlobulare liscia o nodulare (▷)
- Opacità lineari intralobulari (⇒)
- Micronoduli a margini ben definiti, spesso calcifici (↷)

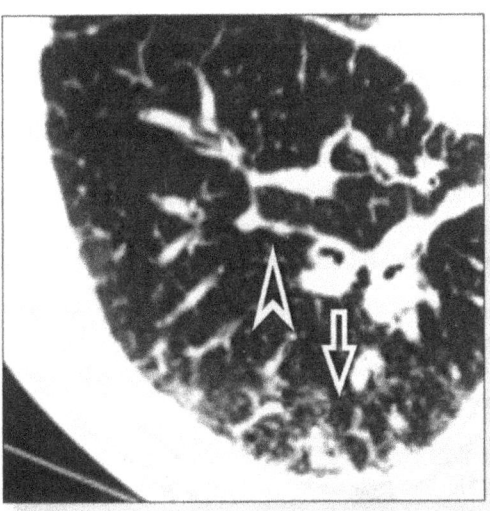 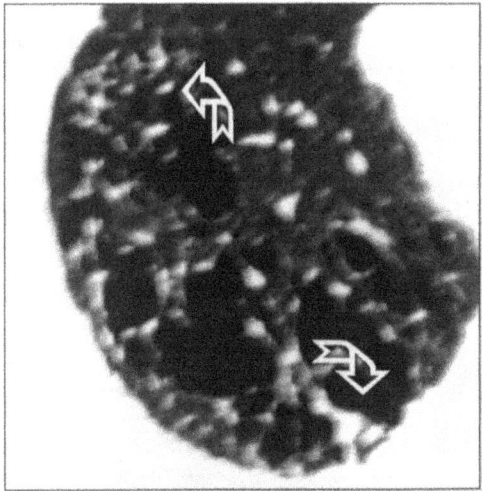

Geusens EA. Primary pulmonary amyloidosis as a cause of interlobular septal thickening. AJR Am J Roentgenol 1997, 168: 1116

Graham. High-resolution CT appearance of diffuse alveolar septal amyloidosis. AJR Am J Roentgenol 1992, 158: 265

Distribuzione Bilaterale, a chiazze

Pickford HA. Thoracic cross-sectional imaging of amyloidosis. AJR Am J Roentgenol 1997, 168: 351

 Subpleurica dorsale

 Regioni medie e inferiori

 Il volume polmonare è normale

Altri segni

Altre caratteristiche da ricercare:
- Ground-glass
- Addensamenti parenchimali o masse (↘)
- Linfoadenopatie ilomediastiniche (⇒)
- Versamento pleurico
- Ispessimento della parete di laringe, trachea e bronchi (amiloidosi tracheobronchiale)

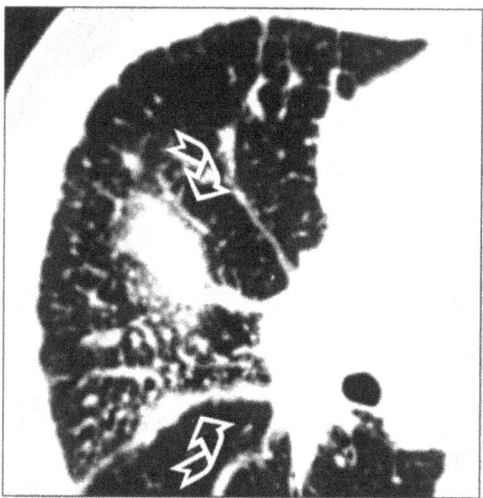
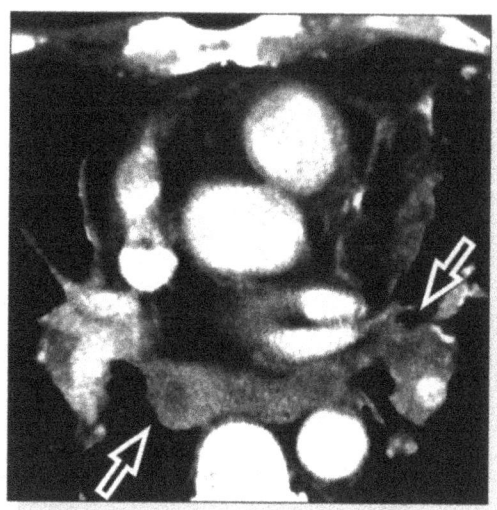

Diagnosi differenziali

La coesistenza di aspetti reticolari con altri nodulari rende ampio lo spettro delle diagnosi differenziali radiologiche; l'aspetto delle calcificazioni può aiutare:

- Sarcoidosi: le calcificazioni sono sporadiche nelle opacità parenchimali, talora "a spruzzo" nelle adenopatie mediastiniche; le lesioni prevalgono ai lobi superiori
- Silicosi e pneumoconiosi: le opacità sono solo nodulari; le calcificazioni compaiono nel contesto delle grosse masse da confluenza dei noduli e predominano nelle regioni polmonari superiori
- Microlitiasi alveolare: ci sono solo calcificazioni numerose e piccolissime, diffuse "a tappeto"

Korn MA. Pulmonary alveolar microlithiasis: findings on high-resolution CT. AJR Am J Roentgenol 1992, 158: 981
Lee KS. Diffuse micronodular lung disease: HRCT and pathologic findings. J Comput Assist Tomogr 1999, 23: 99

EVOLUZIONE e COMPLICANZE

Malattie concomitanti

Alcune malattie polmonari (tubercolosi cronica, bronchiectasie, ascesso polmonare, aspergillosi cronica, pleurite reumatoide, alveoliti allergiche estrinseche, fibrosi) o di altri organi (malattia di Crohn, morbo di Hodgkin, carcinoma renale) possono associarsi a deposizione di sostanza amiloide nel polmone

Evoluzione clinica

La malattia è progressiva e può portare a insufficienza respiratoria grave sino al decesso, spesso determinato dall'interessamento di altri organi (cuore e rene); la sopravvivenza media dal momento della diagnosi è di soli 16 mesi

Evoluzione radiologica

Con il progredire della malattia, si osserva una diffusione delle lesioni elementari; è possibile la comparsa anche di un certo grado di honeycombing

LABORATORIO

Nell'amiloidosi primaria si possono riscontrare catene leggere monoclonali nel sangue periferico, più spesso lambda che kappa. Nella forma secondaria vi può essere sia un aumento sia una riduzione delle immunoglobuline sieriche

DIAGNOSI NON INVASIVA

L'associazione di un quadro reticolo-nodulare con calcificazioni ha un'accuratezza diagnostica del 95%

Utz JP. Pulmonary amyloidosis. The Mayo Clinic experience from 1980 to 1993. Ann Intern Med 1996, 124: 407

DIAGNOSI INVASIVA

La diagnosi richiede la dimostrazione istologica di depositi di amiloide nei tessuti e si ottiene tramite agoaspirato a livello del grasso periombelicale o biopsia del retto o di altri organi interessati, incluso il polmone. Parenchima polmonare utile per la diagnosi può essere ottenuto tramite agoaspirato, biopsia transbronchiale o chirurgica

Lavaggio broncoalveolare

Esistono pochissimi dati in letteratura dai quali emerge che il BAL in corso di amiloidosi diffusa è caratterizzato da un aumento dei linfociti e della ratio CD4/CD8; inoltre, nelle forme primarie è possibile rilevare la paraproteina in concentrazione maggiore rispetto al siero

Morgan JE. Pulmonary immunologic features of alveolar septal amyloidosis associated with multiple myeloma. Chest 1987, 92: 704

☐ Asbestosi iniziale

Pneumoconiosi da asbesto

Definizione — L'asbestosi è una pneumoconiosi causata dall'inalazione di fibre di asbesto, caratterizzata da fibrosi a lenta evoluzione sino alla fase terminale cistica (○ Asbestosi evoluta)

DEMOGRAPHICS

Eziopatogenesi — È ipotizzato un effetto tossico diretto delle fibre di asbesto sul parenchima polmonare con successivo richiamo di cellule infiammatorie e liberazione di vari mediatori (radicali tossici dell'ossigeno, citochine, proteasi e fattori di crescita)

Epidemiologia — L'esatta epidemiologia della malattia non è conosciuta perché la sua latenza clinica è elevata (sino a 20-30 anni dalle prime esposizioni)

Fattori di rischio — L'asbestosi colpisce lavoratori coinvolti nell'estrazione del minerale, nella fabbricazione e installazione di prodotti contenenti asbesto (industria tessile, coibentazione, manufatti di cemento-amianto) e nella riparazione e rimozione di questi (demolizioni navali e ferroviarie)

CLINICA

Anamnesi — I pazienti possono essere asintomatici sino a 20-30 anni dall'inizio dell'esposizione. Il primo sintomo è la dispnea da sforzo associata, talora, a tosse secca

Esame obiettivo — L'obiettività polmonare può essere normale o caratterizzarsi per la presenza di rantoli crepitanti bibasali (32-64%)

Funzionalità respiratoria — Le alterazioni funzionali più precoci sono una riduzione della D_LCO e un'ipossiemia da sforzo. Successivamente s'instaura una sindrome restrittiva. La presenza di una concomitante componente ostruttiva è in genere ascrivibile all'abitudine tabagica

  Mossman BT. Asbestos-related diseases. N Engl J Med 1989, 320: 1721

ANATOMIA PATOLOGICA

Lesioni elementari — Fibrosi interstiziale, inizialmente attorno alle piccole vie aeree e ai dotti alveolari e poi estesa ad ampie porzioni di parenchima (▷), associata o meno a fibrosi della pleura viscerale (✤) e honeycombing. Corpi dell'asbesto (⇒)

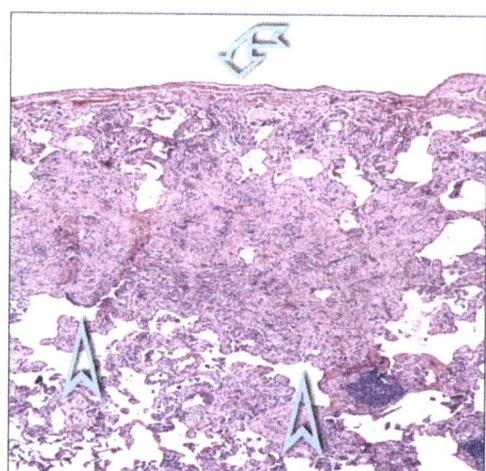
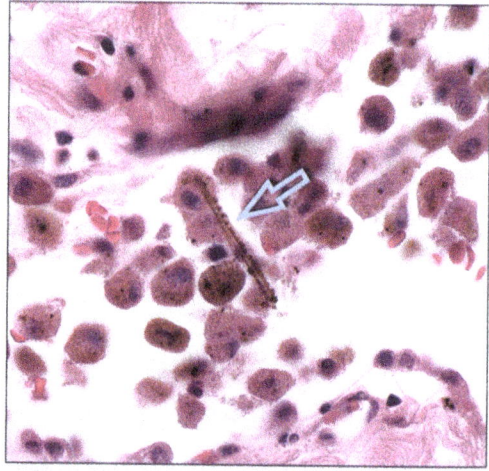

☞ La diagnosi di asbestosi richiede la presenza di fibrosi associata a corpi dell'asbesto (almeno 1 o 2 secondo vari Autori). La presenza di corpi dell'asbesto senza fibrosi indica esposizione, ma non malattia

✓ Si possono associare mucostasi, OP, lieve infiltrato linfoplasmacellulare o intenso infiltrato di macrofagi carichi di emosiderina o di pigmento antracotico, spesso endoalveolari, a creare immagini "DIP-like". Si possono trovare anche cellule giganti evocate dai corpi dell'asbesto (fibre di asbesto ricoperte da un involucro ferro-proteico)

Asbestosi iniziale

Distribuzione

Dapprima peribronchiolare e subpleurica, poi progressivamente diffusa

Sono stati proposti schemi di grading istologico basati su entità ed estensione della fibrosi; raramente, tuttavia, si ha a disposizione materiale sufficiente per applicarli

Diagnosi differenziali

Diagnosi differenziali anatomopatologiche:

- UIP: fibrosi prevalentemente perilobulare con bronchiolectasie; focolai fibroblastici all'interfaccia con il parenchima normale, assenza di corpi dell'asbesto
- NSIP fibrosante: fibrosi diffusa dei setti interalveolari, non centrolobulare; assenza di corpi dell'asbesto
- Sarcoidosi: fibrosi a distribuzione linfatica, granulomi residui, assenza di corpi dell'asbesto
- DIP: accumulo denso e diffuso di macrofagi endoalveolari con lieve fibrosi settale, assenza di corpi dell'asbesto

Craighead JE. The pathology of asbestos-associated diseases of the lungs and pleural cavities: diagnostic criteria and proposed grading schema. Report of the Pneumoconiosis Committee of the College of American Pathologists and the National Institute for Occupational Safety and Health. Arch Pathol Lab Med 1982, 106: 544

Mossman BT. Mechanisms in the pathogenesis of asbestosis and silicosis. Am J Respir Crit Care Med 1998, 157: 1666

ALTA RISOLUZIONE - HRTC

Lesioni elementari

Segni radiologici di base:

- Reticolazione irregolare, interlobulare e intralobulare (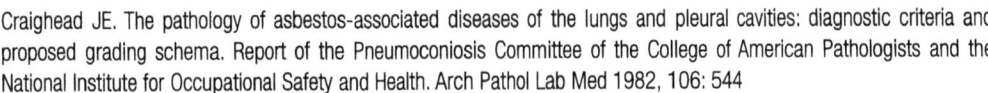)
- Opacità ramificate o puntiformi (dotlike opacities) subpleuriche (≫) con aspetto di reticolazione nodulare
- Strie subpleuriche
- Bande parenchimali

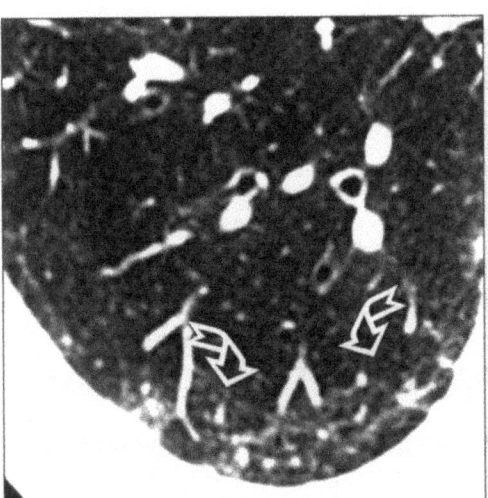
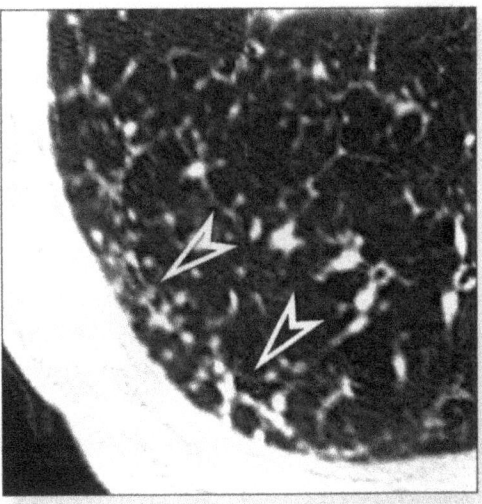

Akira M. High-resolution CT of asbestosis and idiopathic pulmonary fibrosis. AJR Am J Roentgenol 2003, 181: 163

Distribuzione

Bilaterale e simmetrica

Periferica, dorsale

Prevalentemente basale

Il volume polmonare, all'inizio normale, successivamente è ridotto

Asbestosi iniziale

Altri segni Altre manifestazioni radiologiche:
- Ground-glass (☼)
- Placche pleuriche, calcifiche nel 10-15% (✎)
- Versamento pleurico
- Atelettasia rotonda

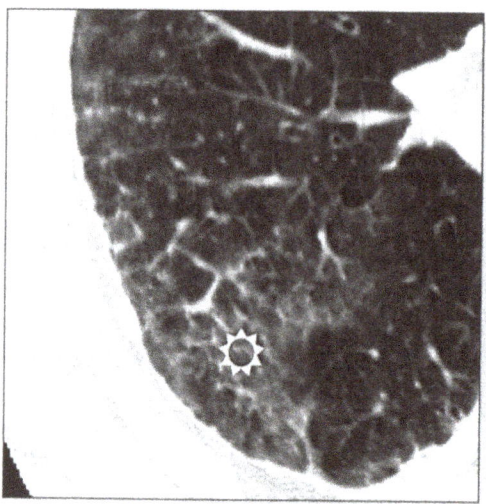
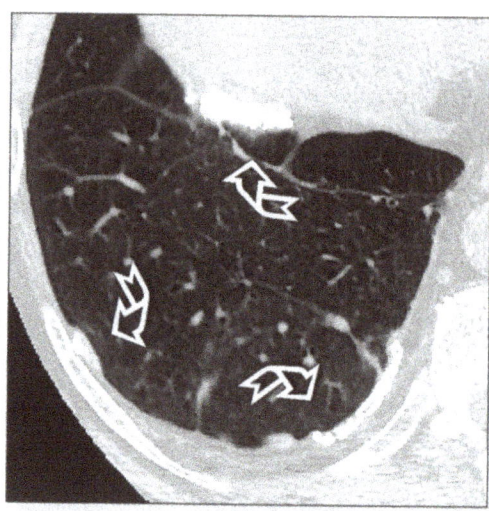

 Placche pleuriche: bilaterali, di lunghezza variabile ma di spessore <1 cm, calcifiche nel 10-15% dei casi; tipicamente risparmiano gli apici e i seni costofrenici tendendo a disporsi secondo un andamento elicoidale dall'alto anteriormente al basso posteriormente

Atelettasia rotonda: area di aumentata densità rotondeggiante od ovalare con base di appoggio parietale, in corrispondenza di un ispessimento pleurico; attorno a essa, i vasi e i bronchi sono dolcemente arcuati con aspetto detto "a coda di cometa". L'addensamento è fortemente iperdenso dopo mdc perché costituito da parenchima collassato non aerato ma perfuso

 Akira M. High-resolution CT in the evaluation of occupational and environmental disease. Radiol Clin North Am 2002, 40: 43

Polverosi R. Alterazioni pleuro-parenchimali da esposizione all'asbesto. Diagnosi con tomografia computerizzata. Radiol Med 2000, 100: 326

Diagnosi differenziali I segni descritti possono essere presenti in altre patologie fibrosanti:
- UIP iniziale: prevalgono i segni di honeycombing e sono frequenti le bronchiolectasie da trazione
- NSIP: prevalgono il ground-glass e le bronchiolectasie
- Collagenopatie: oltre ai segni di fibrosi, presenza di vetro smerigliato, addensamenti e versamento pleurico
- Farmaci: spesso domina il ground-glass ed è rara l'evoluzione verso la fibrosi

EVOLUZIONE e COMPLICANZE

Malattie concomitanti Questi soggetti sono quasi sempre portatori di placche pleuriche, spesso calcifiche; sono poi a rischio aumentato di sviluppare neoplasie, specie mesotelioma e cancro del polmone

Evoluzione clinica La malattia può evolvere progressivamente verso l'insufficienza respiratoria (30%), anche se più lentamente rispetto alla UIP; circa un quinto dei pazienti con asbestosi muore a causa di tale complicanza. L'evoluzione peggiorativa può essere favorita dall'abitudine tabagica

Evoluzione radiologica Gli aspetti radiologici progrediscono dal quadro reticolare irregolare iniziale verso l'honeycombing cistico (O Asbestosi evoluta)

LABORATORIO

Aumento della VES, presenza di anticorpi antinucleo e fattore reumatoide sono frequenti, ma non correlati con l'attività o la severità della malattia

DIAGNOSI NON INVASIVA

Nel contesto clinico adeguato, una precisa storia di esposizione all'asbesto e un lungo periodo di latenza dalla prima esposizione all'insorgenza delle manifestazioni cliniche, sono diagnostici di asbestosi

In pazienti con significativa storia di esposizione, sintomatologia clinica o prove di funzionalità respiratoria alterate, ma radiogramma negativo, la TC risulta positiva nel 20-30% dei casi. D'altra parte, una TC normale non può escludere la malattia

Staples CA. High resolution computed tomography and lung function in asbestos-exposed workers with normal chest radiographs. Am Rev Respir Dis 1989, 139: 1502

La presenza di placche pleuriche è patognomonica di esposizione pregressa

DIAGNOSI INVASIVA

Nei casi dubbi, va effettuata una biopsia polmonare chirurgica

Lavaggio broncoalveolare

Nel BAL si riscontrano i corpi dell'asbesto: il loro numero correla con quello dei tessuti. La conta cellulare può evidenziare sia un aumento dei linfociti che dei polimorfonucleati neutrofili. I linfociti presentano un'aumentata espressione del fenotipo CD8+

Il recupero dei corpi dell'asbesto aumenta effettuando il BAL nei lobi inferiori. Corpi dell'asbesto sono presenti anche in soggetti esposti, ma non ammalati

Karjalainen A. Asbestos bodies in bronchoalveolar lavage in relation to asbestos bodies and asbestos fibres in lung parenchyma. Eur Respir J 1996, 9: 1000

☐ Collagenopatie iniziali

Sclerodermia

Definizione

Le collagenopatie sono un gruppo eterogeneo di malattie caratterizzate dalla presenza di autoanticorpi circolanti responsabili di un danno infiammatorio a carico di diversi organi o tessuti. Nel polmone, le possibili estrinsecazioni anatomo-cliniche sono: malattia infiltrativa diffusa-fibrosi, bronchiolite, OP, noduli parenchimali, pleurite e vasculite

La sclerodermia è una collagenopatia che tratteremo in questo capitolo come esempio paradigmatico; essa interessa il polmone in forma di malattia infiltrativa diffusa-fibrosi, nelle fasi iniziali con manifestazioni radiologiche reticolari, ma con possibilità di evoluzione in malattia cistica ○ Collagenopatie evolute

 Connettiviti, Sclerosi Sistemica Progressiva, SSP, Progressive Systemic Sclerosis, PSS

 Altre collagenopatie che possono presentare interessamento polmonare in forma di malattia infiltrativa diffusa-fibrosi sono: Lupus Eritematoso Sistemico (LES), Artrite Reumatoide (AR); Sindrome CREST, Sindrome di Sjögren, Dermatomiosite - Polimiosite (DM-PM), Sindrome Mista del Connettivo (SMC)

 Hunninghake GW. Pulmonary involvement in the collagen vascular diseases. Am Rev Respir Dis 1979, 119: 471

DEMOGRAPHICS

Eziopatogenesi

L'esatta patogenesi del coinvolgimento polmonare non è nota. Dati sperimentali permettono d'ipotizzare un ruolo fondamentale dei macrofagi alveolari che produrrebbero fattori implicati nella chemiotassi e nell'attivazione dei fibroblasti quali tumor necrosis factor-alpha, transforming growth factor-beta, fibronectina e insulin-like growth factor-I. I macrofagi alveolari, inoltre, produrrebbero aumentate quantità di interleuchina-8, potente chemotattico per i neutrofili che si riscontrano costantemente nel BAL di questi pazienti

S'ipotizza anche un ruolo patogenetico dei mastociti e dei loro mediatori come pure dell'endotelina-1, fattore prodotto dalle cellule endoteliali e che provoca la stimolazione diretta dei fibroblasti. Le cellule "coordinatrici" di tutti questi processi sarebbero linfociti CD8+ a prevalente fenotipo Tc2

Epidemiologia

La sclerodermia è una malattia rara (12 casi per milione/anno) con prevalenza tra la quarta e sesta decade di vita; essa predilige il sesso femminile (3:1). Più del 70% dei soggetti con sclerodermia presenta coinvolgimento polmonare che, in ordine di frequenza, è secondo solo a quello esofageo

Fattori di rischio

L'interessamento polmonare è più frequente nei pazienti che presentano marker genetici quali HLA-DR3/DR52a, autoanticorpi specifici (scl-70, anti-U3RNP, anti-topoisomerasi I, antiistone) o se sono di razza afro-americana

CLINICA

Anamnesi

I sintomi polmonari più comuni in questa fase iniziale sono dispnea da sforzo e tosse secca; più rari il dolore toracico e l'emoftoe

Esame obiettivo

L'obiettività clinica è caratterizzata dalla presenza di rantoli crepitanti bibasali in quasi il 50% dei casi

Funzionalità respiratoria

La riduzione della D_LCO è l'alterazione funzionale più precoce ed è presente nel 70% dei pazienti, compresi quelli asintomatici e con Rx torace normale. Un altro indicatore precoce di deficit funzionale è il gradiente alveolo-arterioso per l'ossigeno durante esercizio fisico. La funzionalità polmonare è peggiore nei fumatori rispetto ai non fumatori

 Per diversi aspetti, la clinica della malattia infiltrativa diffusa-fibrosi osservata nella sclerodermia è simile a quella della UIP

 Lamblin C. Interstitial lung diseases in collagen vascular diseases. Eur Respir J Suppl 2001, 32: 69s

ANATOMIA PATOLOGICA

Lesioni elementari

Nelle fasi iniziali, la sclerodermia si presenta con:

- Fibrosi interstiziale (⇨) con infiltrato prevalentemente linfoplasmacellulare; frequente l'associazione con fibrosi pleurica (▷) con formazione di aderenze
- Lesioni vascolari (indipendenti dalla fibrosi): ipertrofia della tonaca media (↻) e proliferazione intimale a carico delle arterie polmonari; più rara è l'osservazione di necrosi fibrinoide e lesioni plessiformi

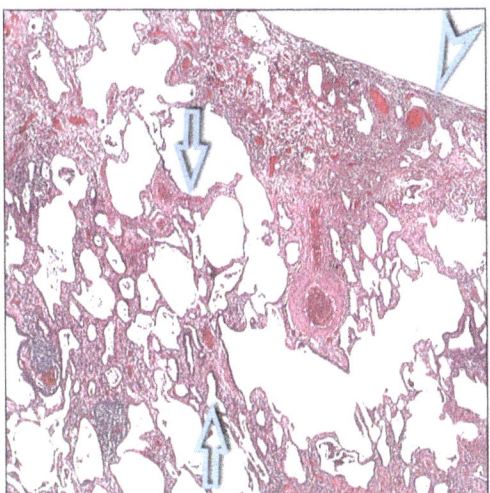
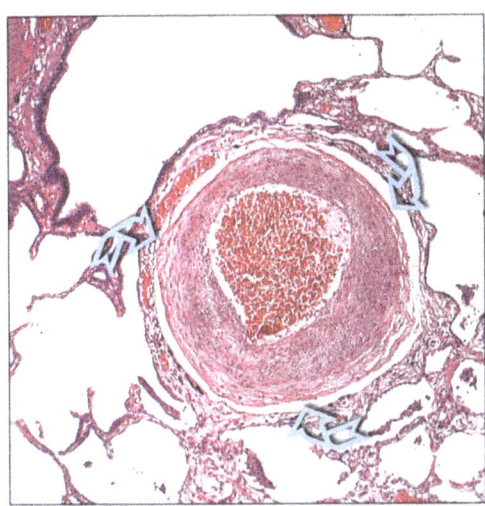

✓ La fibrosi che si osserva in corso di sclerosi sistemica progressiva ha come modello prevalente quello della NSIP fibrosante o in alternativa quello della UIP

Distribuzione Diffusa interstiziale e subpleurica

Diagnosi differenziali Diagnosi differenziali anatomopatologiche:
- NSIP fibrosante e UIP: le lesioni sono spesso morfologicamente indistinguibili, salvo che le alterazioni vascolari sono meno pronunciate e correlate alla fibrosi

Colby TV. Pulmonary pathology in patients with systemic autoimmune diseases. Clin Chest Med 1998, 19: 587

Fujita J. Non-specific interstitial pneumonia as pulmonary involvement of systemic sclerosis. Ann Rheum Dis 2001, 60: 281

Yousem SA. The pulmonary pathologic manifestations of the CREST syndrome. Hum Pathol 1990, 21: 467

ALTA RISOLUZIONE - H R T C

Lesioni elementari Segni radiologici di base:
- Reticolazione irregolare interlobulare e intralobulare fine (↯)
- Segni di interfaccia
- Ground-glass e addensamenti contenenti bronchiectasie e bronchiolectasie da trazione (▷)

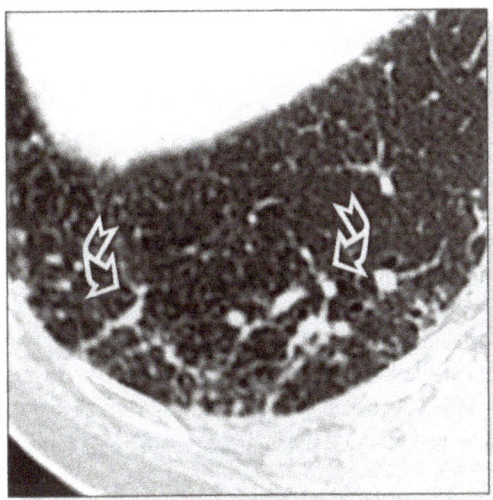
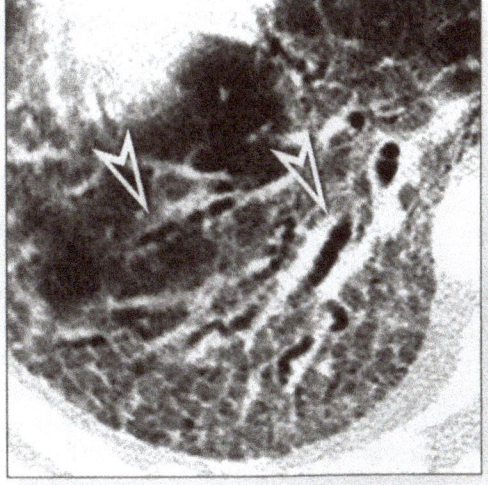

Collagenopatie iniziali

 Ooi GC. Interstitial lung disease in systemic sclerosis. Acta Radiol 2003, 44: 258

Distribuzione Bilaterale, diffusa

 Periferica, subpleurica, dorsale

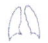 Lobi inferiori

Il volume polmonare è lievemente ridotto

Gamsu G. Radiographic manifestations of thoracic involvement by collagen vascular diseases. J Thorac Imaging 1992, 7: 1

Mayberry JP. Thoracic manifestations of systemic autoimmune diseases: radiographic and high-resolution CT findings. Radiographics 2000, 20: 1623

Altri segni Altre caratteristiche:

- Honeycombing costituito da cisti minute (▷)
- Piccoli noduli centrolobulari
- Dilatazione esofagea (40-80%) (⇨)
- Linfoadenopatie mediastiniche (60%)
- Ispessimenti pleurici (30%)

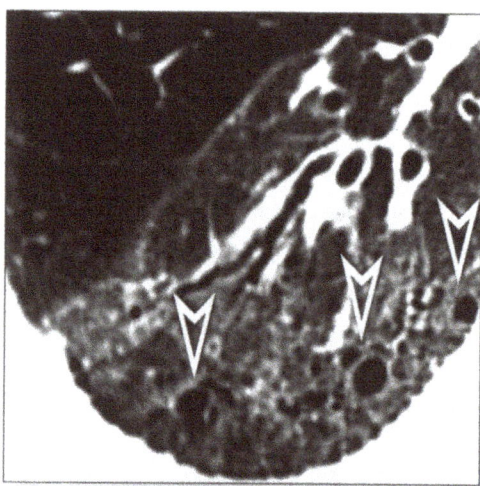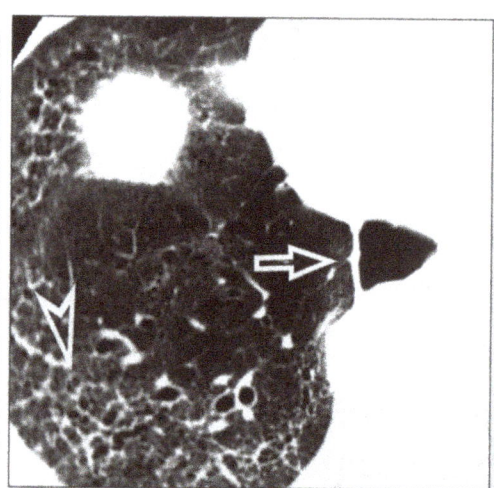

 Nelle collagenopatie, l'honeycombing è meno comune e comunque meno grossolano rispetto alla UIP. Gli addensamenti parenchimali sono bilaterali e possono essere causati da fibrosi, emorragie alveolari, polmoniti da aspirazione o da OP. I noduli centrolobulari sono riconducibili ad associata bronchiolite follicolare, comune in questa malattia

 Bhalla M. Chest CT in patients with scleroderma: prevalence of asymptomatic esophageal dilatation and mediastinal lymphadenopathy. AJR Am J Roentgenol 1993, 161: 269

Franquet T. High-resolution CT of lung disease related to collagen vascular disease. Radiol Clin North Am 2001, 39: 1171

Diagnosi differenziali Le diagnosi differenziali radiologiche sono:

- UIP: prevale l'honeycombing nettamente subpleurico e con cisti più grossolane
- Asbestosi: meno frequente il ground-glass e rare le bronchiolectasie; coesistono strie subpleuriche, bande parenchimali e placche pleuriche
- Farmaci: prevale il ground-glass; rara l'evoluzione verso la fibrosi
- Collagenopatie: tutti i segni descritti (aspetto e distribuzione) possono essere ugualmente rappresentati nelle altre malattie del collageno. Elementi differenziali sono:
    - AR: bronchiectasie isolate e non nel contesto degli addensamenti (associate a infezioni croniche); air trapping e ipoperfusione a mosaico (da bronchiolite obliterante); noduli centrolobulari a margini sfumati (da bronchiolite follicolare); opacità rotondeggianti mantellari

escavate; versamento pleurico
- LES: versamento pleurico e/o pericardico, addensamenti parenchimali più frequenti (emorragia, polmonite lupica da danno alveolare diffuso, OP)

Kim EA. Interstitial lung diseases associated with collagen vascular diseases: radiologic and histopathologic findings. Radiographics 2002, 22: S151

Ooi GC. Systemic lupus erythematosus patients with respiratory symptoms: the value of HRCT. Clin Radiol 1997, 52: 775

Salaffi F. L'interessamento polmonare interstiziale subclinico nelle malattie reumatiche. Correlazione tra tomografia computerizzata con alta risoluzione e reperti funzionali e citologici. Radiol Med 1999, 97: 33

EVOLUZIONE e COMPLICANZE

Malattie concomitanti

Il 10% circa dei pazienti sclerodermici sviluppa ipertensione polmonare. Altre manifestazioni meno frequenti sono: pleurite, polmoniti da aspirazione, pneumotorace spontaneo, polmonite da farmaci, neoplasie, depositi di amiloide

La diagnostica differenziale dell'interessamento polmonare specifico da connettivite deve tener conto delle altre possibili cause di danno polmonare: gli stessi farmaci che ne costituiscono le basi del trattamento (☐ Farmaci, ⌘ Farmaci); le infezioni opportunistiche, perché questi pazienti sono da considerare immunodepressi sia per la malattia di base sia per il trattamento immunosoppressore; una neoplasia polmonare sovrapposta, evento descritto

Evoluzione clinica

La malattia evolve verso la fibrosi sino all'insufficienza respiratoria; l'interessamento polmonare è la causa più frequente di morte in questi pazienti

Evoluzione radiologica

L'evoluzione fibrotica con honeycombing prevalente (○ Collagenopatie evolute) è più lenta rispetto a quella della UIP

LABORATORIO

Nella maggior parte dei pazienti sono presenti anticorpi antinucleo; la presenza di anticorpi antitopoisomerasi I (topo I o Scl-70) o antiistone è associata a una maggiore severità degli aspetti fibrosanti. Nei soggetti con alveolite fibrosante in corso di sclerodermia sono riportati aumentati livelli sierici di KL-6, una glicoproteina presente principalmente nei pneumociti di II tipo e nei macrofagi alveolari. Secondo alcuni Autori, i livelli di KL-6 possono essere utili nella diagnosi e nel monitoraggio della malattia

DIAGNOSI NON INVASIVA

In corso di sclerodermia, una TC con aspetti caratteristici può considerarsi sufficiente a porre diagnosi di interessamento polmonare fibrosante, senza necessità di conferme invasive

DIAGNOSI INVASIVA

Vi è indicazione a procedere alla biopsia chirurgica quando: la D_LCO è fortemente ridotta in presenza di volumi polmonari poco alterati; vi è un importante coinvolgimento pleurico; l'HRTC non permette d'identificare chiaramente un quadro reticolare. La biopsia transbronchiale non è utile se non per escludere sovrapposizioni infettive o neoplastiche

Lavaggio broncoalveolare

È caratterizzato da un aumento della cellularità totale e dei granulociti, in particolare neutrofili ed eosinofili. In alcuni casi è presente un aumento dei linfociti e dei mastociti. Il BAL ha un ruolo prognostico: la presenza di alveolite persistente è infatti associata a deterioramento più severo ed evoluzione più rapida della malattia

Il lavaggio è di utilità diagnostica in caso di complicanze (polmonite ab ingestis, da farmaci, sovrapposizione infettiva o neoplastica, ecc.)

Vi è una correlazione tra reperto del BAL ed entità del danno polmonare visibile in TC: vi è un aumento dei linfociti nelle zone di polmone non ancora interessate; gli eosinofili sono le prime cellule ad aumentare quando compare interessamento HRTC; i neutrofili prevalgono quando almeno il 50% del lobo lavato è colpito dalla malattia

Manganelli P. Clinical and subclinical alveolitis in connective tissue diseases assessed by bronchoalveolar lavage. Semin Arthritis Rheum 1997, 26: 740

Silver RM. Evaluation and management of scleroderma lung disease using bronchoalveolar lavage. Am J Med 1990, 88: 470

☐ EPA interstiziale

Edema Polmonare Acuto

Definizione

L'Edema Polmonare (EP) è una sindrome clinica caratterizzata dall'accumulo di liquidi nel compartimento interstiziale e, nei casi più gravi, in quello alveolare (⌘ EPA alveolare)

Edema polmonare cardiogeno, idrostatico, emodinamico

DEMOGRAPHICS

Eziopatogenesi

Nel polmone, il volume dell'acqua e il movimento delle proteine dipendono dall'equilibrio delle pressioni idrostatica e osmotica intra- ed extra-vascolari e dalla permeabilità della membrana alveolo-capillare. L'aumento della pressione idrostatica causa un aumento della trasudazione di liquido (edema) dal microcircolo verso il compartimento extravascolare, con accumulo inizialmente negli spazi interstiziali e successivamente in quelli aerei

La causa più frequente di EP è quella cardiogena (insufficienza ventricolare sinistra, malattia mitralica, mixoma o trombosi atriale sinistra, cor triatriatum); meno frequenti sono le cause che agiscono attraverso una diminuzione della pressione osmotica capillare (malattia renale, cirrosi, sovraccarico di liquidi), alterazioni neurogene (trauma cranico, aumento della pressione intracranica, post-ictus), malattie delle vene polmonari (malattia veno-occlusiva idiopatica, mediastinite fibrosante)

Epidemiologia

L'EP è una causa frequente di ricovero in ambiente ospedaliero

Fattori di rischio

Malattie che coinvolgono la funzionalità dell'atrio e del ventricolo sinistro, cirrosi epatica, insufficienza renale

CLINICA

Anamnesi

In questo stadio di malattia, l'esordio della sintomatologia è graduale, insidioso; talora solo sotto sforzo. I principali sintomi sono tosse secca e dispnea. Raramente sono presenti nell'anamnesi ortopnea e/o crisi dispnoiche parossistiche notturne

Esame obiettivo

L'obiettività polmonare è spesso negativa, ma talora si possono udire sibili espiratori. L'auscultazione può evidenziare un ritmo di galoppo in caso di disfunzione valvolare. Alcuni pazienti hanno un reflusso epato-giugulare senza edemi periferici

Funzionalità respiratoria

Nello stadio di edema interstiziale, gli unici deficit funzionali riscontrabili sono una riduzione della compliance e un aumento delle resistenze polmonari. In alcuni pazienti si osserva iperreattività polmonare. Può essere presente lieve ipossiemia con normo-ipocapnia

In questi soggetti, la diagnosi differenziale va posta più frequentemente nei confronti dell'asma bronchiale e della broncopneumopatia cronica ostruttiva

Gandhi SK. The pathogenesis of acute pulmonary edema associated with hypertension. N Engl J Med 2001, 344: 17
Gropper MA. Acute cardiogenic pulmonary edema. Clin Chest Med 1994, 15: 501

ANATOMIA PATOLOGICA

Lesioni elementari

Accumulo di liquido negli spazi interstiziali del polmone, in particolare nei setti interlobulari (▷) che appaiono espansi; si associa dilatazione dei vasi linfatici (↯)

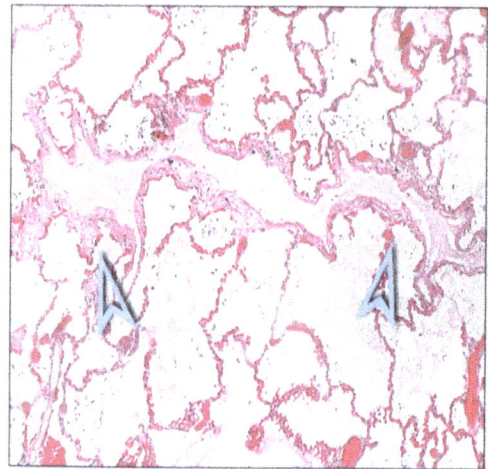
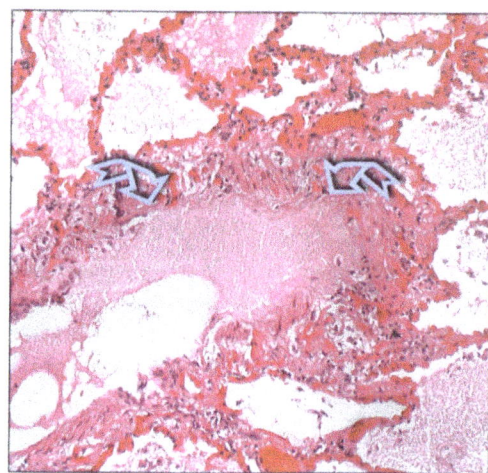

Distribuzione Interstizio interlobulare, perivascolare, peribronchiale e subpleurico

Diagnosi differenziali Diagnosi differenziali anatomopatologiche:
- Parenchima polmonare normale: non si osservano linfangectasie, i setti interlobulari sono normali
- AIP e ARDS in fase precoce: presenza di membrane ialine, trombosi di piccoli vasi
- LC: i linfatici dilatati contengono cellule carcinomatose

Colby TV. Pulmonary histology for the surgical pathologist. Am J Surg Pathol 1988, 12: 223

ALTA RISOLUZIONE - H R T C

Lesioni elementari Segni radiologici di base:
- Ispessimento liscio dell'interstizio interlobulare (✋) e intralobulare (✪)
- Ispessimento liscio del connettivo peribroncovascolare (▷)
- Ispessimento liscio del connettivo subpleurico (⇨)

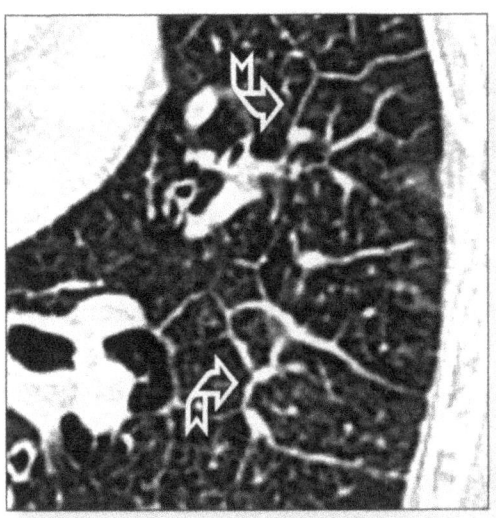
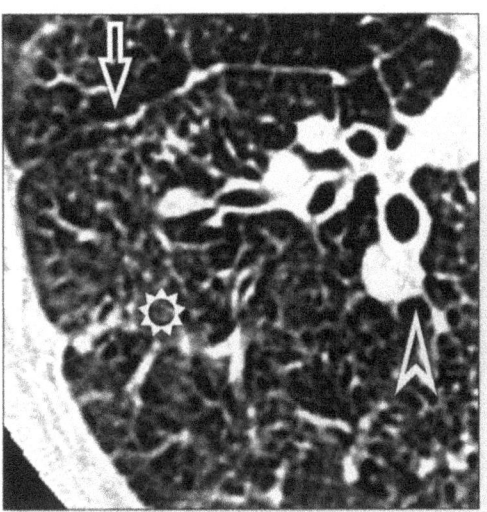

Storto ML. Hydrostatic pulmonary edema: high-resolution CT findings. AJR Am J Roentgenol 1995, 165: 817

Distribuzione
- Bilaterale, diffusa
- Centrale, peribroncovascolare in sede parailare e gravitazionale
- Lobi inferiori, di tipo gravitazionale
- Il volume polmonare è normale

Gluecker T. Clinical and radiologic features of pulmonary edema. Radiographics 1999, 19: 1507

Altri segni

Altre caratteristiche non costanti:
- Ground-glass a chiazze ()
- Noduli sfumati di dimensioni acinari
- Versamento pleurico, spesso bilaterale
- Aumento del calibro dei vasi polmonari e ingrandimento del cuore sinistro

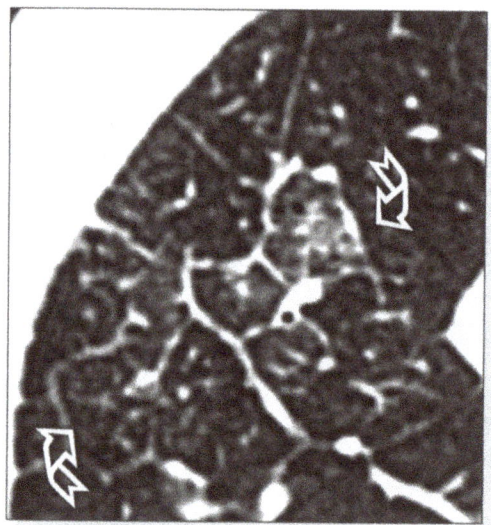
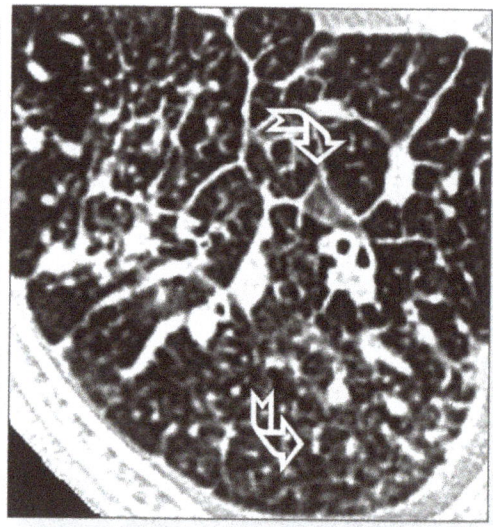

Diagnosi differenziali

La principale diagnosi differenziale radiologica è con la:
- LC: alterazioni con distribuzione meno omogenea; reticolazione più spesso nodulare a margini ben definiti

Schaefer-Prokop C. High-resolution CT of diffuse interstitial lung disease: key findings in common disorders. Eur Radiol 2001, 11: 373

EVOLUZIONE e COMPLICANZE

Malattie concomitanti

Di fronte al sospetto di un edema polmonare è da indagare la funzione dei diversi organi (cuore, rene, ecc.) responsabili della patogenesi dell'edema

Evoluzione clinica

L'EP interstiziale può evolvere verso l'EP conclamato e l'insufficienza respiratoria acuta (⌘ EPA alveolare).
È stata segnalata l'evoluzione degli stati di edema polmonare cronico in lieve fibrosi interstiziale

Evoluzione radiologica

L'edema interstiziale può regredire oppure evolvere verso la fase alveolare (⌘ EPA alveolare); in questo caso, i segni interstiziali vengono progressivamente mascherati da quelli alveolari

LABORATORIO

Gli esami di laboratorio di base possono essere eseguiti, ma non sono indispensabili né per orientare la diagnosi né per impostare il trattamento; sono utili, peraltro, per escludere infezioni o anemia concomitanti, possibili fattori precipitanti

 I livelli di enzimi cardiaci sono importanti per escludere la presenza di infarto miocardico, così come un'alterazione degli indici di funzionalità renale permette di rivelare un'insufficienza renale sottostante

DIAGNOSI NON INVASIVA

La diagnosi è spesso solo clinico-radiologica; il sospetto clinico può venire confermato da esami strumentali non invasivi quali l'elettrocardiogramma e l'ecocardiografia

L'HRTC viene eseguita quando vi è discrepanza tra storia clinica ed evoluzione radiologica

DIAGNOSI INVASIVA

Lavaggio broncoalveolare

L'edema polmonare non costituisce un'indicazione all'esecuzione di un BAL che comunque mostrerebbe un pattern simile a quello in corso di alveolite emorragica diffusa (Vasculite emorragica) con associato un incremento di neutrofili

Nakos G. Proteins and phospholipids in BAL from patients with hydrostatic pulmonary edema. Am J Respir Crit Care Med 1997, 155: 945

Pneumopatia da metotrexate

Definizione

Numerosi farmaci possono provocare danno polmonare che si estrinseca attraverso pattern anatomopatologici diversi (Tabella "Danno polmonare da farmaci: pattern anatomopatologici", presente a fine malattia)

Il metotrexate, farmaco che verrà trattato in questo capitolo a livello paradigmatico, è responsabile di una polmonite cronica interstiziale che si presenta con pattern HRTC reticolare

Va comunque sottolineato che uno stesso farmaco può causare diversi tipi di reazione tissutale polmonare, anche in sequenza. Proprio il metotrexate, ad esempio, anche se meno frequentemente, può causare edema polmonare ( ), OP ⌘ OP e persino Danno Alveolare Diffuso (DAD) tipo quello dell'AIP ⌘ AIP e dell'ARDS ⌘ ARDS

Rosenow EC 3rd. Drug-induced pulmonary disease. An update. Chest 1992, 102: 239

DEMOGRAPHICS

Eziopatogenesi

Non è stabilito se la tossicità polmonare da metotrexate sia ascrivibile a un fenomeno di ipersensibilità o se si tratti di un danno tossico diretto. L'osservazione di casi di regressione del danno nonostante la continua assunzione del farmaco, ha suggerito la concomitanza di una risposta abnorme a un'infezione virale (citomegalovirus ed Epstein-Barr virus)

Epidemiologia

Il danno da metotrexate può verificarsi in tutte quelle malattie in cui il paziente assume il farmaco (neoplasie polmonari e mammarie, osteosarcoma, carcinoma epidermoidale di testa-collo, linfoma non Hodgkin, psoriasi e artrite reumatoide grave). L'incidenza di danno polmonare in corso di trattamento con metotrexate varia, nelle sue diverse manifestazioni, dal 5 al 10%

Fattori di rischio

In soggetti affetti da artrite reumatoide in trattamento con metotrexate, sono risultati essere fattori di rischio per complicanza polmonare: età superiore ai 60 anni, interessamento polmonare reumatoide, diabete, ipoalbuminemia e il precedente uso di farmaci antireumatici modificanti la malattia. Non è stata osservata correlazione tra dose cumulativa e danno polmonare. Un trattamento concomitante con farmaci che diminuiscono il legame proteico del metotrexate (aspirina, clorambucil, sulfonamidi, penicillina, fenilbutazone, barbiturici, FANS) sembra aumentarne la tossicità

CLINICA

Anamnesi

La complicanza polmonare insorge, in genere, durante il periodo di trattamento, solo raramente dopo. A distanza di 3-4 mesi dall'inizio, i pazienti accusano una sintomatologia subacuta febbrile caratterizzata da tosse secca e dispnea. Solo nel 5-10% dei casi la malattia polmonare si manifesta acutamente con febbre, brividi, tosse, dispnea e dolore toracico

Esame obiettivo

È caratterizzato da rantoli crepitanti bibasali, tachipnea e, talora, cianosi. Una piccola percentuale di pazienti può presentare manifestazioni cutanee (15%) e segni di versamento pleurico

Funzionalità respiratoria

La maggior parte dei pazienti non presenta deficit funzionali. In rari casi c'è un deficit restrittivo con alterazione della D_LCO e talora ipossiemia. È stato dimostrato che i test di funzionalità ventilatoria non sono predittivi d'interessamento polmonare da metotrexate

ANATOMIA PATOLOGICA

Lesioni elementari

Le lesioni anatomopatologiche elementari sono:
- Infiltrato interstiziale linfocitario diffuso, spesso a distribuzione perivascolare e in particolare perivenulare (⇒); si possono associare granulomi non necrotizzanti
- Fibrosi di vario grado, ma senza modificazioni tipo honeycombing
- Iperplasia dei pneumociti di II tipo

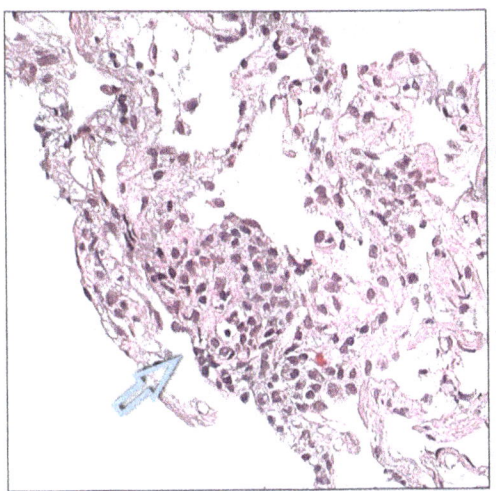 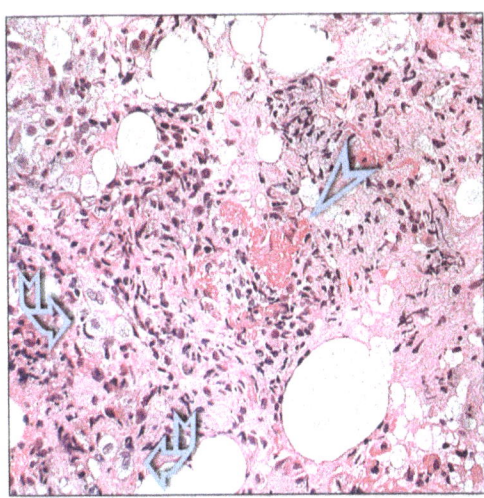

 Nel polmone, la tossicità da metotrexate si manifesta anche con aspetti francamente alveolari di DAD, acuto o in organizzazione; altri aspetti possibili sono rappresentati da accumulo di macrofagi endoalveolari schiumosi (↶), presenza di eosinofili, mucostasi, trombi in organizzazione (▷)

Distribuzione Diffusa interstiziale

Diagnosi differenziali Diagnosi differenziali anatomopatologiche:

- NSIP: la polmonite cronica interstiziale del metotrexate è sostanzialmente una NSIP cellulata
- MALToma e linfoma ben differenziato: infiltrato linfoide denso e uniforme, diffuso; infiltrazione della pleura, complessi linfoepiteliali nel MALT
- AAE cronica: intenso infiltrato linfoplasmacellulare, granulomi interstiziali mal formati, lesioni centrolobulari

Imokawa S. Methotrexate pneumonitis: review of the literature and histopathological findings in nine patients. Eur Respir J 2000, 15: 373

ALTA RISOLUZIONE - HRTC

Lesioni elementari Segni radiologici di base:

- Opacità reticolari irregolari (20%) (↶)
- Ground-glass (100%) (⇒)

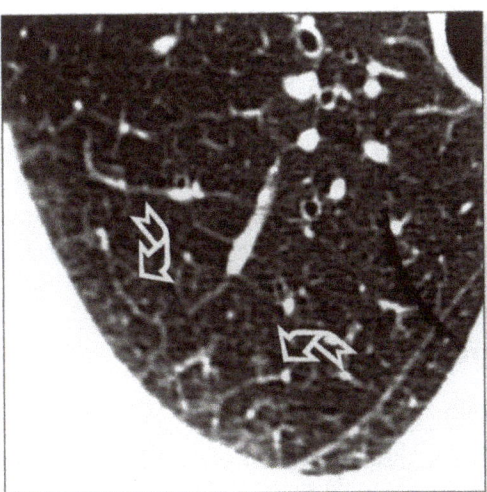 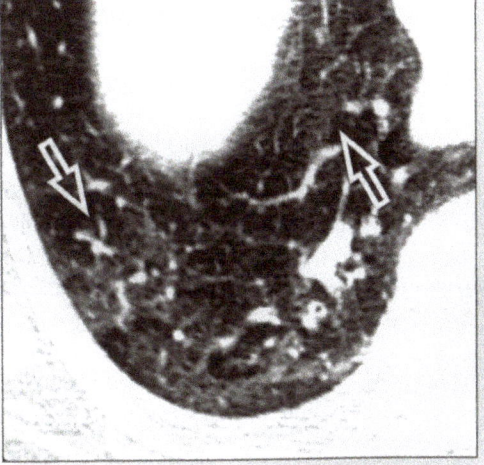

☐ Farmaci

Distribuzione	Bilaterale, a chiazze
	Variabile
	Variabile
	Il volume polmonare è normale o lievemente ridotto
Altri segni	Altre caratteristiche radiologiche:

- Addensamenti parenchimali con broncogramma aereo (≻)
- Honeycombing (raro)

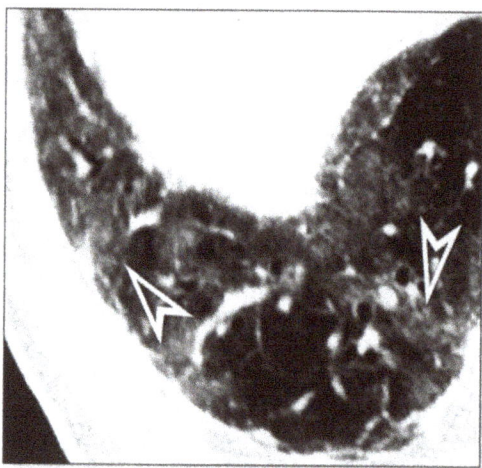
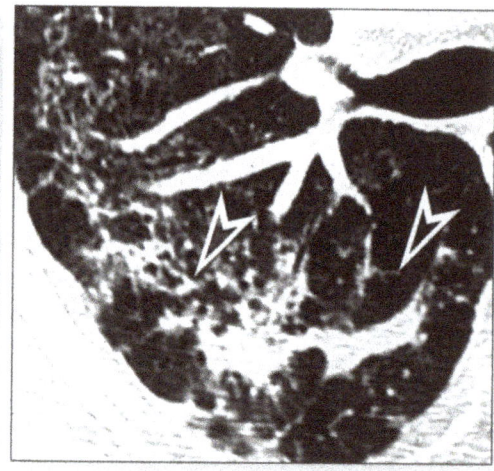

 Pietra GG. Pathologic mechanisms of drug-induced lung disorders. J Thorac Imaging 1991, 6: 1
Rossi SE. Pulmonary drug toxicity: radiologic and pathologic manifestations. Radiographics 2000, 20: 1245

Diagnosi differenziali

Diagnosi differenziali radiologiche:
- UIP: prevale il quadro di honeycombing che si localizza in sede nettamente mantellare e basale
- Collagenopatie iniziali: i segni di fibrosi prevalgono alle basi
- Asbestosi: meno frequente il ground-glass; coesistono linee e bande subpleuriche e placche pleuriche

Erasmus JJ. High-resolution CT of drug-induced lung disease. Radiol Clin North Am 2002, 40: 61
McAdams HP. The alphabet soup revisited: the chronic interstitial pneumonias in the 1990s. Radiographics 1996, 16: 1009

EVOLUZIONE e COMPLICANZE

Malattie concomitanti
Va segnalato che il trattamento con farmaci citotossici, come il metotrexate, oltre a causare danno diretto alle strutture polmonari può facilitare l'insorgenza d'infezioni o di neoplasie polmonari (in particolare linfomi non Hodgkin)

Evoluzione clinica
La maggior parte dei pazienti ha un recupero pressoché totale con una mortalità inferiore al 10%; solo una piccola parte di soggetti evolve verso l'insufficienza respiratoria acuta, mentre in un 10% circa la malattia polmonare evolve in fibrosi polmonare diffusa

Evoluzione radiologica
Le lesioni descritte possono regredire (addensamenti e vetro smerigliato) se il farmaco viene sospeso o, al contrario, si può avere un'evoluzione verso l'honeycombing con bronchiectasie da trazione

LABORATORIO

È possibile osservare eosinofilia periferica (40-65%)

DIAGNOSI NON INVASIVA

La diagnosi si basa fondamentalmente sui dati clinici e radiologici; il miglioramento con la sospensione del farmaco e/o la risposta al trattamento steroideo sono d'importante supporto. È fondamentale escludere infezioni polmonari opportunistiche prima d'iniziare il trattamento

DIAGNOSI INVASIVA

In casi particolari, i reperti del BAL e della biopsia transbronchiale possono fornire un ulteriore conforto diagnostico al setting clinico

Lavaggio broncoalveolare

La maggior parte dei pazienti presenta un'alveolite T linfocitaria ad alta intensità a prevalente fenotipo CD4+; sono stati però descritti anche casi a prevalente fenotipo CD8+. In alcuni soggetti c'è neutrofilia. Il BAL è utile soprattutto per escludere forme infettive opportunistiche. La presenza nel sedimento di cellule epiteliali atipiche può rappresentare un segno precoce di evoluzione verso la fibrosi. Nella Tabella "Danno polmonare da farmaci: reperti BAL", presente a fine malattia, sono sintetizzate le principali caratteristiche in corso di queste evenienze

Un'alveolite linfocitaria a prevalenza T CD4+ non è un reperto specifico in quanto può essere osservata anche in corso di sarcoidosi, berilliosi, tubercolosi e artrite reumatoide

Schnabel A. Bronchoalveolar lavage cell profile in methotrexate induced pneumonitis. Thorax 1997, 52: 377

TABELLE DI APPROFONDIMENTO

Nelle pagine a seguire vengono presentate tabelle di approfondimento:
- Danno polmonare da farmaci: pattern anatomopatologici
- Danno polmonare da farmaci: reperti BAL

DANNO POLMONARE DA FARMACI: PATTERN ANATOMOPATOLOGICI

Polmonite Cronica Interstiziale	Amiodarone, BCNU, busulfan, chinidina, ciclofosfamide, clorambucile, cocaina, fenitoina, fluoxetina, melphalan, metil-CCNU, metotrexate, mostarda azotata, nilutamide, nitrofurantoina, pindololo, procarbazina, sali d'oro, sulfasalazina, tocainamide, triptofano
Danno Alveolare Diffuso (DAD)	Amiodarone, amitriptilina, azatioprina, BCNU, bleomicina, busulfan, CCNU, ciclofosfamide, citosina-arabinoside, cocaina, colchicina, esametonio, melphalan, metotrexate, mitomicina, nitrofurantoina, penicillamina, procarbazina, sali d'oro, streptochinasi, sulfasalazina, sulfatiazolo, teniposide, vinblastina, zinostatina
OP	Amiodarone, bleomicina, ciclofosfamide, clorozotocina, cocaina, disodiocromoglicato, esametonio, interferone, mecamilamina, metotrexate, mitomicina, nilutamide, fenitoina, sali d'oro, sulfasalazina, tocainide
BO	CCNU, penicillamina
CEP	Acetaminofene, ampicillina, bleomicina, carbamazepina, clorpropamide, cocaina, disodiocromoglicato, fenilbutazone, imipramina, mefenesina, nabumetone, naprossene, nitrofurantoina, PAS, pirimetamina, procarbazina, prontosil, propranololo, sulfasalazina, tetraciclina, trazodone
Alveolite Emorragica	Amfotericina B, aloperidolo, anticoagulanti, ciclofosfamide, cocaina, idralazina, mitomicina, nitrofurantoina, penicillamina, propiltiouracile, streptokinasi, sulfonamide, urokinasi
EPA	Aloperidolo, buprenorfina, citosina-arabinoside, clordiazepossido, cocaina, codeina, epinefrina, eroina, idroclorotiazide, isossisuprina, lidocaina, magnesio solfato, metadone, metotrexate, mitomicina, nalbufina, naloxone, nifedipina, paraldeide, penicillina, propoxifene, propranololo, ritodrina, salbutamolo, salicilati, sulindac, terbutalina
Infiammazione Granulomatosa	Acebutololo, BCG, cocaina, disodiocromoglicato, fluoxetina, metotrexate, nitrofurantoina, procarbazina

DANNO POLMONARE DA FARMACI: REPERTI BAL

Farmaci	Danno Indotto	Aspetto del BAL
Bleomicina, busulfan, ciclofosfamide, metotrexate, nitrosourea	Reazione citotossica	Atipia cellulare Frammenti lipoproteinacei Aumento eosinofili
Acebutololo, amiodarone, azatioprina, bleomicina, busulfan, ciclofosfamide, metotrexate, nitrofurantoina, propranololo, sali d'oro, sulfasalazina	Alveolite linfocitaria	Linfocitosi > 40% Aumento linfociti T CD8+ Riduzione ratio CD4/CD8
Bleomicina, busulfan	Alveolite neutrofila	Aumento neutrofili
Ampicillina, bleomicina, nitrofurantoina, penicillina, sulfasalazina, tetraciclina	Alveolite eosinofila	Aumento eosinofili
Amfotericina B, penicillamina	Alveolite emorragica	Emazie e siderofagi
Amiodarone	Tesaurismosi	Macrofagi con aspetto schiumoso
Olio minerale	Polmonite lipidica	Macrofagi alveolari con inclusioni citoplasmatiche otticamente vuote (Oil Red +)

Linfangite Carcinomatosa

Definizione La Linfangite Carcinomatosa (LC) rappresenta la diffusione metastatica a livello del polmone da neoplasie intra o extra polmonari

  Il tumore primitivo, nella maggioranza dei casi, è localizzato a livello di mammella, stomaco, pancreas, prostata oppure nello stesso polmone

DEMOGRAPHICS

Eziopatogenesi L'interessamento linfatico può avvenire attraverso tre modalità: disseminazione ematogena alle arteriole polmonari seguita da invasione dei linfatici dell'interstizio adiacente e successiva propagazione verso l'ilo o la periferia del polmone; disseminazione retrograda dai linfonodi mediastinici; comunicazione tra i linfonodi addominali superiori o della cavità peritoneale con i linfatici della pleura diaframmatica

Epidemiologia La LC è un pattern di disseminazione tumorale al polmone frequente (35-55%)

Fattori di rischio Storia di malattia neoplastica

CLINICA

Anamnesi L'esordio della sintomatologia è subdolo, anche se poi la progressione della malattia è rapida (poche settimane). Il sintomo più comune è la dispnea, mentre una minoranza di pazienti presenta tosse secca irritativa (da interessamento dei linfatici della sottomucosa bronchiale). In alcuni pazienti, la sintomatologia è simile a quella dell'asma bronchiale

Esame obiettivo Talora sono apprezzabili rantoli crepitanti nelle regioni basali

Funzionalità respiratoria È presente un deficit ventilatorio di tipo restrittivo con riduzione della compliance e della D_LCO. Il rapido peggioramento del quadro funzionale porta a ipossiemia e ipertensione arteriosa polmonare

Soares FA. Pulmonary tumor embolism to arterial vessels and carcinomatous lymphangitis. A comparative clinicopathological study. Arch Pathol Lab Med 1993, 117: 827

ANATOMIA PATOLOGICA

Lesioni elementari L'architettura polmonare è conservata, ma si osserva distensione dei vasi linfatici (▷) da parte di cellule neoplastiche (⇨). Si associa spesso una reazione fibrotica del connettivo perilinfatico

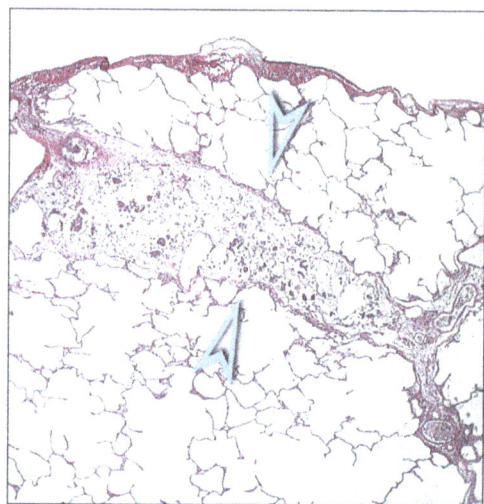
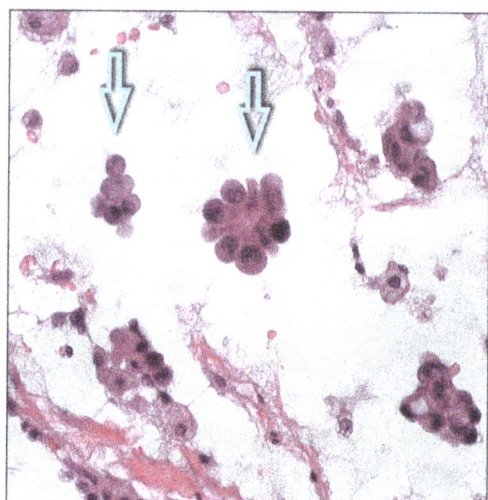

Distribuzione Distribuzione linfatica (attorno a bronchi, bronchioli e vasi, nelle zone subpleuriche e nei setti interlobulari)

Diagnosi differenziali

Diagnosi differenziali anatomopatologiche:
- Edema polmonare: i setti interalveolari sono edematosi, non si osservano cellule neoplastiche
- Sarcoidosi: sono spesso presenti granulomi; mancano le ectasie linfatiche contenenti cellule neoplastiche
- Neoplasie maligne ematologiche (linfomi, leucemie): i linfatici contengono le cellule neoplastiche caratteristiche di ciascuna lesione; l'immunoistochimica può facilitare la diagnosi

 Le tecniche immunoistochimiche possono talora identificare la sede di origine della neoplasia

 Sweeney S. Vasculitis carcinomatosa occurring in association with adenocarcinoma of the stomach. Ann Diagn Pathol 1998, 2: 247

ALTA RISOLUZIONE - H R T C

Lesioni elementari

Reticolazione liscia o nodulare (beaded appearance) dell'interstizio:
- Peribroncovascolare centrale (↯)
- Centrolobulare
- Settale (▷)
- Subpleurico

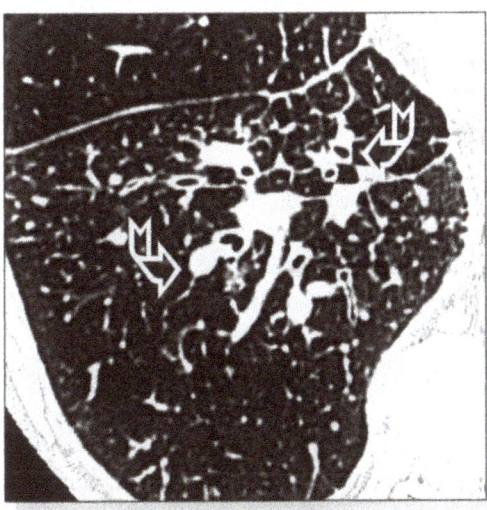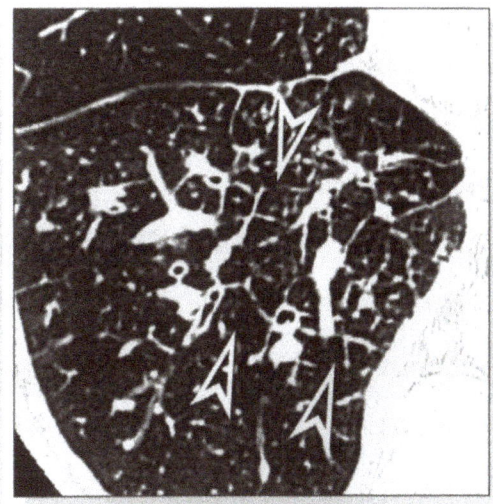

 Reticolazione nodulare: beaded appearance, aspetto "a corona di rosario"

 L'architettura polmonare è conservata: i lobuli, più visibili che di norma in relazione all'ispessimento dei setti, mantengono dunque la loro morfologia

 Johkoh T. CT findings in lymphangitic carcinomatosis of the lung: correlation with histologic findings and pulmonary function tests. AJR Am J Roentgenol 1992, 158: 1217

Distribuzione Monolaterale, più raramente bilaterale, a chiazze

 Variabile

 Variabile

 Il volume polmonare è normale

Altri segni

Altre caratteristiche non costanti:
- Versamento pleurico, spesso monolaterale (50%) (▷)
- Linfoadenopatie ilari e mediastiniche (25-50%) (⇨)

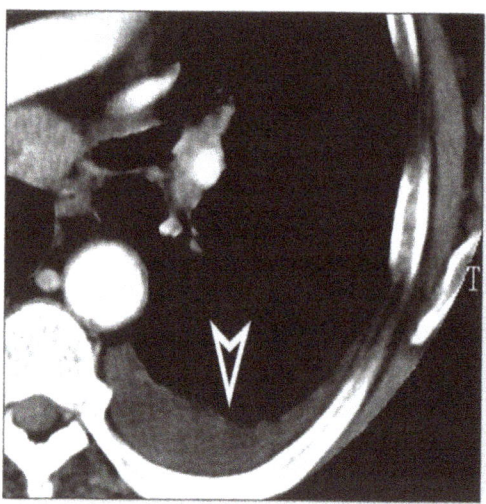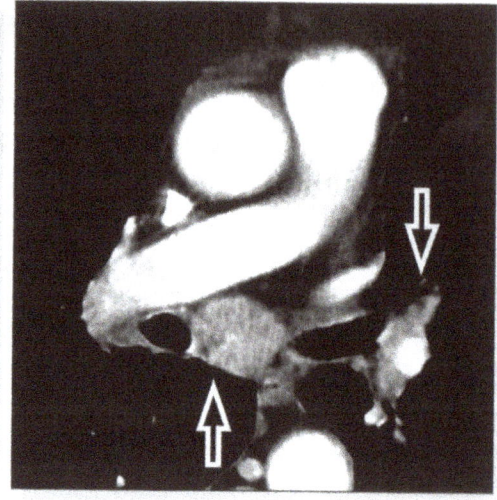

Diagnosi differenziali

Diagnosi differenziali radiologiche:
- EPA interstiziale: assenti i noduli perilinfatici; spesso coesistono ground-glass e addensamenti da edema alveolare associato
- Sarcoidosi: bilaterale localizzata ai lobi superiori, con possibile distorsione dell'architettura lobulare; prevale il pattern nodulare avido di pleura; non c'è versamento pleurico
- Silicosi: prevalgono i noduli centrolobulari e subpleurici nei lobi superiori e si associano masse e distorsione dell'architettura; non c'è versamento pleurico
- LIP: prevalgono i noduli centrolobulari, anche a margini sfumati, e si associano ground-glass e talvolta cisti

Schaefer-Prokop C. High-resolution CT of diffuse interstitial lung disease: key findings in common disorders. Eur Radiol 2001, 11: 373

EVOLUZIONE e COMPLICANZE

Malattie concomitanti

Nel decorso della malattia si possono verificare episodi di embolia tumorale con cuore polmonare acuto. Non è rara l'associazione di versamento pleurico

Evoluzione clinica

L'evoluzione clinica è rapidamente ingravescente fino a un quadro di grave ipertensione arteriosa polmonare. La metà dei pazienti muore entro tre mesi dalla diagnosi, e solo il 15% sopravvive oltre i sei mesi

Evoluzione radiologica

Il quadro radiologico può arricchirsi di opacità rotondeggianti per metastasi (● Grandi Opacità) da diffusione ematogena della neoplasia primitiva

LABORATORIO

La metastatizzazione del tumore primitivo ad altri organi e al midollo osseo può provocare anemia emolitica microangiopatica, trombocitopenia e determinare la presenza di leucoeritroblasti in circolo

DIAGNOSI NON INVASIVA

Il quadro clinico-radiologico polmonare è caratteristico e in presenza di tumore primitivo già conosciuto può essere considerato diagnostico, con un'accuratezza della TC del 92%

DIAGNOSI INVASIVA

Quando il tumore primitivo è occulto, sono necessari una diagnosi citologica (BAL, sangue aspirato in arteria polmonare, agoaspirato transparietale, liquido pleurico) o istologica (biopsia transbronchiale o chirurgica)

Lavaggio broncoalveolare

Il sedimento del BAL permette spesso di osservare la presenza di cellule neoplastiche (65-70%) e un aumento aspecifico della popolazione linfocitaria

I pneumociti reattivi di II tipo che si osservano nel sedimento del BAL in corso di diverse polmoniti interstiziali idiopatiche e nella fase organizzativa del danno alveolare diffuso, possono mostrare atipie tali da essere confusi con cellule tumorali

Levy H. The value of bronchial washings and bronchoalveolar lavage in the diagnosis of lymphangitic carcinomatosis. Chest 1988, 94: 1028

Non Specific Interstitial Pneumonia

Definizione — La Polmonite Interstiziale Non Specifica (NSIP) è un'entità che fa parte delle polmoniti interstiziali idiopatiche, per alcuni versi simile alla UIP (☐ UIP iniziale), ma spesso a prognosi più favorevole

📖 American Thoracic Society/European Respiratory Society International Multidisciplinary Consensus Classification of the Idiopathic Interstitial Pneumonias. Am J Respir Crit Care Med 2002, 165: 277

✍ Il termine generico di Polmoniti Interstiziali Idiopatiche (PII o IIP) comprende malattie diverse, e in particolare la Polmonite Interstiziale Usuale (☐ UIP iniziale, ⭕ UIP evoluta), la Polmonite Interstiziale Non Specifica ☐ NSIP la Polmonite Interstiziale Desquamativa ⌘ DIP la Polmonite Interstiziale Acuta ⌘ AIP la Polmonite Interstiziale Linfocitaria ● LIP e la Polmonite Organizzativa ⌘ OP criptogenetica

DEMOGRAPHICS

Eziopatogenesi — Sebbene l'eziologia sia sconosciuta, l'uniformità morfologica delle singole lesioni in qualsiasi stadio della malattia, fa ipotizzare un unico evento scatenante

Epidemiologia — L'età media d'insorgenza varia tra i 40 e i 50 anni, ma può colpire anche i bambini; i due sessi ne sono affetti in egual misura. La malattia è meno frequente della UIP, ma molto più delle altre polmoniti interstiziali idiopatiche. Non vi è associazione con il fumo di sigaretta

Fattori di rischio — Non sono conosciuti

CLINICA

Anamnesi — L'esordio è per lo più subacuto: la durata della sintomatologia al momento della diagnosi varia dai 18 ai 31 mesi. I sintomi più comuni sono dispnea, tosse e astenia; la metà dei pazienti riferisce calo ponderale, in un terzo dei casi c'è febbre. L'ippocratismo digitale è presente nel 10-35% dei casi a seconda delle casistiche

Esame obiettivo — È caratterizzato dalla presenza di rantoli crepitanti bibasali e, in alcuni casi, dalla presenza di rumori bronchiolari inspiratori definiti "squeaks"

Funzionalità respiratoria — Tutti i pazienti presentano una ridotta D_LCO, nel 90% dei casi concomita un deficit restrittivo, in una minoranza di pazienti è presente anche una lieve sindrome ostruttiva. In 2/3 dei casi è presente ipossiemia da sforzo

ANATOMIA PATOLOGICA

Lesioni elementari — Le caratteristiche istologiche sono rappresentate da fibrosi e flogosi a carico dell'interstizio alveolare, in proporzioni variabili. La distribuzione delle lesioni è uniforme (omogeneità spaziale) e la malattia appare ovunque nella stessa fase (omogeneità temporale), con foci fibroblastici rari o assenti. A seconda del prevalere di flogosi o fibrosi, si distinguono due tipi:

- NSIP cellulata (⇨): l'infiltrato infiammatorio, costituito da linfociti e plasmacellule, è di media intensità e prevale sulla fibrosi
- NSIP fibrosante (▷): predomina una fibrosi densa o lassa che espande uniformemente i setti interalveolari; l'infiltrato infiammatorio è scarso, costituito da linfociti con rare plasmacellule

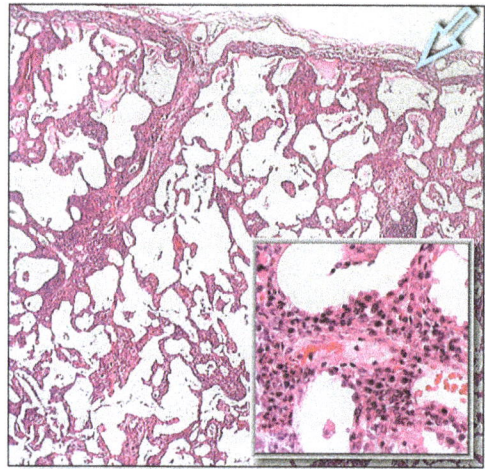
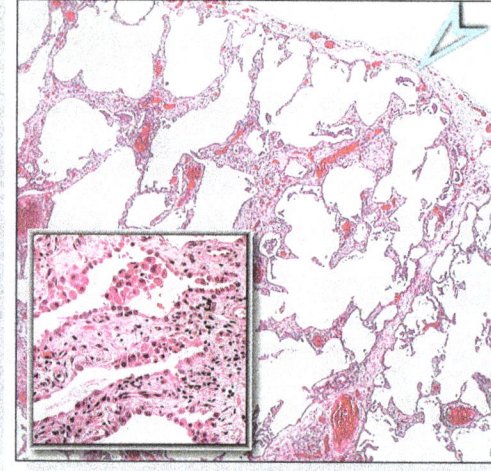

Anche nella NSIP si possono avere focolai multipli intervallati da parenchima relativamente risparmiato ma, a differenza della UIP, all'interno di ogni singolo focolaio l'aspetto delle lesioni è caratteristicamente omogeneo

Distribuzione Diffusa interstiziale

✓ Nella forma fibrosante, se la fibrosi ha distribuzione irregolare e subpleurica, è particolarmente importante escludere la presenza dei focolai fibroblastici; rispetto alla UIP, questi ultimi non sono né frequenti né localizzati all'interfaccia tra parenchima sano e aree fibrotiche

Diagnosi differenziali Diagnosi differenziali anatomopatologiche:
- UIP: eterogeneità spaziale e temporale con focolai fibroblastici all'interfaccia tra parenchima sano e aree di fibrosi. La fibrosi predilige le zone subpleuriche
- AAE cronica: intenso infiltrato linfoplasmacellulare, granulomi interstiziali mal formati, lesioni centrolobulari
- Danno Alveolare Diffuso (DAD) in organizzazione: fibrosi lassa a ispessire i setti; marcata iperplasia dei pneumociti di II tipo
- Linfoma ben differenziato: infiltrato neoplastico linfoide denso e diffuso costituito in prevalenza da piccoli linfociti con frequente infiltrazione pleurica; nel BALT, complessi linfoepiteliali
- DIP: gli alveoli sono pieni di macrofagi pigmentati; infiltrato infiammatorio e fibrosi interstiziale di entità modesta

 Katzenstein AL. Nonspecific interstitial pneumonia/fibrosis. Histologic features and clinical significance. Am J Surg Pathol 1994, 18: 136

Travis WD. Idiopathic nonspecific interstitial pneumonia: prognostic significance of cellular and fibrosing patterns: survival comparison with usual interstitial pneumonia and desquamative interstitial pneumonia. Am J Surg Pathol 2000, 24: 19

ALTA RISOLUZIONE - HRTC

Lesioni elementari Segni radiologici di base:
- Opacità reticolari (> 30%) (⇒)
- Ground-glass (100%) (✡)
- Aree di addensamento parenchimale (40-70%)

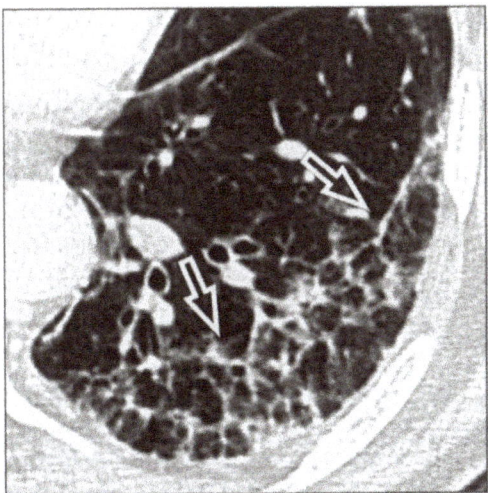
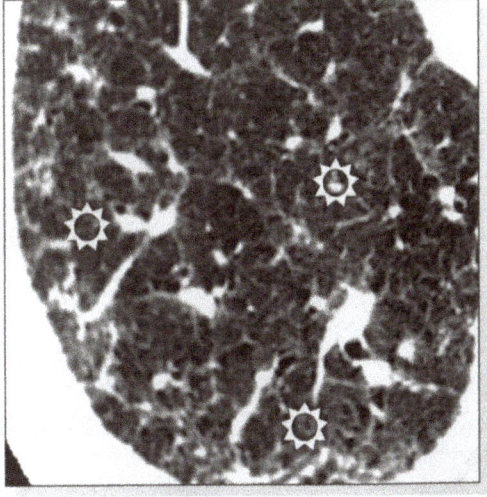

 Hartman TE. Nonspecific interstitial pneumonia: variable appearance at high-resolution chest CT. Radiology 2000, 217: 701

Johkoh T. Nonspecific interstitial pneumonia: correlation between thin-section CT findings and pathologic subgroups in 55 patients. Radiology 2002, 225: 199

NSIP

Distribuzione	Bilaterale, simmetrica, spesso a chiazze
	Periferica, ma anche centrale; più raramente diffusa
	Basale
	Il volume polmonare è normale o lievemente ridotto
Altri segni	Altre caratteristiche non costanti:

- Ispessimento delle pareti bronchiali
- Bronchiectasie da trazione (↭) all'interno delle opacità
- Honeycombing (< 25%) (⇨)

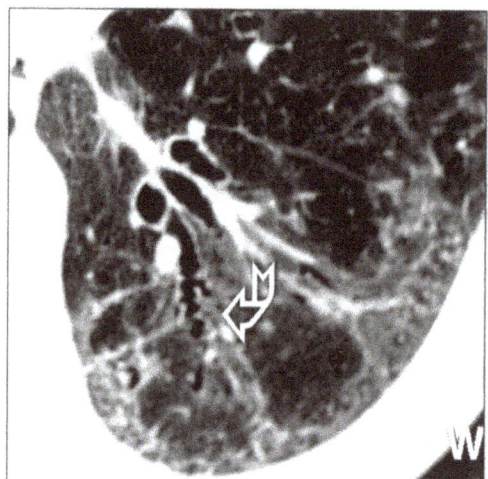
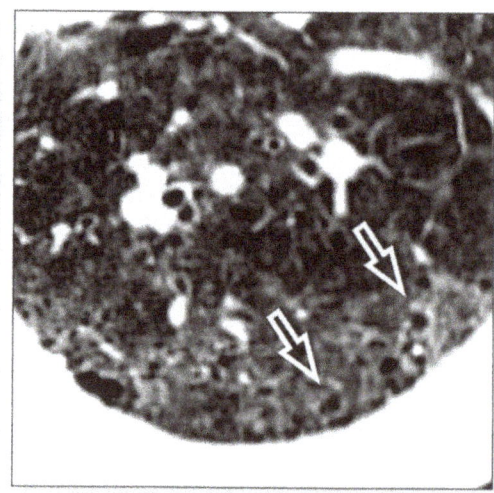

 Nella NSIP, le bronchiectasie non sono necessariamente indicatori di fibrosi irreversibile, tanto è vero che possono regredire dopo terapia (a differenza di quanto avviene nella UIP)

 Johkoh T. Idiopathic interstitial pneumonias: diagnostic accuracy of thin-section CT in 129 patients. Radiology 1999, 211: 555

Kim TS. Nonspecific interstitial pneumonia with fibrosis: high-resolution CT and pathologic findings. AJR Am J Roentgenol 1998, 171: 1645

Diagnosi differenziali

Diagnosi differenziali radiologiche:

- UIP: reticolazione nettamente periferica, anche nelle regioni polmonari superiori; scarso il ground-glass e più frequente l'honeycombing
- DIP: domina il ground-glass; i reticoli sono scarsi o assenti
- OP: prevalgono gli addensamenti, periferici, ma anche broncocentrici
- AAE cronica: netta prevalenza degli aspetti reticolari sul ground-glass

 Polverosi R. Le polmoniti interstiziali idiopatiche. Radiol Med 2003, 105: 403-15

EVOLUZIONE e COMPLICANZE

Malattie concomitanti

Va sottolineato che un quadro istopatologico NSIP-simile può essere presente in associazione ad altre condizioni cliniche quali connettiviti (☐ Collagenopatie iniziali), polmoniti da ipersensibilità (☐ AAE cronica), polmoniti da farmaci (☐ Farmaci), radiazioni, infezioni, immunodeficienze inclusa quella da HIV: l'NSIP, in questi casi, è un pattern di reazione del polmone a stimoli diversi

Evoluzione clinica

La prognosi della NSIP è più favorevole rispetto a quella della UIP (☐ UIP iniziale) e appare correlata con l'entità della fibrosi presente alla biopsia chirurgica. Non sono descritti casi di remissione spontanea, mentre sono descritti casi di stabilizzazione, miglioramento e persino risoluzione completa a seguito del trattamento; la malattia può recidivare però alla sua sospensione. Solo in una minoranza di casi la malattia progredisce e porta a morte per insufficienza respiratoria

Evoluzione radiologica

Le aree di vetro smerigliato e gli addensamenti si possono ridurre con terapia cortisonica (più dell'80% dei casi), mentre nei casi progressivi le opacità reticolari irregolari possono evolvere in fibrosi con honeycombing

Akira M. Non-specific interstitial pneumonia: findings on sequential CT scans of nine patients. Thorax 2000, 55: 854

Nishiyama O. Serial high resolution CT findings in nonspecific interstitial pneumonia/fibrosis. J Comput Assist Tomogr 2000, 24: 41

LABORATORIO

È presente un aumento della VES e circa la metà dei pazienti ha anche un aumento della PCR e del fibrinogeno. In pochi pazienti si può osservare una positività degli anticorpi antinucleo, a basso titolo

DIAGNOSI NON INVASIVA

In un paziente con sospetto di polmonite interstiziale, la presenza di opacità a vetro smerigliato con distribuzione a carta geografica o subpleurica e scarsa reticolazione è fortemente suggestiva per NSIP, mentre se prevale l'honeycombing la diagnosi HRTC più probabile è di UIP. A differenza di altre patologie, però, la biopsia polmonare è indispensabile per la possibile associazione delle due condizioni nell'ambito di lobi diversi e persino nello stesso lobo: ciò condiziona la prognosi e le scelte terapeutiche

Flaherty KR. Histopathologic variability in usual and nonspecific interstitial pneumonias. Am J Respir Crit Care Med 2001, 164: 1722

DIAGNOSI INVASIVA

Quando necessaria, la diagnosi di certezza può essere ottenuta solo con biopsia polmonare chirurgica; la biopsia transbronchiale non è utile

Lavaggio broncoalveolare

Circa un 50% dei casi presenta una linfocitosi con rapporto CD4/CD8 ridotto (NSIP cellulata); in un'altra metà dei casi è presente un incremento dei neutrofili e degli eosinofili (NSIP fibrosante). Le due alterazioni riportate possono essere presenti contemporaneamente. Il BAL non permette di discriminare tra UIP e NSIP fibrosante

Nagai S. Idiopathic nonspecific interstitial pneumonia/fibrosis: comparison with idiopathic pulmonary fibrosis and BOOP. Eur Respir J 1998, 12: 1010

Veeraraghavan S. BAL findings in idiopathic nonspecific interstitial pneumonia and usual interstitial pneumonia. Eur Respir J 2003, 22: 239

☐ Sarcoidosi fibrosante

Sarcoidosi

Definizione

La sarcoidosi è una malattia granulomatosa multisistemica a eziologia sconosciuta, caratterizzata dalla presenza di granulomi epitelioidi non necrotizzanti a livello degli organi colpiti. La manifestazione prevalente della malattia è conseguentemente di tipo nodulare (● Sarcoidosi granulomatosa), ma in alcune occasioni può assumere aspetti reticolari fibrosanti; di quest'ultima forma parleremo in questo capitolo

DEMOGRAPHICS

Eziopatogenesi

Il meccanismo ipotizzato nel determinare l'evoluzione verso la fibrosi è lo shift dei linfociti T polmonari verso un fenotipo funzionale prevalente di tipo Th2 con conseguente risposta fibroproliferativa e deposizione di matrice extracellulare

Epidemiologia

Meno del 10% delle sarcoidosi con interessamento polmonare evolve nella forma fibrosante

Fattori di rischio

La malattia è 3-4 volte più frequente e più severa nei neri americani rispetto ai bianchi. Fattori prognostici negativi sono il lupus pernio, l'uveite cronica, l'ipercalcemia, la nefrocalcinosi, lesioni cistiche ossee, l'interessamento del sistema nervoso

CLINICA

Anamnesi

I pazienti accusano dispnea da sforzo e tosse secca

Esame obiettivo

L'obiettività polmonare può essere normale; talora si apprezzano rantoli crepitanti. Nelle fasi più avanzate può essere presente ippocratismo digitale (non frequente). Nei casi più gravi possono comparire i segni clinici del cuore polmonare cronico (turgore delle giugulari, edemi declivi, soffio sul focolaio polmonare, ecc.)

Funzionalità respiratoria

A seconda dell'entità delle lesioni fibrotiche è presente una sindrome restrittiva più o meno severa. La D_LCO è sempre alterata. C'è ipossiemia sotto sforzo e, nei casi più gravi, anche a riposo

Statement on sarcoidosis. Joint Statement of the American Thoracic Society (ATS), the European Respiratory Society (ERS) and the World Association of Sarcoidosis and Other Granulomatous Disorders (WASOG). Am J Respir Crit Care Med 1999, 160: 736

ANATOMIA PATOLOGICA

Lesioni elementari

Ai granulomi nodulo-epitelioidi non necrotizzanti (✏) propri della sarcoidosi, si associa in questi casi una quota variabile di fibrosi (✿). Nei singoli granulomi, la fibrosi segue una progressione centripeta (dalla periferia verso il centro del granuloma). Nell'interstizio si ha deposizione di fibrosi ialina e lamellare che dapprima mantiene la distribuzione lungo le vie linfatiche, mentre nelle fasi avanzate occupa il polmone estesamente trasformandolo in una massa fibrotica. Ci può essere anche un infiltrato infiammatorio interstiziale, di lieve entità

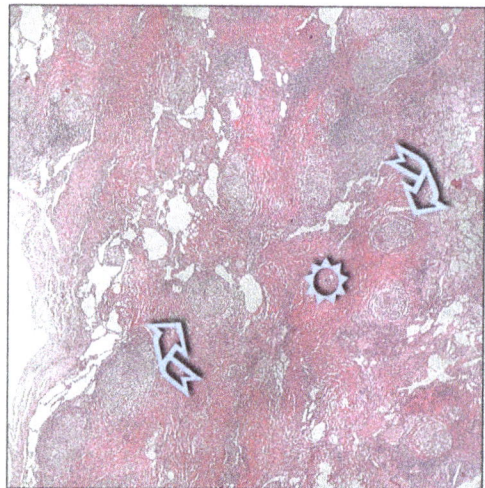
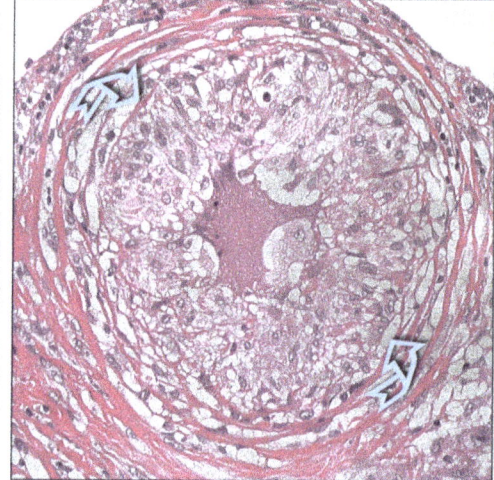

Nei casi con fibrosi estesa, la malattia di base è riconoscibile quando s'identifichino granulomi residui

Distribuzione
Distribuzione linfatica nelle fasi precoci (lungo i fasci broncovascolari, nei setti interlobulari, al di sotto della pleura); diffusa in quelle avanzate

Diagnosi differenziali
Diagnosi differenziali anatomopatologiche:
- NSIP fibrosante: setti interalveolari uniformemente ispessiti senza prevalente distribuzione linfatica; rari i granulomi. L'infiltrato infiammatorio interstiziale è più cospicuo
- AAE cronica: lesioni peribronchiolari, flogosi linfoplasmacellulare intensa, granulomi mal formati
- UIP: la fibrosi è preferenzialmente subpleurica e lungo i setti interlobulari
  All'interfaccia con il parenchima sano sono presenti focolai fibroblastici: non si osservano granulomi

ALTA RISOLUZIONE - H R T C

Lesioni elementari
Segni radiologici di base:
- Reticolazione irregolare con distorsione parenchimale (⇒)
- Conglomerati di opacità iloparailari (↷)
- Bronchiectasie da trazione nel loro contesto

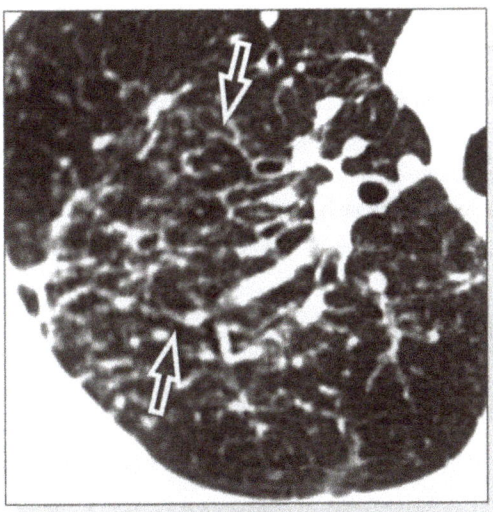
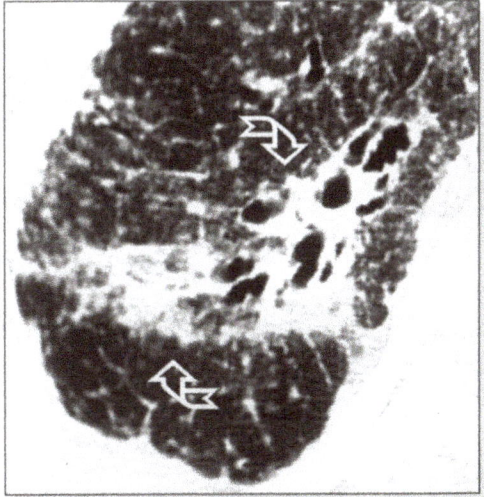

Distribuzione
Bilaterale, a chiazze

 Prevalentemente centrale, soprattutto dorsale

 Regioni polmonari superiori

 Il volume polmonare è ridotto; i bronchi e i grandi vasi tendono alla dislocazione posteriore

 Abehsera M. Sarcoidosis with pulmonary fibrosis: CT patterns and correlation with pulmonary function. AJR Am J Roentgenol 2000, 174: 1751

Traill ZC. High-resolution CT findings of pulmonary sarcoidosis. AJR Am J Roentgenol 1997, 168: 1557

Sarcoidosi fibrosante

Altri segni Altre caratteristiche radiologiche:
- Noduli subpleurici e lungo il connettivo peribroncovascolare (✋)
- Linfoadenopatie ilo-mediastiniche, eventualmente calcifiche
- Honeycombing sporadico (⇨)

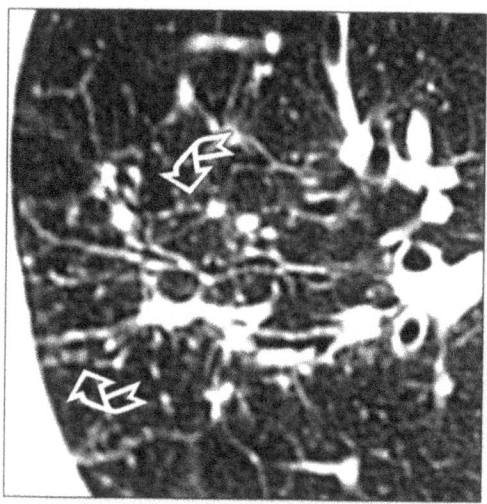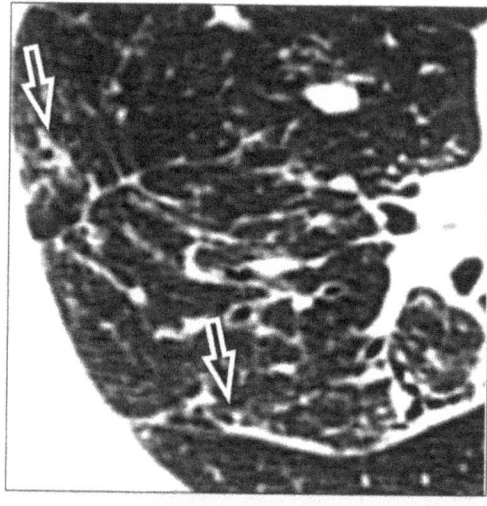

Lynch DA. Computed tomography in pulmonary sarcoidosis. J Comput Assist Tomogr 1989, 13: 405

Diagnosi differenziali Diagnosi differenziali radiologiche:
- AAE cronica: sede delle alterazioni prevalentemente subpleurica, con distribuzione a carta geografica; assenza di noduli perilinfatici
- Polmonite da radiazione: la fibrosi è localizzata selettivamente nella sede dell'irradiazione
- UIP: le alterazioni prediligono le regioni periferiche e le basi polmonari, con predominanza dell'honeycombing

EVOLUZIONE e COMPLICANZE

Malattie concomitanti In questo stadio, possono osservarsi sovrainfezioni degli spazi cistici creati dalla fibrosi, in particolare da aspergillo. Raro il pneumotorace

 La presenza di emoftoe deve far sospettare una sovrainfezione aspergillare

Evoluzione clinica La risoluzione spontanea della malattia in questo stadio non è mai stata osservata. La fibrosi può condurre gradualmente all'insufficienza respiratoria e al cuore polmonare cronico

Evoluzione radiologica Conglomerati di bronchi e vasi nel contesto di opacità variegate; eventuale escavazione e formazione di micetomi

LABORATORIO

L'aumento della VES e del dosaggio dell'ACE sierico è meno spiccato nella forma fibrosante rispetto a quella nodulare (● Sarcoidosi granulomatosa). Nei due terzi dei pazienti, l'intradermoreazione secondo Mantoux è negativa

DIAGNOSI NON INVASIVA

La diagnosi presuppone un quadro clinico-radiologico compatibile e la sicura esclusione di altre malattie granulomatose

DIAGNOSI INVASIVA

Quando nella sarcoidosi fibrosante siano presenti zone di polmone ancora interessate da malattia attiva (aspetti radiologici nodulari o a vetro smerigliato) è utile eseguire biopsie transbronchiali per avere conferma delle lesioni granulomatose

Lavaggio broncoalveolare

Il sedimento del BAL non è caratteristico come nella forma nodulare (Sarcoidosi granulomatosa); esso è caratterizzato da un aumento della cellularità totale, della percentuale dei linfociti (in minor misura rispetto alla forma nodulare) e dei neutrofili (>3%). È descritto un aumento dei T linfociti CD8+ e dei mastociti (>1%)

Poulter LW. The value of bronchoalveolar lavage in the diagnosis and prognosis of sarcoidosis. Eur Respir J 1990, 3: 943

Usual Interstitial Pneumonia

Definizione

La polmonite interstiziale usuale, Usual Interstitial Pneumonia (UIP), è il reperto istopatologico della Fibrosi Polmonare Idiopatica (FIP), pneumopatia interstiziale fibrosante cronica a causa sconosciuta. L'acronimo UIP è diventato così noto da venire spesso usato sostitutivamente per definirla anche nella pratica clinica. Tale condizione, se colta in fase iniziale, presenta un pattern prevalente di tipo reticolare

 FIP, Idiopathic Pulmonary Fibrosis, IPF, alveolite fibrosante

 Il termine generico di Polmoniti Interstiziali Idiopatiche (PII o IIP) comprende malattie diverse, e in particolare la Polmonite Interstiziale Usuale (☐ UIP iniziale, ○ UIP evoluta), la Polmonite Interstiziale Non Specifica (☐ NSIP), la Polmonite Interstiziale Desquamativa (   ), la Polmonite Interstiziale Acuta (⌘ AIP), la Polmonite Interstiziale Linfocitaria (● LIP) e la Polmonite Organizzativa (⌘ OP) criptogenetica

DEMOGRAPHICS

Eziopatogenesi

L'eziologia della IPF è sconosciuta. Vi sono due prevalenti ipotesi patogenetiche:

1. Ipotesi infiammatoria. Nelle fasi precoci della malattia, nei setti e negli alveoli s'instaurerebbe un fenomeno infiammatorio cronico (macrofagi, neutrofili, eosinofili) che causerebbe un danno alle strutture polmonari e un'aumentata produzione di citochine fibrogeniche con conseguente risposta riparativa esagerata che porterebbe allo stadio fibrotico terminale

2. Disregolazione fibroblastica. A seguito di un insulto sconosciuto, vi sarebbe un'esagerata risposta riparativa caratterizzata da migrazione e proliferazione dei fibroblasti, diminuita apoptosi degli stessi e aumentata risposta alle citochine fibrogeniche; a questo si assocerebbe l'assenza di riepitelizzazione delle strutture alveolari e un inappropriato rimodellamento della matrice extracellulare

Epidemiologia

Da alcuni Autori è riportata una prevalenza di 20.2 casi per 100.000 per il sesso maschile e di 13.2 in quello femminile. L'età media dei pazienti al momento della diagnosi è di 66 anni; con l'aumentare dell'età aumenta anche l'incidenza. La IPF non segue una distribuzione geografica, così come non vi sono prevalenze di razza. Sono descritti casi familiari

Fattori di rischio

Sembrano costituire fattori di rischio per lo sviluppo della malattia: i farmaci antidepressivi, il reflusso gastroesofageo cronico, l'inalazione di polvere di metallo o legno, l'abitudine tabagica (da 1,6 a 2,3 volte); il loro significato nella patogenesi della malattia è sconosciuto

CLINICA

Anamnesi

L'esordio dei sintomi è lento e insidioso: nella maggior parte dei pazienti essi sono presenti da almeno sei mesi al momento della diagnosi; quelli più frequentemente riferiti sono dispnea e tosse secca. I sintomi sistemici sono rari e consistono in perdita di peso e affaticamento; talora sono presenti artralgie e mialgie

Esame obiettivo

I pazienti sono usualmente tachipnoici. Si apprezzano rantoli crepitanti bilaterali inizialmente localizzati alle basi, posteriormente, e successivamente, con la progressione della malattia, avvertibili su tutto l'ambito polmonare. Nel 25-50% dei casi c'è anche un ippocratismo digitale

Funzionalità respiratoria

Le prove di funzionalità respiratoria evidenziano la presenza di una sindrome restrittiva di grado lieve-moderato, una riduzione della D_LCO e ipossiemia lieve a riposo che peggiora durante lo sforzo. Nei fumatori può coesistere una sindrome ostruttiva. Seppur raramente, sono descritte prove funzionali respiratorie nella norma al momento della diagnosi

 Idiopathic pulmonary fibrosis: diagnosis and treatment. International consensus statement. American Thoracic Society (ATS), and the European Respiratory Society (ERS). Am J Respir Crit Care Med 2000, 161: 646

American Thoracic Society/European Respiratory Society International Multidisciplinary Consensus Classification of the Idiopathic Interstitial Pneumonias. Am J Respir Crit Care Med 2002, 165: 277

ANATOMIA PATOLOGICA

Lesioni elementari

Le lesioni della UIP iniziale sono costituite da:
- Piccole aree fibrotiche che originano dalle zone sub-pleuriche (⇨) o dai setti (✋), più raramente dalle strutture broncovascolari; l'architettura polmonare ne risulta modicamente alterata
- Ampie aree di parenchima normale tra le zone patologiche
- Focolai fibroblastici (▷) caratteristici, all'interfaccia tra le due

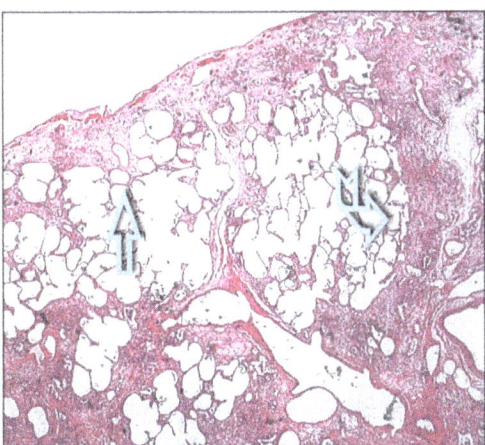
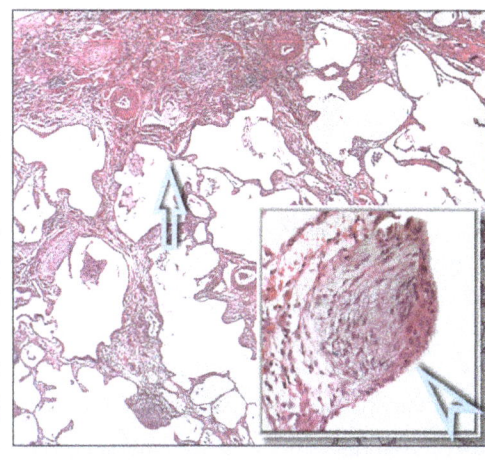

 Eterogeneità spaziale (alternanza di zone alterate con zone di parenchima normale) e temporale (alternanza di zone con fibrosi più vecchia e altre con tessuto fibroblastico giovane)

Distribuzione

Subpleurica e parasettale

Diagnosi differenziali

Diagnosi differenziali anatomopatologiche:
- NSIP fibrosante: l'aspetto delle lesioni è più omogeneo nella distribuzione spaziale e omogeneo anche temporalmente; mancano i foci fibroblastici
- AAE cronica: distribuzione peribronchiolare, presenza di granulomi, infiltrato infiammatorio interstiziale più intenso
- Istiocitosi X: lesioni centrolobulari nodulari a margini stellati costituite da un infiltrato misto comprendente cellule di Langerhans e, spesso, eosinofili
- Asbestosi: la fibrosi è, almeno inizialmente, centrolobulare; sono presenti corpi dell'asbesto

ALTA RISOLUZIONE - HRTC

Lesioni elementari

Il quadro è quello della reticolazione irregolare:
- Intralobulare (più evidente) (⇨)
- Interlobulare (meno evidente) (▷)

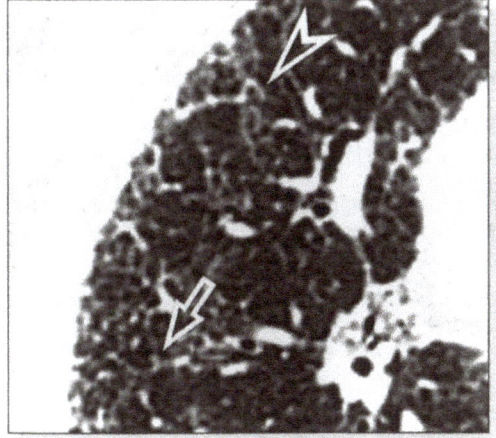
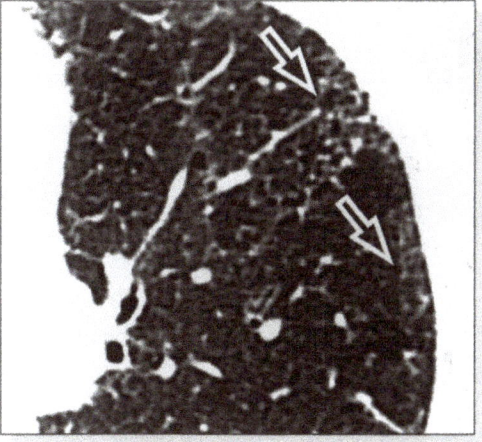

☐ UIP iniziale

 Caratteristico della malattia è il sovvertimento dell'architettura lobulare a causa della fibrosi

Muller NL. Idiopathic interstitial pneumonias: high-resolution CT and histologic findings. Radiographics 1997, 17: 1016

Distribuzione Bilaterale, a chiazze inframmezzate da zone più o meno estese di parenchima normale nei confronti del quale le zone alterate sono nettamente delimitate

 Elettivamente periferica (subpleurica), prevalentemente dorsale

 Dall'alto al basso lungo tutto il mantello, anche se con predominanza inferiore

Hunninghake GW. Radiologic findings are strongly associated with a pathologic diagnosis of usual interstitial pneumonia. Chest 2003, 124: 1215

Polverosi R. Le polmoniti interstiziali idiopatiche. Radiol Med 2003, 105: 403

 Il volume polmonare è normale o solo lievemente ridotto in questa fase

McAdams HP. The alphabet soup revisited: the chronic interstitial pneumonias in the 1990s. Radiographics 1996, 16: 1009

Johkoh T. Idiopathic interstitial pneumonias: diagnostic accuracy of thin-section CT in 129 patients. Radiology 1999, 211: 555

Altri segni Altri segni radiologici:
- Ingrandimento reattivo dei linfonodi mediastinici (70-90%) (▷)
- Ground-glass (scarso)
- Honeycombing (⇒)(scarso, in questa fase della malattia)

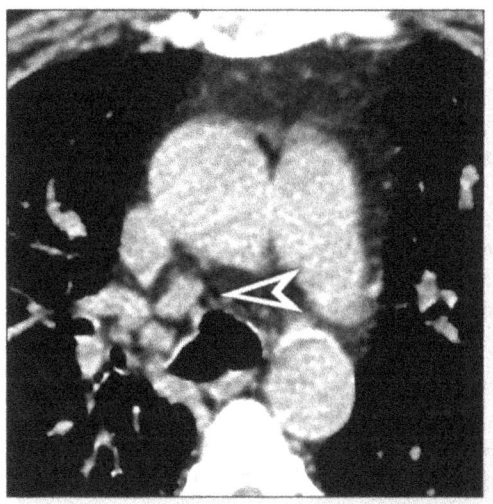
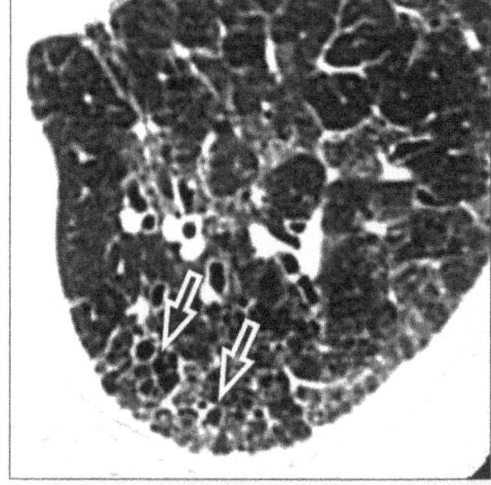

 Il ground-glass può essere legato sia alla presenza di zone di alveolite e di proliferazione fibroblastica attiva, sia a ispessimento dei setti intralobulari da alterazioni fibrotiche fini

✓ La presenza di bronchiolectasie con calibro irregolare all'interno delle zone a vetro smerigliato è indice di una fibrosi irreversibile, così come le immagini di tipo cistico, segno del trapasso delle alterazioni reticolari verso l'honeycombing

Bergin C. Mediastinal lymph node enlargement on CT scans in patients with usual interstitial pneumonitis. AJR Am J Roentgenol 1990, 154: 251

Lee JS. Fibrosing alveolitis: prognostic implication of ground-glass attenuation at high-resolution CT. Radiology 1992, 184: 451

Diagnosi differenziali

Diagnosi differenziali radiologiche:

- NSIP: prevale il vetro smerigliato; le lesioni sono meno rigorosamente periferiche ed è raro il coinvolgimento del mantello a livello superiore. Raro l'honeycombing
- Asbestosi: opacità ramificate o puntiformi subpleuriche, strie subpleuriche e bande parenchimali, placche pleuriche
- Collagenopatie: ground-glass e addensamenti parenchimali contenenti bronchiectasie e bronchiolectasie
- Farmaci: ground-glass e addensamenti parenchimali prevalenti

EVOLUZIONE e COMPLICANZE

Malattie concomitanti

Nei soggetti con Fibrosi Polmonare Idiopatica è segnalata un'aumentata incidenza di carcinoma del polmone, sia del tipo adenocarcinoma sia spinocellulare

Park J. Lung cancer in patients with idiopathic pulmonary fibrosis. Eur Respir J 2001, 17: 1216

Evoluzione clinica

L'evoluzione clinica è invariabilmente ingravescente (○ UIP evoluta); la mediana di sopravvivenza dal momento della diagnosi varia tra i 2.5 e i 3.5 anni. La maggior parte dei pazienti giunge a morte per insufficienza respiratoria, spesso precipitata dalla sovrapposizione di processi infettivi; il 20% muore invece per complicanze cardiovascolari. Alcuni soggetti possono presentare una riacutizzazione iperacuta e grave della malattia (fase accelerata della IPF) il cui substrato anatomopatologico è un Danno Alveolare Diffuso (DAD)

In caso di peggioramento rapido delle condizioni del paziente, è importante fare diagnosi differenziale fra riacutizzazione iperacuta della malattia di base e possibili complicanze quali pneumotorace, embolia polmonare, infezione, scompenso cardiaco sinistro, danno da farmaci

Evoluzione radiologica

Progressiva evoluzione verso l'honeycombing (○ UIP evoluta). Il volume polmonare tende progressivamente a ridursi in rapporto alla gravità della fibrosi

Gay SE. Idiopathic pulmonary fibrosis: predicting response to therapy and survival. Am J Respir Crit Care Med 1998, 157: 1063

Lee JS. Usual interstitial pneumonia: relationship between disease activity and the progression of honeycombing at thin-section computed tomography. J Thorac Imaging 1998, 13: 199

LABORATORIO

Si possono osservare aumenti aspecifici della VES, dei livelli di immunoglobuline e di LDH. Nel 10-20% dei pazienti si osserva un aumento a basso titolo degli anticorpi antinucleo (ANA) o del fattore reumatoide

La presenza di ANA a un titolo superiore a 1:160 deve suggerire l'esistenza di una connettivite; infatti, alcune connettiviti (in primis la sclerodermia) possono manifestare un interessamento polmonare simile all'IPF che può anche precedere temporalmente segni e sintomi tipici della connettivite stessa

DIAGNOSI NON INVASIVA

In un adulto immunocompetente, la presenza di tutti i seguenti 4 criteri maggiori e di almeno tre dei 4 minori è ritenuta suggestiva per IPF anche senza conferma istologica

Criteri maggiori: 1. esclusione di cause conosciute di pneumopatia infiltrativa diffusa (farmaci, esposizioni ambientali, connettiviti, ecc.); 2. presenza di una sindrome restrittiva (capacità vitale ridotta e VEMS/CV normale o aumentato) e alterazione degli scambi gassosi (D_LCO ridotto o aumento del gradiente alveolo arterioso per l'ossigeno); 3. presenza di alterazioni reticolari bibasali alla HRTC con ground-glass minimo, 4. biopsia transbronchiale o BAL non suggestivi di altra patologia

Criteri minori: 1. età > 50 anni; 2. esordio insidioso di dispnea non altrimenti spiegabile; 3. durata di malattia > 3 mesi; 4. rantoli crepitanti bibasali (tipo velcro)

Nei soggetti con età superiore ai 65 anni, gravemente obesi, con insufficienza respiratoria grave o concomitanti malattie croniche e gravi di altri organi è rischioso ricorrere alla biopsia chirurgica

DIAGNOSI INVASIVA

La biopsia polmonare chirurgica è il gold standard di riferimento (pattern UIP) e va effettuata sempre quando non siano soddisfatti i criteri di cui sopra. La biopsia transbronchiale ha solo un valore predittivo negativo se si utilizzano i criteri sopraesposti

Lavaggio broncoalveolare

Nel BAL c'è un aumento delle cellule totali e della percentuale di polimorfonucleati neutrofili (>5%) che correla con l'estensione delle lesioni reticolari in TC. Possono essere aumentati anche i polimorfonucleati eosinofili (>5%). Tale quadro non si differenzia dalla maggior parte delle polmoniti interstiziali idiopatiche o da quello osservabile in altre patologie fibrosanti. Il numero o il tipo di cellule del BAL non hanno valore prognostico e non sono quindi consigliabili controlli seriati nel tempo per controllare l'evoluzione o la risposta al trattamento

 Un aumento degli eosinofili superiore al 20% deve far sospettare una polmonite eosinofila, così come un aumento dei linfociti superiore al 15%, sempre in presenza di un concomitante aumento di neutrofili ed eosinofili, deve far sospettare una polmonite interstiziale nonspecifica (NSIP) o una polmonite organizzativa idiopatica (COP)

 Haslam PL. Bronchoalveolar lavage fluid cell counts in cryptogenic fibrosing alveolitis and their relation to therapy. Thorax 1980, 35: 328

Veeraraghavan S. BAL findings in idiopathic nonspecific interstitial pneumonia and usual interstitial pneumonia. Eur Respir J 2003, 22: 239

Malattie Nodulari

Clinica	**Alberto Pesci**	
Anatomia Patologica	**Alessandra Cancellieri**	
Radiologia	**Mario Maffessanti**	

AAE subacuta	Alveolite Allergica Estrinseca ☯ *Polmonite da ipersensibilità*	PAG. 74
Istiocitosi X iniziale	Istiocitosi X ☯ *Granuloma eosinofilo polmonare, granulomatosi a cellule di Langerhans*	PAG. 78
LIP	Lymphocytic Interstitial Pneumonia ☯ *Polmonite linfocitaria interstiziale*	PAG. 82
Metastasi	Metastasi	PAG. 86
RB-ILD	Respiratory Bronchiolitis-Interstitial Lung Disease ☯ *Bronchiolite del fumatore*	PAG. 90
Sarcoidosi granulomatosa	Sarcoidosi	PAG. 94
Silicosi	Pneumoconiosi da silice	PAG. 98
TB miliare	Tubercolosi miliare	PAG. 102
Grandi Opacità Rotondeggianti	• Aspergillosi	PAG. 106
	• Amiloidosi	PAG. 107
	• Artrite Reumatoide (AR)	PAG. 109
	• Carcinoma Bronchioloalveolare (BAC)	PAG. 110
	• Emboli settici	PAG. 111
	• Granulomatosi di Wegener	PAG. 112
	• Linfomi primitivi ad alto grado di malignità	PAG. 113
	• Metastasi	PAG. 114
	• Organizing Pneumonia (OP)	PAG. 116
	• Sarcoidosi	PAG. 117
	• Sarcoma di Kaposi	PAG. 118
	• Tubercolomi	PAG. 119

Alveolite Allergica Estrinseca

Definizione — Il pattern nodulare è più tipico della presentazione subacuta delle Alveoliti Allergiche Estrinseche (AAE), gruppo di pneumopatie infiltrative diffuse granulomatose causate dalla ripetuta inalazione e sensibilizzazione a un'ampia varietà di polveri organiche e sostanze chimiche a basso peso molecolare. Queste stesse sostanze possono però causare anche manifestazioni acute (AAE acuta) oppure determinare una malattia che si manifesta già in fase cronica (☐ AAE cronica)

 Polmonite da ipersensibilità

DEMOGRAPHICS

Eziopatogenesi — Il numero di agenti che possono causare polmoniti da ipersensibilità è ampio (più di 300) e nuove noxae patogene vengono continuamente identificate. Le forme più conosciute sono il "Polmone dell'agricoltore" causato dall'inalazione di Faeni rectivirgula contenuta nel fieno ammuffito e il "Polmone dell'allevatore di uccelli", causato dall'esposizione a proteine aviarie. La forma subacuta di questa malattia sembra ascrivibile ad esposizioni antigeniche meno intense rispetto alla forma acuta. Immunoreazioni di III e IV tipo secondo Gell e Coombs sono ritenute alla base dell'immunopatogenesi della malattia

Epidemiologia — Difficile da stimare, essendo molto variabili la suscettibilità individuale, l'intensità di esposizione delle diverse attività lavorative, stagioni, aree geografiche, vicinanza d'industrie. La prevalenza del "Polmone dell'agricoltore" varia tra il 2 e il 9%, quella del "Polmone dell'allevatore di uccelli" tra il 6 e il 15%

Fattori di rischio — La malattia colpisce più frequentemente i non fumatori

CLINICA

Anamnesi — L'esordio della forma subacuta è insidioso e graduale con una sintomatologia caratterizzata da tosse, dispnea, affaticamento, anoressia e calo ponderale lentamente ingravescenti; possono sovrapporsi occasionalmente esacerbazioni acute della sintomatologia. A differenza della forma acuta, l'anamnesi non sempre riesce a evidenziare la correlazione temporale (4-12 ore) tra insorgenza dei sintomi ed esposizione alla noxa patogena (fieno ammuffito, deiezioni di piccioni, ecc.)

Esame obiettivo — L'obiettività polmonare è caratterizzata dalla presenza di rantoli crepitanti bibasali. Possono coesistere segni di decadimento generale

Funzionalità respiratoria — È presente una sindrome disventilatoria restrittiva o mista restrittiva e ostruttiva, talora associata a una lieve ipossiemia a riposo o sotto sforzo. La D_LCO è ridotta nella maggior parte dei casi

Patel AM. Hypersensitivity pneumonitis: current concepts and future questions. J Allergy Clin Immunol 2001, 108: 661

ANATOMIA PATOLOGICA

Lesioni elementari — Polmonite granulomatosa interstiziale costituita nel 75-80% dei casi dalla seguente triade istologica:
- Polmonite interstiziale cronica con accentuazione peribronchiolare (⇒)(bronchiolite cellulata) L'infiltrato, spesso intenso, è costituito da linfociti e plasmacellule
- Piccoli granulomi non necrotizzanti mal formati (▷) e talora costituiti soltanto da piccoli aggregati di istiociti epitelioidi, sparsi nell'interstizio peribronchiolare
- Focolai di bronchiolite obliterativa

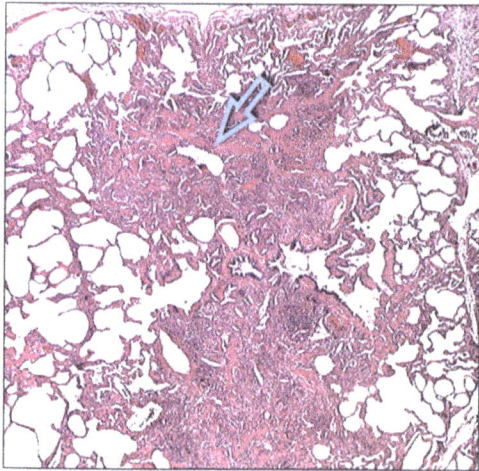
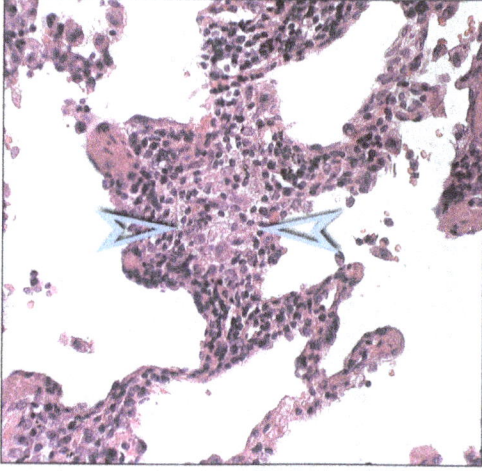

Altre caratteristiche non costanti:
- Cellule giganti sparse, spesso contenenti cristalli di colesterolo
- Polmonite ostruttiva con istiociti schiumosi negli spazi aerei

Distribuzione

 Caratteristicamente bronchiolocentrica

Cheung OY. Surgical pathology of granulomatous interstitial pneumonia. Ann Diagn Pathol 2003, 7: 127

Coleman A. Histologic diagnosis of extrinsic allergic alveolitis. Am J Surg Pathol 1988, 12: 514

Diagnosi differenziali

Diagnosi differenziali anatomopatologiche:
- Sarcoidosi: granulomi più numerosi, ben formati e circondati da fibrosi e da scarso infiltrato di cellule mononucleate ("nudi") distribuiti lungo le vie linfatiche, con tendenza alla fusione
- NSIP cellulata: infiltrato infiammatorio a distribuzione uniforme e diffusa; non microgranulomi, non bronchiolite obliterante
- LIP: l'infiltrato linfoide è diffuso o distribuito lungo le vie linfatiche
- Infezioni da micobatteri: granulomi necrotizzanti ben formati. Identificazione dell'agente patogeno con tecniche diverse

 È stata recentemente descritta una forma di polmonite interstiziale granulomatosa in individui immunocompetenti esposti ad aerosol contaminati da Mycobacterium avium intracellulare (MAI). Questa forma (cosiddetta "hot tub lung") presenta notevoli analogie con la polmonite da ipersensibilità (infiltrato interstiziale, granulomi bronchiolocentrici raramente necrotizzanti). La ricerca di micobatteri è caratteristicamente negativa

 Khoor A. Diffuse pulmonary disease caused by nontuberculous mycobacteria in immunocompetent people (hot tub lung). Am J Clin Pathol 2001, 115: 755

ALTA RISOLUZIONE - H R T C

Lesioni elementari

La presentazione radiologica della malattia è la seguente:
- Micronoduli centrolobulari pavidi di pleura (⇒): a bassa densità e a margini mal definiti, con diametro di 1-5 mm
- Ground-glass: diffuso o a chiazze, talvolta sovrapposto ai noduli (⇖)(frequente)

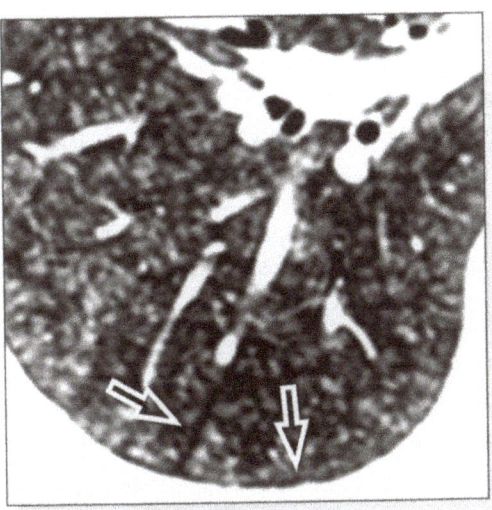
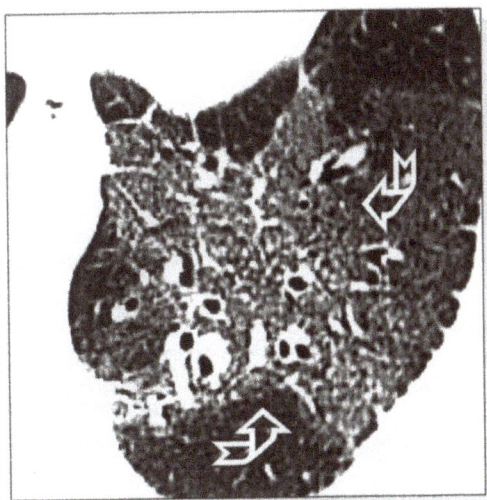

Distribuzione

Diffusa o a chiazze

Omogeneamente distribuita

Variabile con possibile predominanza medio-inferiore

Hansell DM. High-resolution computed tomography in extrinsic allergic alveolitis. Clin Radiol 1991, 43: 8

Lynch DA. Hypersensitivity pneumonitis: sensitivity of high-resolution CT in a population-based study. AJR Am J Roentgenol 1992, 159: 469

Remy-Jardin M. Subacute and chronic bird breeder hypersensitivity pneumonitis: sequential evaluation with CT and correlation with lung function tests and bronchoalveolar lavage. Radiology 1993, 189: 111

Il volume polmonare è normale

Altri segni

Altre caratteristiche radiologiche:

- Air trapping: spesso lobulare, ma anche esteso (▷) e talvolta con aspetti "a mosaico" (frequente, sino all'86%)
- Ground-glass (✲) + air trapping (↬): head-cheese pattern

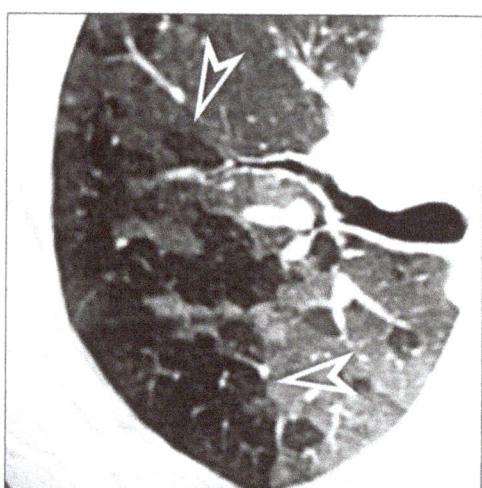
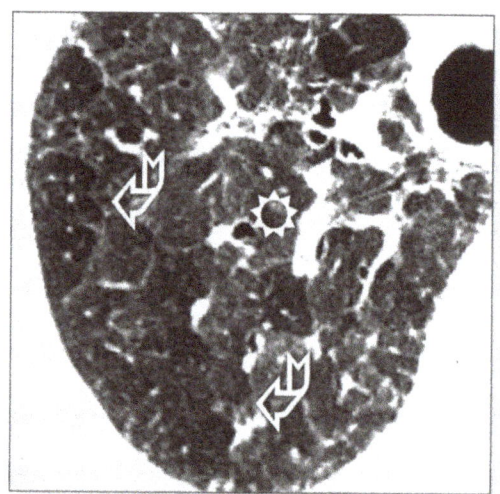

Chung MH. Mixed infiltrative and obstructive disease on high-resolution CT: differential diagnosis and functional correlates in a consecutive series. J Thorac Imaging 2001, 16: 69

Hansell DM. Hypersensitivity pneumonitis: correlation of individual CT patterns with functional abnormalities. Radiology 1996, 199: 123

Small JH. Air-trapping in extrinsic allergic alveolitis on computed tomography. Clin Radiol 1996, 51: 684

Diagnosi differenziali

Diagnosi differenziali radiologiche:

- Bronchioliti infettive: ci sono opacità con aspetto a tree-in-bud
- Bronchiolite respiratoria: a chiazze; predominanza medio-superiore, manca l'oligoemia a mosaico con air trapping
- BAC: manca l'air trapping espiratorio; spesso coesistono franchi addensamenti parenchimali
- LIP: i noduli sono anche subpleurici e possono coesistere aspetti microcistici
- Istiocitosi X: noduli più densi, spesso cavitati

EVOLUZIONE e COMPLICANZE

Malattie concomitanti

Vi è una maggior incidenza di bronchite cronica. Circa 1/4 dei pazienti presenta iperreattività bronchiale aspecifica alla metacolina

La patogenesi della bronchite cronica associata sembra essere legata più all'esposizione antigenica che non al fumo di sigaretta

Evoluzione clinica

La cessazione dell'esposizione alla noxa patogena è in genere sufficiente per la remissione completa del quadro, sebbene talora sia necessaria l'aggiunta di un trattamento corticosteroideo. La guarigione è più lenta rispetto alla forma acuta (mesi). La continua esposizione alla noxa patogena può causare la cronicizzazione della malattia con evoluzione in fibrosi polmonare diffusa (☐ AAE cronica)

✓ La prognosi del "Polmone dell'allevatore di uccelli" è peggiore rispetto a quella del "Polmone dell'agricoltore". L'insorgenza di ippocratismo digitale è un segno prognostico negativo

Evoluzione radiologica
L'evoluzione verso la fase cronica si caratterizza per la riduzione degli elementi nodulari a favore della comparsa di un pattern reticolare (☐ AAE cronica)

LABORATORIO

Nel siero sono quasi sempre presenti anticorpi precipitanti verso l'antigene causale. Si possono osservare un lieve aumento degli indici di flogosi (VES e PCR) e un significativo aumento delle gammaglobuline

 La presenza di anticorpi precipitanti della classe IgG e IgM (precipitine) serve come marker di esposizione antigenica (il 30-40% degli agricoltori hanno precipitine sieriche in assenza di malattia clinica) ma non è diagnostica, né il loro titolo è correlato alla gravità di malattia

DIAGNOSI NON INVASIVA

Nella forma subacuta non esistono criteri diagnostici ben definiti come è il caso invece della forma acuta (⌘ AAE acuta). La diagnosi può essere posta sulla base dell'anamnesi positiva per esposizione ad agente in grado di provocare la malattia e/o sulla presenza di un quadro clinico-radiologico-funzionale compatibile. Non vi è accordo sull'utilizzo di prove di stimolazione con l'antigene causale

DIAGNOSI INVASIVA

Nei casi in cui non è possibile identificare la fonte antigenica o in caso di quadro clinico-radiologico-funzionale non caratteristico, è utile sottoporre il paziente a fibrobroncoscopia con BAL e biopsie transbronchiali. Solo in casi molto particolari si ricorre alla biopsia chirurgica del polmone

Lavaggio broncoalveolare
Se effettuato entro 2-3 giorni dall'ultima esposizione può evidenziare la presenza di un reperto aspecifico con predominanza di neutrofili. Quando eseguito, invece, a maggiore distanza di tempo dall'esposizione all'antigene causale, è caratterizzato da uno spiccato aumento della cellularità totale con predominanza della popolazione T linfocitaria (spesso superiore al 50%) e da presenza di macrofagi schiumosi e di mastociti (>1%). I linfociti T sono tipicamente di fenotipo citotossico-suppressor (CD8+)

 Un'alveolite linfocitaria a prevalenza CD8+ nel BAL si osserva anche in corso di OP, NSIP e asbestosi

Costabel U. Bronchoalveolar lavage in interstitial lung disease. Curr Opin Pulm Med 2001, 7: 255

Drent M. Bronchoalveolar lavage in extrinsic allergic alveolitis: effect of time elapsed since antigen exposure. Eur Respir J 1993, 6: 1276

Istiocitosi X

Definizione

L'istiocitosi X è una malattia rara che colpisce prevalentemente i giovani adulti; la localizzazione polmonare può manifestarsi in forma isolata o associarsi all'interessamento di altri organi e/o apparati. La malattia inizia in forma nodulare, ma se progredisce ha inevitabilmente una trasformazione cistica (O Istiocitosi X evoluta)

 Granuloma eosinofilo polmonare, granulomatosi polmonare a cellule di Langerhans

DEMOGRAPHICS

Eziopatogenesi

La patogenesi della malattia è sconosciuta; dati epidemiologici suggeriscono un'alterata risposta al fumo di sigaretta. È stata ipotizzata anche l'eziologia virale e neoplastica

Epidemiologia

La reale incidenza è sconosciuta; la malattia colpisce prevalentemente giovani adulti (20-40 anni) senza distinzione di sesso ed è più frequente nei caucasici rispetto alla razza nera

Fattori di rischio

La quasi totalità dei soggetti colpiti è fumatore o ex fumatore; non sono stati identificati fattori di rischio geografici e/o lavorativi

 Vassallo R. Pulmonary Langerhans'-cell histiocytosis. N Engl J Med 2000, 342: 1969

CLINICA

Anamnesi

In fase precoce, il riscontro clinico è spesso occasionale. Talora il paziente presenta tosse secca e/o sintomi sistemici (febbre, calo di peso, stanchezza)

Esame obiettivo

In genere normale

Funzionalità respiratoria

L'istiocitosi X nelle fasi iniziali di malattia è caratterizzata da valori di funzionalità respiratoria sostanzialmente normali

ANATOMIA PATOLOGICA

Lesioni elementari

Le alterazioni anatomopatologiche sono le seguenti:

- Piccoli noduli attorno ai bronchioli o ai dotti alveolari con propaggini periferiche entro il parenchima normale (↶)
- L'infiltrato presente nei noduli (▷) è costituito da cellule di Langerhans con caratteristiche ripiegature nucleari frammiste a un numero variabile di granulociti eosinofili, macrofagi pigmentati, linfociti, fibroblasti e cellule giganti

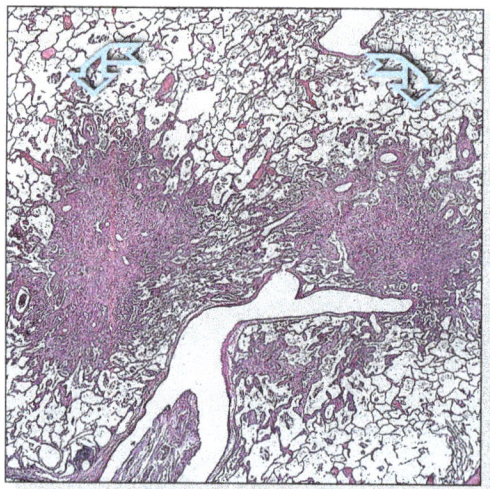
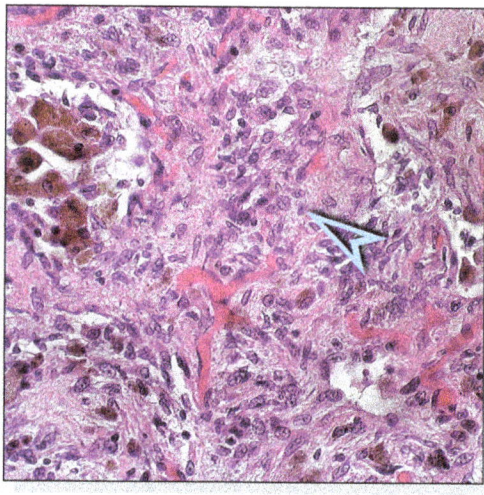

 I noduli variano per dimensioni e composizione cellulare e, nel tempo, progrediscono da lesioni cellulate a focolai di fibrosi a contorni stellati. La presenza di cellule di Langerhans può essere confermata con tecniche immunocitochimiche (positività per proteina S-100 e antigene CD1a)

Distribuzione Le lesioni più piccole sono bronchiolocentriche; in quelle più voluminose spesso non è identificabile il punto d'origine

Diagnosi differenziali Diagnosi differenziali anatomopatologiche:

- DIP: accumulo endoalveolare di macrofagi con risparmio dell'interstizio; non ci sono cellule di Langerhans
- CEP: l'interessamento è principalmente alveolare e mancano le cellule di Langerhans, mentre l'infiltrato eosinofilo è intenso
- UIP: la fibrosi è subpleurica e non centrolobulare, non forma noduli stellati e distinti

Colby TV. Histiocytosis X in the lung. Hum Pathol 1983, 14: 847

Travis WD. Pulmonary Langerhans cell granulomatosis (histiocytosis X). A clinicopathologic study of 48 cases. Am J Surg Pathol 1993, 17: 971

ALTA RISOLUZIONE - H R T C

Lesioni elementari Segni radiologici di base:

- Micronoduli centrolobulari ad elevata densità, margini netti, contorni finemente irregolari (▷). Frequente la cavitazione (✋) (cheerios pattern)
- I noduli possono variare da alcuni a una miriade; il parenchima circostante è normale

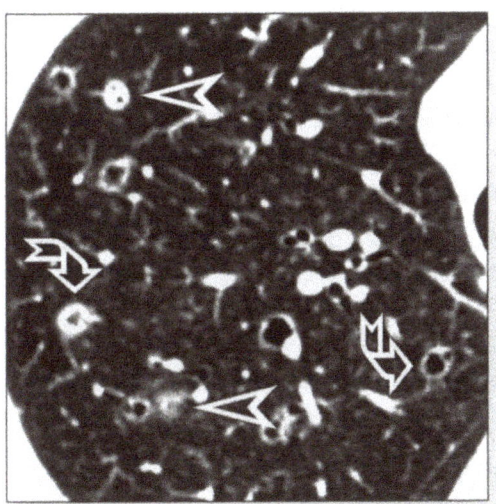
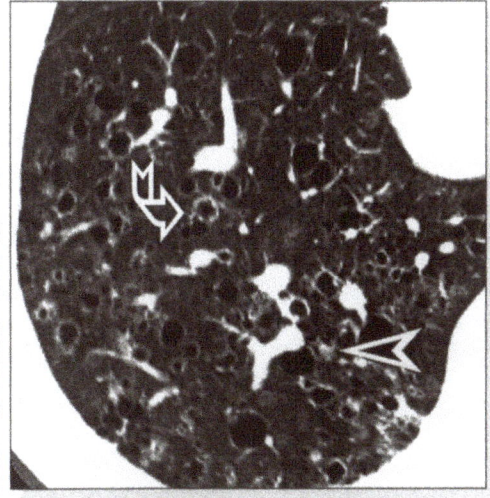

La presenza di opacità reticolari inframmezzate ai noduli è indicativa di tendenza della malattia alla progressione cistica

Giron J. Contribution of high resolution x-ray computed tomography to the diagnosis of pulmonary histiocytosis X. Apropos of 12 cases. Ann Radiol 1990, 33: 31

Grenier P. Chronic diffuse interstitial lung disease: diagnostic value of chest radiography and high-resolution CT. Radiology 1991, 179: 123

Distribuzione Bilaterale e simmetrica

Omogeneamente distribuita

Zone polmonari superiori e medie: i seni costofrenici sono tipicamente risparmiati!

Il volume polmonare è normale o lievemente aumentato

Moore AD. Pulmonary histiocytosis X: comparison of radiographic and CT findings. Radiology 1989, 172: 249

Istiocitosi X iniziale

Altri segni Altre caratteristiche non costanti:

- Macronoduli, eventualmente cavitati (✥)(25-30%)
- Cisti a pareti spesse (▷)
- Oligoemia a mosaico con air trapping

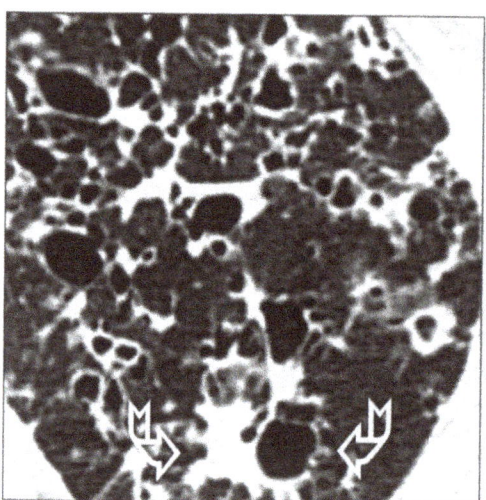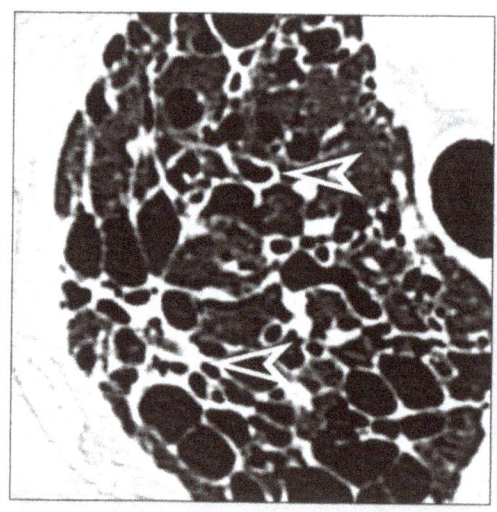

📖 Brauner MW. Pulmonary histiocytosis X: evaluation with high-resolution CT. Radiology 1989, 172: 255

Stern EJ. Cystic lung disease associated with eosinophilic granuloma and tuberous sclerosis: air trapping at dynamic ultrafast high-resolution CT. Radiology 1992, 182: 325

Diagnosi differenziali Diagnosi differenziali radiologiche:

- Tubercolosi miliare: i noduli sono più piccoli e numerosi, e non escavano
- Metastasi: le opacità tendono a presentare diametri differenti, prediligono le basi e non risparmiano i seni costofrenici
- Silicosi: non c'è escavazione, piuttosto tendenza alla confluenza

📖 Gruden JF. Multinodular disease: anatomic localization at thin-section CT-multireader evaluation of a simple algorithm. Radiology 1999, 210: 711

EVOLUZIONE e COMPLICANZE

Malattie concomitanti Possono coesistere forme tumorali benigne o maligne, in particolare carcinoma broncogeno (5%), linfomi, carcinoide polmonare

Evoluzione clinica Nella forma sistemica dell'adolescente (malattia di Hand-Schüller-Christian) possono coesistere interessamento osseo (lesioni litiche) e/o ipofisario (diabete insipido).

In questa fase, la malattia può regredire sino alla remissione completa, soprattutto se il paziente sospende l'abitudine tabagica; più spesso, però, evolve nella forma cistica. In alcuni soggetti è stata segnalata una ricaduta a distanza di anni dalla remissione radiologica

Evoluzione radiologica I noduli omogenei e quelli cistici a parete spessa possono regredire con la sospensione del fumo; quelli a parete sottile tendono invece a rimanere tali o progrediscono francamente verso l'aspetto cistico con interessamento di zone di parenchima sempre più ampie (O Istiocitosi X evoluta)

📖 Brauner MW. Pulmonary Langerhans cell histiocytosis: evolution of lesions on CT scans. Radiology 1997, 204: 497

LABORATORIO

Gli esami di laboratorio sono normali

 La conta degli eosinofili circolanti è nei limiti. Non deve trarre in inganno il termine di granuloma eosinofilo ascrivibile al reperto di una discreta quantità di eosinofili a livello delle lesioni tissutali, ma senza alcun corrispettivo a livello circolante

DIAGNOSI NON INVASIVA

In questa fase della malattia non è possibile formulare una diagnosi, pur essendo la radiologia suggestiva

 La coesistenza di lesioni ossee litiche e/o diabete insipido può suggerire la diagnosi della forma sistemica dell'adolescente (malattia di Hand-Schüller-Christian).

DIAGNOSI INVASIVA

Se il BAL non è diagnostico (cellule CD1+ <3%) è necessaria la diagnosi istologica che occasionalmente può essere ottenuta su biopsia transbronchiale, ma più spesso su biopsia chirurgica

Lavaggio broncoalveolare

Il BAL è caratterizzato da un aumento della cellularità totale, della percentuale dei neutrofili e, talora, degli eosinofili. Tale reperto è aspecifico. Risulta diagnostico invece, nel giusto contesto clinico-radiologico, il riscontro di una percentuale di cellule di Langerhans (CD1+) superiore al 3-5%

Auerswald U. Value of CD-1-positive cells in bronchoalveolar lavage fluid for the diagnosis of pulmonary histiocytosis X. Lung 1991, 169: 305

Anche soggetti sani forti fumatori possono avere livelli di CD1+ aumentati nel BAL

Lymphocytic Interstitial Pneumonia

Definizione — È una rara entità anatomo-clinica, idiopatica o associata ad altre patologie, caratterizzata dall'infiltrazione dell'interstizio e degli alveoli polmonari da parte di linfociti, plasmacellule e altri elementi linforeticolari

 Polmonite Linfocitaria Interstiziale

✓ La forma idiopatica è attualmente classificata fra le polmoniti interstiziali idiopatiche; secondo alcuni Autori si tratterebbe invece di una vera e propria malattia linfoproliferativa polmonare

 Il termine generico di Polmoniti Interstiziali Idiopatiche (PII o IIP) comprende malattie diverse, e in particolare la Polmonite Interstiziale Usuale (□ UIP iniziale, ○ UIP evoluta), la Polmonite Interstiziale Non Specifica (□ NSIP), la Polmonite Interstiziale Desquamativa (⌘ DIP), la Polmonite Interstiziale Acuta (⌘ AIP), la Polmonite Interstiziale Linfocitaria (● LIP) e la Polmonite Organizzativa (⌘ OP) criptogenetica

 American Thoracic Society/European Respiratory Society International Multidisciplinary Consensus Classification of the Idiopathic Interstitial Pneumonias. Am J Respir Crit Care Med 2002, 165: 277

DEMOGRAPHICS

Eziopatogenesi — Oltre all'ipotesi dell'iperplasia idiopatica del tessuto linfatico polmonare e di un linfoma non Hodking a basso grado, è stata ipotizzata anche un'eziopatogenesi autoimmune e infettiva (in particolare virale)

Epidemiologia — La malattia è rara, a incidenza sconosciuta, e colpisce prevalentemente soggetti nella quinta decade di vita, con una predilezione per il sesso femminile

Fattori di rischio — Non identificati

CLINICA

Anamnesi — L'esordio è subdolo, con una sintomatologia caratterizzata da tosse (71%) e dispnea ingravescente (61%); occasionalmente possono coesistere febbre (10%), calo ponderale (16%), dolore toracico (6%) e artralgie

Esame obiettivo — Nella maggior parte dei pazienti sono apprezzabili rantoli crepitanti. Possono essere presenti adenopatie periferiche e/o splenomegalia. Raramente si osserva ippocratismo digitale (<10%)

Funzionalità respiratoria — L'alterazione funzionale più frequente è una sindrome restrittiva associata a deficit della D_LCO

ANATOMIA PATOLOGICA

Lesioni elementari — Le alterazioni anatomopatologiche caratteristiche sono:

- Intenso infiltrato interstiziale costituito da piccoli linfociti e plasmacellule, diffuso nei setti interalveolari o a distribuzione linfatica
- Sono spesso presenti follicoli linfoidi (✿) con centri germinativi, di solito a distribuzione linfatica

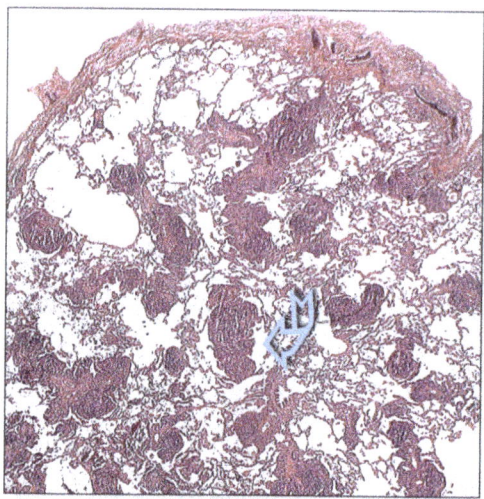
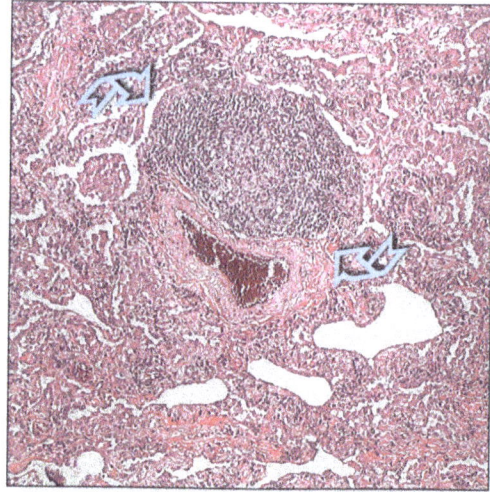

La proliferazione linfoide è policlonale, spesso con un numero significativo di cellule T

Si possono associare immagini di desquamazione macrofagica e focolai di organizzazione fibroblastica endoalveolare, così come fibrosi interstiziale e granulomi non necrotizzanti

Distribuzione Peribronchiolare, linfatica o diffusa

Diagnosi differenziali Diagnosi differenziali anatomopatologiche:

- Linfoma MALT, linfoma a piccoli linfociti: infiltrato denso e monomorfo con distruzione dell'architettura polmonare, infiltrazione pleurica, linfonodale e cartilaginea. La proliferazione linfoide è monoclonale. Nel MALT sono presenti complessi linfoepiteliali
- Iperplasia linfoide nodulare: la lesione è localizzata e non diffusa; l'infiltrato linfoide prevale attorno alle vie aeree e lungo quelle linfatiche con centri germinativi più numerosi e prominenti
- AAE subacuta: infiltrato meno intenso, distribuzione peribronchiolare, microgranulomi mal formati, bronchiolite obliterante
- NSIP cellulata: l'infiltrato è meno denso e diffuso; rari i follicoli linfoidi con centri germinativi

La LIP appartiene a un gruppo di lesioni proliferative linfoidi del polmone di cui fanno parte la bronchiolite follicolare, l'iperplasia linfoide nodulare e i linfomi a basso grado. Alcuni casi inizialmente inquadrati come LIP sono stati successivamente riclassificati come linfomi a basso grado

American Thoracic Society/European Respiratory Society International Multidisciplinary Consensus Classification of the Idiopathic Interstitial Pneumonias. Am J Respir Crit Care Med 2002, 165: 277

ALTA RISOLUZIONE - HRTC

Lesioni elementari Alterazioni radiologiche preminenti:

- Noduli centrolobulari di dimensioni millimetriche a bassa densità e a margini sfumati (▷)
- Noduli subpleurici e perilobulari a margini netti e di maggiore densità (⇨) (86%)

Johkoh T. Lymphocytic interstitial pneumonia: thin-section CT findings in 22 patients. Radiology 1999, 212: 567

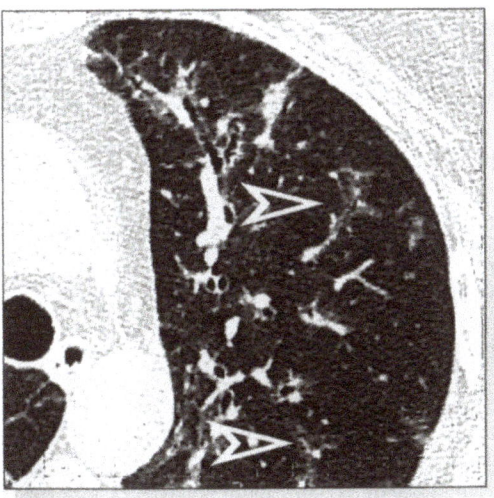
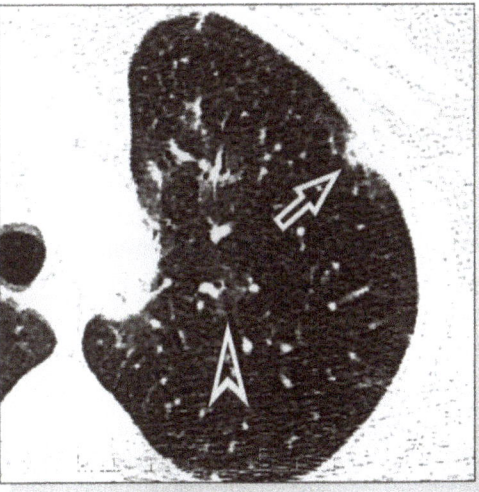

Distribuzione Diffusa, omogenea

 Omogeneamente distribuita

 Senza predilezione di sede o con tendenza medio-basale

 Il volume polmonare è normale

Altri segni

Altre manifestazioni radiologiche
- Ground-glass (⇒)(70-100%)
- Ispessimento nodulare dell'interstizio peribroncovasale e perilobulare (80%)
- Cisti a pareti sottili con diametro variabile da 1 a 3 centimetri (60-80%)
- Addensamenti parenchimali a chiazze (✏)(20-40%)
- Adenopatie mediastiniche, specie nei pazienti con AIDS (70%)

Ichikawa Y. Lung cyst formation in lymphocytic interstitial pneumonia: CT features. J Comput Assist Tomogr 1994, 18: 745

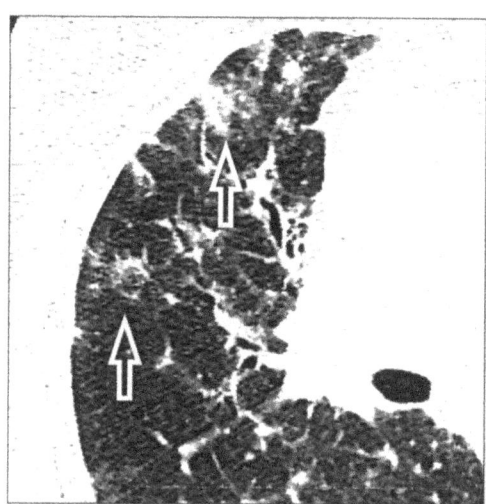
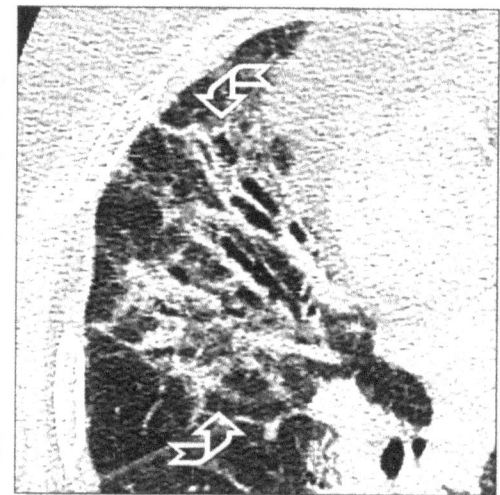

Diagnosi differenziali

Diagnosi differenziali radiologiche:
- Bronchiolite follicolare: noduli esclusivamente centrolobulari; si tratta di una proliferazione di follicoli linfatici elettivamente in rapporto con bronchi e bronchioli, cioè un'iperplasia del BALT (Bronchus-Associated Lymphoid Tissue)
- RB-ILD: predilige le regioni medio-superiori; solo noduli centrolobulari sfumati
- AAE subacuta: non c'è ispessimento dell'interstizio peribroncovasale e perilobulare e i linfonodi sono normali
- Istiocitosi X iniziale: noduli a densità elevata, eventualmente escavati; rari gli addensamenti e il vetro smerigliato
- Sarcoidosi granulomatosa: noduli elettivamente peribroncovasali e subpleurici, a margini netti e di buona densità; regioni polmonari medio-superiori

Howling SJ. Follicular bronchiolitis: thin-section CT and histologic findings. Radiology 1999, 212: 637

EVOLUZIONE e COMPLICANZE

Malattie concomitanti

La LIP può essere presente sia in forma isolata che associata ad altre patologie quali artrite reumatoide, sindrome di Sjögren, malattia di Hashimoto, anemia perniciosa, epatite cronica attiva, lupus eritematoso sistemico, anemia emolitica autoimmune, cirrosi biliare primitiva, miastenia grave, ipogammaglobulinemia e immunodeficienze in genere (in particolare nei bambini affetti da AIDS). Quando coesistano altre patologie, la LIP deve essere considerata secondaria

Evoluzione clinica

In più di un terzo dei pazienti la malattia progredisce verso la fibrosi, anche se sono state segnalate remissioni spontanee in seguito a trattamento steroideo o immunosoppressivo. Alcuni casi evolvono in linfoma conclamato (5%); questo può accadere anche a distanza di anni dalla diagnosi. I linfomi a partenza da una LIP hanno in genere una buona sopravvivenza

Evoluzione radiologica

Il quadro radiologico può migliorare o evolvere in senso peggiorativo con comparsa di honeycombing da fibrosi

Johkoh T. Lymphocytic interstitial pneumonia: follow-up CT findings in 14 patients. J Thorac Imaging 2000, 15: 162

LABORATORIO

Nel 75% dei casi possono essere presenti lieve anemia, disprotidemia con gammopatia policlonale o monoclonale (IgG o IgM)

DIAGNOSI NON INVASIVA

Non è possibile formulare una diagnosi di LIP senza utilizzare metodiche invasive

DIAGNOSI INVASIVA

La diagnosi di certezza necessita di biopsia polmonare chirurgica

Lavaggio broncoalveolare

Il BAL si caratterizza per la presenza di un'alveolite T linfocitaria ad alta intensità a prevalente fenotipo CD4+, senza caratteri di monoclonalità

Betsuyaku T. Establishing diagnosis of pulmonary malignant lymphoma by gene rearrangement analysis of lymphocytes in bronchoalveolar lavage fluid. Am J Respir Crit Care Med 1994, 149: 526

Metastasi

Definizione

L'interessamento metastatico del polmone è frequente. I tumori possono metastatizzare al polmone per contiguità, per via ematica e per via linfatica. In questo capitolo tratteremo le metastasi ematogene che si manifestano in forma di uno o più noduli a livello del parenchima polmonare

Qualsiasi neoplasia può metastatizzare al polmone, ma ciò si verifica più frequentemente in quelle riccamente vascolarizzate e/o che hanno rapporti diretti con il sistema venoso sistemico (carcinoma renale, sarcomi ossei e tumori embriogenetici)

DEMOGRAPHICS

Eziopatogenesi

Il destino degli emboli tumorali dipende da numerose variabili quali le reazioni infiammatoria e immunologica locali, la rapidità di formazione del trombo, la vitalità delle cellule tumorali in ambiente diverso e l'effetto del trauma embolico su di esse. In caso di sopravvivenza, il destino delle cellule tumorali è di proliferare nel parenchima adiacente

In genere, le metastasi sono di dimensioni così piccole da non causare infarto polmonare

Epidemiologia

Il reperto radiologico di multiple opacità rotondeggianti nel polmone è ascrivibile a malattia metastatica nell'84-98% dei casi (in particolare da carcinoma del testicolo, ovaio, rene, mammella, melanoma, sarcoma). Viceversa, la probabilità che un nodulo polmonare isolato sia di natura metastatica è solo del 2-10% (in particolare da carcinoma del colon, rene, mammella, testicoli, sarcomi e melanomi)

Mentre il reperto di un nodulo polmonare solitario in paziente affetto da sarcoma ad alto grado di malignità o da melanoma invasivo è più probabilmente una metastasi, lo stesso nodulo in uno affetto da carcinoma squamoso dell'orofaringe è più probabilmente un secondo primitivo

Fattori di rischio

Malattia neoplastica a carico di qualsiasi organo o apparato. L'80-90% dei pazienti con metastasi polmonari multiple ha un'anamnesi positiva per neoplasie extrapolmonari

I dati riportati in letteratura relativamente alla prognosi delle lesioni nodulari multiple variano in relazione alla prevalenza delle granulomatosi infettive nell'ambito delle diverse casistiche

CLINICA

Anamnesi

I pazienti con metastasi polmonari multiple sono in genere asintomatici. Possono essere però presenti: 1. tosse, emoftoe o respiro sibilante in caso di estensione della malattia all'albero tracheobronchiale; 2. dolore toracico in caso d'interessamento pleurico; 3. dispnea in caso di metastasi numerose e voluminose; 4. segni e sintomi di tipo tromboembolico in caso di embolizzazione neoplastica massiva

Esame obiettivo

Negativo tranne nei casi in cui è presente interessamento pleurico. In caso di sindrome paraneoplastica possono essere presenti i relativi segni e sintomi (dita a bacchetta di tamburo, unghie a vetrino di orologio, ginecomastia monolaterale, ecc.)

Funzionalità respiratoria

Le prove di funzionalità respiratoria sono normali e solo in casi di lesioni molto diffuse può essere presente una sindrome restrittiva

Libshitz HI. Pulmonary metastases. Radiol Clin North Am 1982, 20: 437

ANATOMIA PATOLOGICA

Lesioni elementari

Le alterazioni anatomopatologiche sono le seguenti:
- Lesioni nodulari, singole o multiple, spesso a margini netti, talora in rapporto a strutture vascolari
- Sia la morfologia che le caratteristiche immunoistochimiche sono quelle del tumore primitivo

Ad esempio:
- Metastasi da carcinoma della mammella: positività per recettori estroprogestinici (✥) e GCD-FP15 (gross cystic disease fluid protein 15) e negatività per TTF-1
- Metastasi da carcinoma del colon: positività per CDX-2 (➢) e citocheratina 20 e negatività per citocheratina 7 e TTF-1. Alla periferia dei noduli, la neoplasia può assumere un modello di crescita di tipo bronchioloalveolare ("lepidico") simulando il BAC mucinoso
- Metastasi da carcinoma del rene: positività per vimentina e citocheratina e negatività per TTF-1. Le metastasi da carcinoma renale possono giungere al polmone sia per via ematica che linfatica e localizzarsi anche in sede endobronchiale; esse vanno poste in diagnosi differenziale con neoplasie polmonari primitive quali il carcinoma a grandi cellule, varietà a cellule chiare, e il tumore a cellule chiare (cosiddetto "sugar tumor", benigno)
- Metastasi da melanoma: positività per S-100 e HMB-45 e negatività per citocheratina (nella maggior parte dei casi) e TTF-1. Anche queste lesioni possono localizzarsi in sede endobronchiale

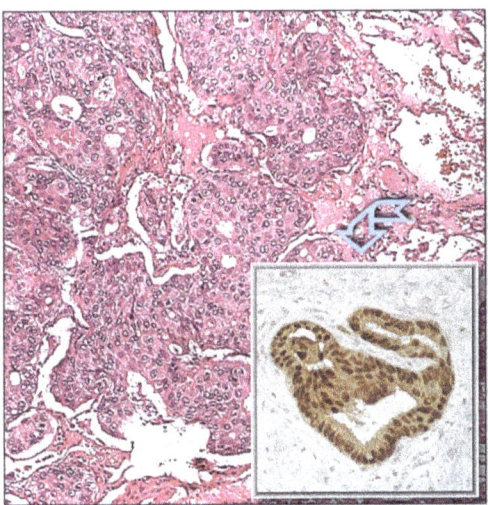
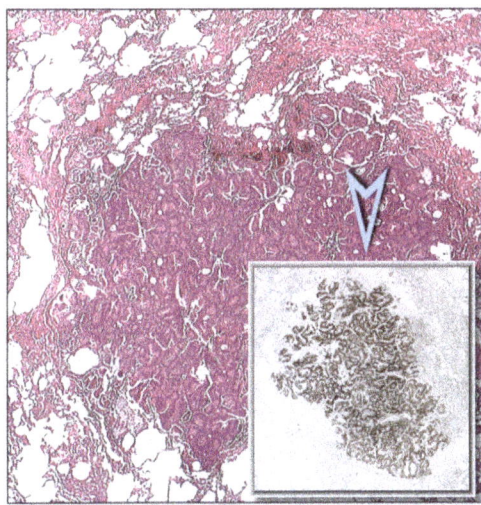

✓ Le neoplasie squamose, primitive o secondarie, vanno incontro a cavitazione più frequentemente di altre

Distribuzione

Random

Barbareschi M. CDX-2 homeobox gene expression is a reliable marker of colorectal adenocarcinoma metastases to the lungs. Am J Surg Pathol 2003, 27: 141

Gaffey MJ. Clear cell tumor of the lung. Immunohistochemical and ultrastructural evidence of melanogenesis. Am J Surg Pathol 1991, 15: 644

Metastasi

Diagnosi differenziali

Diagnosi differenziali anatomopatologiche:
- Neoplasia polmonare primitiva: in caso di neoplasia maligna extrapolmonare nota al momento della biopsia, è auspicabile il confronto della lesione polmonare con la neoplasia primitiva; in assenza di primitività nota, per identificare la sede d'origine della metastasi si può ricorrere all'immunoistochimica, alla microscopia elettronica e alla biologia molecolare
- Carcinoma squamoso primitivo o secondario: le metastasi da carcinoma squamoso (cervice uterina, distretto orocervicale) sono relativamente rare e in presenza di questo istotipo è più probabile che si tratti di una primitività polmonare

ALTA RISOLUZIONE - H R T C

Lesioni elementari

Segni radiologici di base:
- Noduli a margini netti, spesso di diametro variabile da micronoduli a grandi opacità
- I noduli hanno densità solida omogenea, ma talora sono escavati (▷)(cheerios pattern) o calcifici

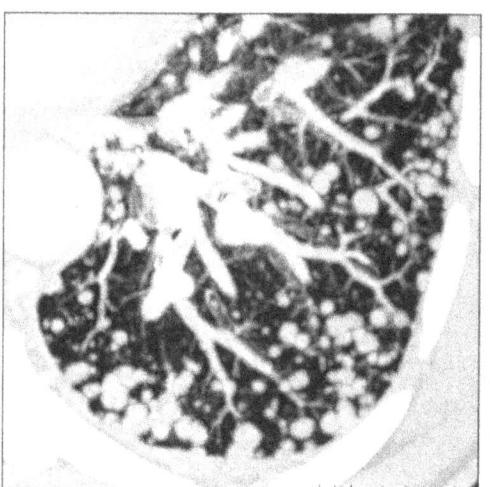
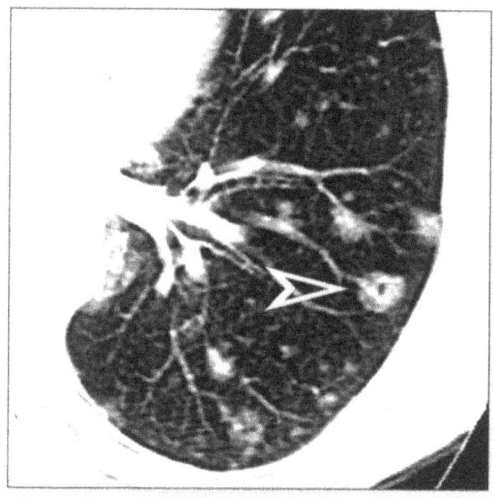

✓ Può esserci un rapporto stretto tra i noduli e le diramazioni vascolari periferiche, a testimonianza della **genesi ematogena delle lesioni** (feeding vessel sign)

📖 Murata K. Pulmonary metastatic nodules: CT-pathologic correlation. Radiology 1992, 182: 331

Remy-Jardin M. Diffuse infiltrative lung disease: clinical value of sliding-thin-slab maximum intensity projection CT scans in the detection of mild micronodular patterns. Radiology 1996, 200: 333

Il diametro non uniforme delle lesioni testimonia il loro arrivo al polmone in poussées successive

L'iperdiafania intranodulare realizza un aspetto caratteristico definito anche "cheerios pattern" poiché simile ai "biscotti col buco". L'escavazione deve far sospettare un carcinoma squamoso del capo-collo, cervice uterina, vescica o, meno frequentemente, un adenocarcinoma (in particolare gastrointestinale) o un sarcoma

Le calcificazioni fanno pensare a osteosarcoma, condrosarcoma, carcinoma papillifero della tiroide, tumore a cellule giganti dell'osso, sarcoma sinoviale, metastasi trattate, adenocarcinoma mucinoso gastrointestinale o della mammella

Distribuzione

Bilaterale, spesso simmetrica, random

◀▶ Iniziale prevalenza in sede mantellare

◆ Specie alle basi

Il volume polmonare è normale

Altri segni

Altre caratteristiche non costanti:
- Adenopatie mediastiniche (⇒)
- Linfangite carcinomatosa (□ LC)
- Neoplasia primitiva in ambito toracico (↯)

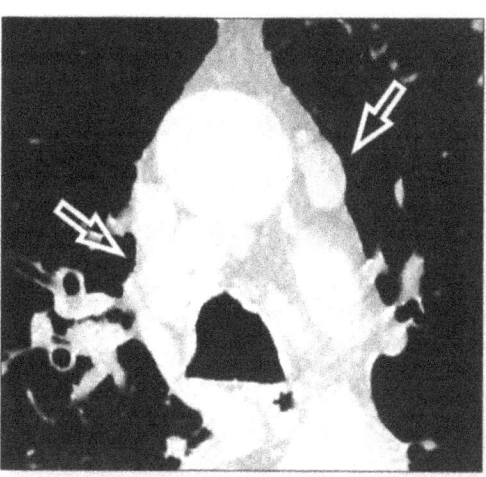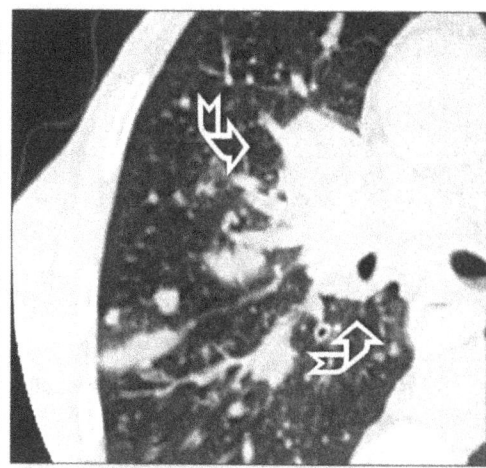

Davis SD. CT evaluation for pulmonary metastases in patients with extrathoracic malignancy. Radiology 1991, 180: 1
Seo JB. Atypical pulmonary metastases: spectrum of radiologic findings. Radiographics 2001, 21: 403

Diagnosi differenziali

Diagnosi differenziali radiologiche:
- TB miliare: micronoduli di dimensioni miliariformi, comunque omogenee, senza prevalenza basale
- Istiocitosi X iniziale: i noduli sono centrolobulari e prevalgono alle regioni polmonari superiori
- Emboli settici: più frequente l'escavazione; eventuale associazione di opacità infartuali periferiche
- BAC "cistico": addensamenti spesso periferici e basali e aree di ground-glass a chiazze o nodulari

EVOLUZIONE e COMPLICANZE

Malattie concomitanti

Metastasi escavate a sede periferica subpleurica si possono rompere nel cavo pleurico con conseguente pneumotorace e disseminazione neoplastica

Evoluzione clinica

La prognosi è infausta. Sono stati descritti casi di remissione completa delle metastasi dopo rimozione del tumore primitivo (carcinoma renale o corioncarcinoma)

Evoluzione radiologica

Col progredire della malattia le lesioni aumentano di numero e di dimensioni estendendosi progressivamente

LABORATORIO

Nello sputo possono essere presenti cellule neoplastiche (35-50%). Nel siero è spesso rilevabile un aumento dei marker neoplastici indicativi della sede del tumore primitivo

DIAGNOSI NON INVASIVA

Nell'opportuno contesto clinico (presenza di tumore primitivo conosciuto), il reperto di cellule neoplastiche nell'escreato di un paziente con noduli polmonari multipli è diagnostico

DIAGNOSI INVASIVA

In caso di citologia negativa, è necessaria una diagnosi istologica che può essere ottenuta (a seconda delle dimensioni e della sede delle opacità) tramite biopsia polmonare transbronchiale o transtoracica TC guidata. Nei casi in cui tali metodiche non risultino diagnostiche, rimane la biopsia polmonare chirurgica

Lavaggio broncoalveolare

Il BAL può essere utile nella diagnosi di tumori periferici (non visibili endoscopicamente); la sua resa diagnostica è del 65-70%

Linder J. Bronchoalveolar lavage in the cytologic diagnosis of carcinoma of the lung. Acta Cytol 1987, 31: 796

Respiratory Bronchiolitis-Interstitial Lung Disease

Definizione
La Respiratory Bronchiolitis-Interstitial Lung Disease (RB-ILD) è una malattia fumo-correlata in cui un quadro di bronchiolite respiratoria cronica si associa a un'alterazione dell'interstizio polmonare

 Bronchiolite Respiratoria–Malattia Interstiziale Polmonare, Bronchiolite del fumatore

DEMOGRAPHICS

Eziopatogenesi
I soggetti colpiti rappresentano probabilmente un subset di individui con uno stadio più grave della semplice bronchiolite respiratoria, alterazione patologica comune nei fumatori

Epidemiologia
La malattia colpisce individui nella quarta-quinta decade di vita con un'anamnesi positiva per abitudine tabagica di almeno 30 pacchi/anno. Il sesso maschile è più frequentemente colpito (2:1)

Fattori di rischio
Fumo di sigaretta

CLINICA

Anamnesi
I sintomi più comuni sono la tosse e la dispnea, in genere di lieve entità. Il reperto di ippocratismo digitale è raro

Esame obiettivo
Sono presenti rantoli crepitanti

Funzionalità respiratoria
I test funzionali respiratori possono essere normali; talora sono presenti una sindrome mista restrittiva-ostruttiva e una lieve riduzione della $D_L CO$. È stato descritto un aumento isolato del volume residuo

 American Thoracic Society/European Respiratory Society International Multidisciplinary Consensus Classification of the Idiopathic Interstitial Pneumonias. Am J Respir Crit Care Med 2002, 165: 277

ANATOMIA PATOLOGICA

Lesioni elementari
Le alterazioni anatomopatologiche sono le seguenti:
- Accumulo multifocale di macrofagi pigmentati nei bronchioli respiratori e negli alveoli circostanti (⇒). Il pigmento citoplasmatico è bruno e finemente granulare (▷)
- Le vie aeree possono mostrare lieve fibrosi, minima flogosi cronica parietale e metaplasia a cellule caliciformi degli epiteli bronchiolari (↻)
- I setti interalveolari peribronchiolari sono talora lievemente ispessiti e rivestiti da epitelio bronchiolare (bronchiolizzazione); il parenchima interposto è sostanzialmente normale

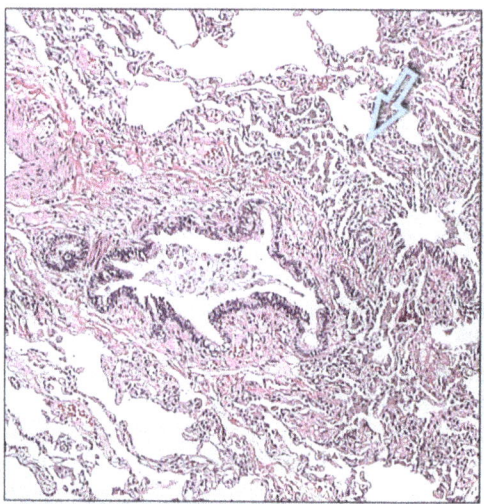
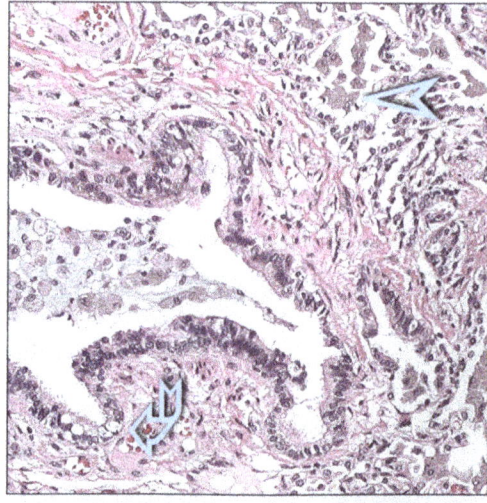

Distribuzione	Bronchiolocentrica
Diagnosi differenziali	Diagnosi differenziali anatomopatologiche:

- DIP: il processo è diffuso e la componente bronchiolare manca o è meno accentuata. I macrofagi formano aggregati meno compatti. Anche l'ispessimento dei setti interalveolari non è limitato agli alveoli peribronchiolari, ma è diffuso
- Bronchiolite cellulata: manca la componente macrofagica e i setti peribronchiolari non sono ispessiti. L'infiltrato infiammatorio nella parete dei bronchioli è più intenso
- Bronchiolite da asbesto: la fibrosi è più marcata e coinvolge bronchioli respiratori e, soprattutto, dotti alveolari. Sono presenti corpi dell'asbesto
- Emorragia endoalveolare: non c'è bronchiolite; la lesione è diffusa e non focale peribronchiolare. I granuli di emosiderina all'interno dei macrofagi sono grossolani
- Istiocitosi X: cicatrici a bordi stellati e cisti contenenti cellule di Langerhans ed altri elementi infiammatori (NB: Istiocitosi X e RB-ILD sono entrambe lesioni da fumo e possono coesistere!)
- AAE subacuta: infiltrato interstiziale linfoplasmacellulare intenso; microgranulomi mal formati

 American Thoracic Society/European Respiratory Society International Multidisciplinary Consensus Classification of the Idiopathic Interstitial Pneumonias. Am J Respir Crit Care Med 2002, 165: 277

Yousem SA. Respiratory bronchiolitis-associated interstitial lung disease and its relationship to desquamative interstitial pneumonia. Mayo Clin Proc 1989, 64: 1373

ALTA RISOLUZIONE - HRTC

Lesioni elementari   La presentazione radiologica della malattia è la seguente:

- Micronoduli centrolobulari a bassa densità, margini poco definiti, con diametro di 3-5 mm (✎)

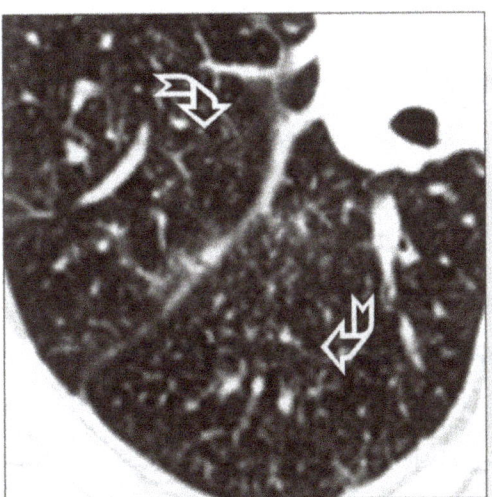
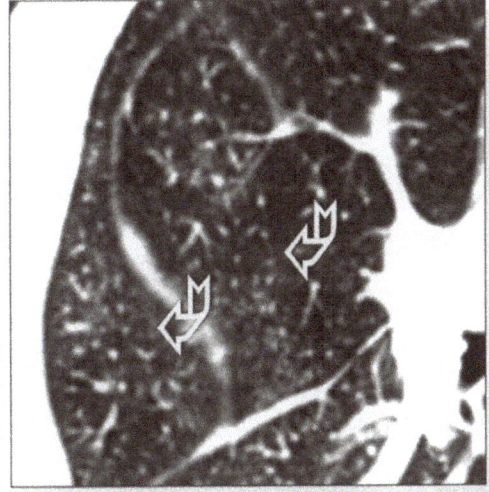

Distribuzione	Bilaterale, a chiazze
	Random
	Regioni polmonari superiori e medie
	Il volume polmonare è normale
	Heyneman LE. Respiratory bronchiolitis, respiratory bronchiolitis-associated interstitial lung disease, and desquamative interstitial pneumonia: different entities or part of the spectrum of the same disease process? AJR Am J Roentgenol 1999, 173: 1617

RB-ILD

Altri segni

Altre caratteristiche radiologiche:
- Ground-glass: a chiazze ai campi medio-superiori (⇒) (85%)
- Ispessimento delle pareti bronchiali (▷) (94%)
- Enfisema centrolobulare (50%)
- Pattern reticolare intralobulare (raro)

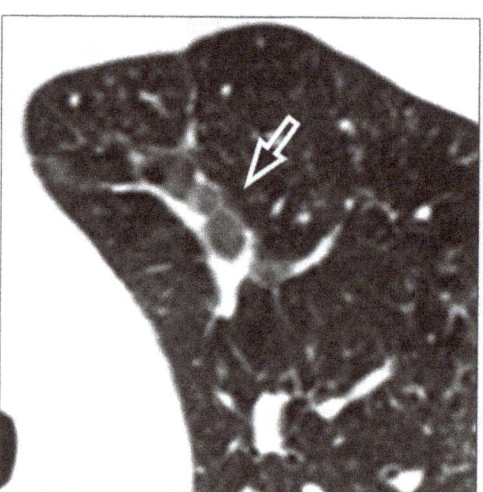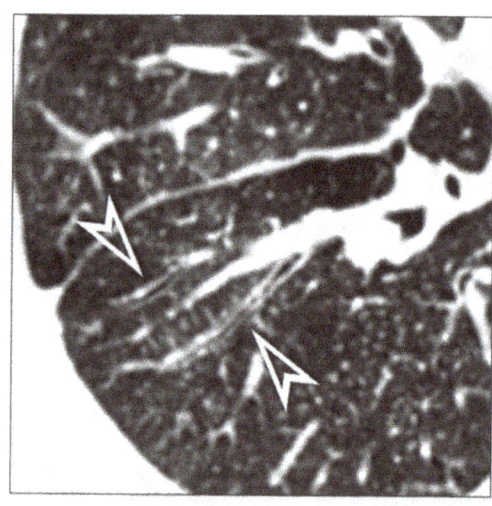

Holt RM. High resolution CT in respiratory bronchiolitis-associated interstitial lung disease. J Comput Assist Tomogr 1993, 17: 46

Park JS. Respiratory bronchiolitis-associated interstitial lung disease: radiologic features with clinical and pathologic correlation. J Comput Assist Tomogr 2002, 26: 13

Diagnosi differenziali

Diagnosi differenziali radiologiche:
- RB: è la forma asintomatica della RB-ILD, dunque le alterazioni sono simili anche se generalmente limitate ai noduli e al ground-glass
- AAE subacuta: possibile prevalenza medio-inferiore; frequente associazione di oligoemia con air trapping
- LIP: possibile localizzazione medio-inferiore. Noduli anche subpleurici e perilobulari a margini netti, eventuali addensamenti parenchimali. Lesioni cistiche associate

Remy-Jardin M. Morphologic effects of cigarette smoking on airways and pulmonary parenchyma in healthy adult volunteers: CT evaluation and correlation with pulmonary function tests. Radiology 1993, 186: 107

EVOLUZIONE e COMPLICANZE

Malattie concomitanti

La malattia può associarsi ad altre patologie fumo-correlate, tipicamente l'enfisema centrolobulare. Non è chiaro se la RB-ILD rappresenti anche uno stadio precoce della polmonite interstiziale desquamativa (DIP) che colpisce anch'essa i fumatori e con la quale presenta analogie istopatologiche (⌘ DIP).

Evoluzione clinica

La maggior parte dei pazienti migliora con la cessazione dell'abitudine tabagica. Non è descritta evoluzione verso la fibrosi polmonare diffusa

Evoluzione radiologica

Le lesioni possono regredire completamente o al contrario aumentare in rapporto alla mancata sospensione dell'abitudine tabagica

Remy-Jardin M. Longitudinal follow-up study of smoker's lung with thin-section CT in correlation with pulmonary function tests. Radiology 2002, 222: 261

LABORATORIO

Gli esami di laboratorio non sono né specifici né di ausilio diagnostico

DIAGNOSI NON INVASIVA

È possibile sospettare la diagnosi di RB-ILD in presenza di anamnesi positiva per abitudine tabagica in un contesto clinico-radiologico adeguato

DIAGNOSI INVASIVA

La conferma diagnostica è possibile solo con la biopsia chirurgica che è indispensabile anche per la diagnosi differenziale con altre pneumopatie infiltrative diffuse, in particolare le forme idiopatiche (NSIP, DIP). La biopsia transbronchiale non fornisce elementi utili alla diagnosi

Lavaggio broncoalveolare

A livello del BAL sono presenti numerosi macrofagi alveolari con inclusioni caratteristiche bronzo-dorate e antracotiche indistinguibili da quelle riscontrabili nei fumatori. In assenza di questo reperto, la diagnosi di RB-ILD è poco probabile. Può essere presente anche un lieve aumento dei polimorfonucleati neutrofili

Nagai S. Classification and recent advances in idiopathic interstitial pneumonia. Curr Opin Pulm Med 1998, 4: 256

Sarcoidosi

Definizione

La sarcoidosi è una malattia granulomatosa multisistemica a eziologia sconosciuta, caratterizzata dalla presenza di granulomi epitelioidi non necrotizzanti a livello degli organi colpiti

DEMOGRAPHICS

Eziopatogenesi

L'eziologia è sconosciuta. Si ipotizza che la malattia insorga in seguito all'esposizione ad agenti specifici (propionobatteri e micobatteri) in soggetti geneticamente predisposti

L'ipotesi patogenetica è supportata dal riscontro di un'attivazione e proliferazione T linfocitaria (Th1) in corso di malattia e dall'utilizzo preferenziale (oligoclonale) di determinate zone variabili del recettore dei linfociti (T cell receptor)

Epidemiologia

La sarcoidosi colpisce soprattutto adulti di età inferiore ai 40 anni (con un picco tra i 20 e i 30) con una prevalenza di circa 10-20 soggetti per 100.000 abitanti. È una malattia diffusa in tutto il mondo, che interessa entrambi i sessi; sono descritti casi familiari

Fattori di rischio

La malattia è 3-4 volte più frequente e grave nella razza nera americana rispetto alla bianca. Ne risultano più spesso colpiti i non fumatori; sembrerebbe anche più frequente in alcune classi di lavoratori quali infermieri, vigili del fuoco e addetti al trasporto su aliscafi, anche se una ragione di queste peculiarità di prevalenza potrebbero essere i maggiori controlli cui per legge tali lavoratori devono sottoporsi

CLINICA

Anamnesi e clinica

L'interessamento polmonare è frequente (90%). Nel 50% dei casi la malattia costituisce un reperto occasionale. I sintomi prevalenti sono: tosse secca, dispnea e dolore toracico (30-50%). Sintomi sistemici quali debolezza, affaticamento, febbricola, poliartralgie e calo di peso sono presenti nel 30% dei casi. Rari i sintomi da coinvolgimento di altri organi: cute (20%), occhio (20%), SNC (5%), ecc.

Una sintomatologia acuta caratterizzata da eritema nodoso e artralgie in un giovane adulto con adenopatie mediastiniche radiologicamente evidenti è fortemente suggestiva per sarcoidosi (sindrome di Löfgren)

Esame obiettivo

L'obiettività polmonare è nella maggior parte dei casi negativa; raramente si auscultano rantoli crepitanti

Funzionalità respiratoria

La D_LCO è precocemente alterata, mentre i volumi polmonari sono spesso normali. Successivamente può comparire una sindrome restrittiva; in alcuni pazienti c'è broncocostrizione non reversibile

La broncoostruzione può essere causata da localizzazioni endobronchiali o dalla compressione esercitata dai granulomi presenti nel tessuto linfatico peribronchiale

Statement on sarcoidosis. Joint Statement of the American Thoracic Society (ATS), the European Respiratory Society (ERS) and the World Association of Sarcoidosis and Other Granulomatous Disorders (WASOG). Am J Respir Crit Care Med 1999, 160: 736

ANATOMIA PATOLOGICA

Lesioni elementari

Le alterazioni anatomopatologiche sono le seguenti:
- Granulomi multipli non necrotizzanti giganto-cellulari (✋) a distribuzione linfatica (lungo i fasci broncovascolari, i setti interlobulari e il connettivo subpleurico)
- I granulomi sono costituiti da aggregati compatti ben formati d'istiociti epitelioidi, rari linfociti e cellule giganti multinucleate, talora con inclusioni citoplasmatiche (corpi di Schaumann, corpi asteroidi, corpi di Hamazaki-Wesenberg). Spesso i granulomi si fondono tra loro e tendono a essere circondati da fibrosi ialina

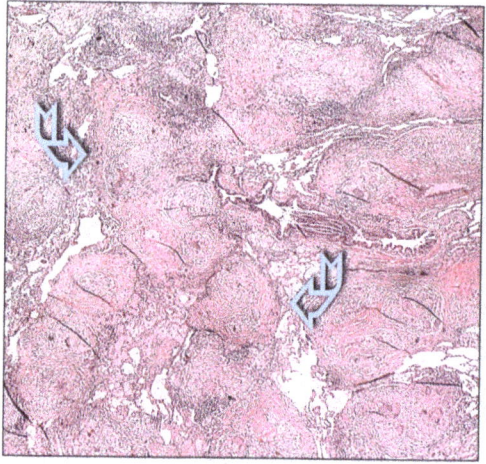
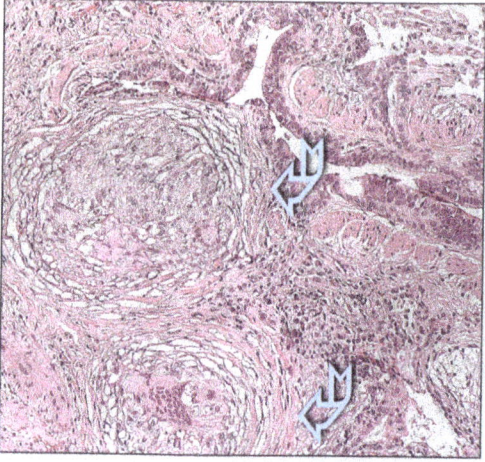

Talvolta i granulomi contengono piccole aree di necrosi coagulativa o degenerazione fibrinoide. L'infiltrato infiammatorio interstiziale è di lieve entità. Può associarsi vasculite granulomatosa o linfo-plasmacellulare

Distribuzione

 Distribuzione linfatica (lungo il fascio broncovascolare, i setti interlobulari e subpleurica)

Lungo le vie aeree, i granulomi sono spesso localizzati nella lamina propria della mucosa e nel connettivo sottomucoso e sono dunque facilmente accessibili alla biopsia in corso di broncoscopia

Diagnosi differenziali

Diagnosi differenziali anatomopatologiche:
- AAE subacuta: i granulomi sono costituiti da piccoli aggregati di macrofagi epitelioidi nei setti interalveolari e nell'interstizio peribronchiolare (granulomi mal formati), associati a intenso infiltrato infiammatorio
- Infezioni da micobatteri e da miceti: granulomi necrotizzanti a distribuzione casuale, talora bronchiolocentrica, associati a infiltrato infiammatorio; positiva la ricerca di bacilli alcool-acido resistenti e di miceti
- Berilliosi cronica: istologicamente indistinguibile dalla sarcoidosi. Esposizione anamnestica al berillio

 Cheung OY. Surgical pathology of granulomatous interstitial pneumonia. Ann Diagn Pathol 2003, 7: 127

Statement on sarcoidosis. Joint Statement of the American Thoracic Society (ATS), the European Respiratory Society (ERS) and the World Association of Sarcoidosis and Other Granulomatous Disorders (WASOG). Am J Respir Crit Care Med 1999, 160: 736

ALTA RISOLUZIONE - HRTC

Lesioni elementari

Segni radiologici di base:
- Noduli di dimensioni millimetriche a margini netti, da ricercare lungo le pareti dei bronchi, il profilo dei vasi (✋), la limitante periferica del polmone e in corrispondenza delle scissure (▷) (avidi di pleura)

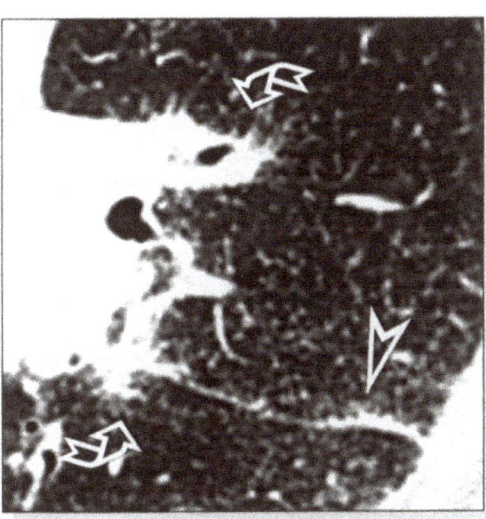 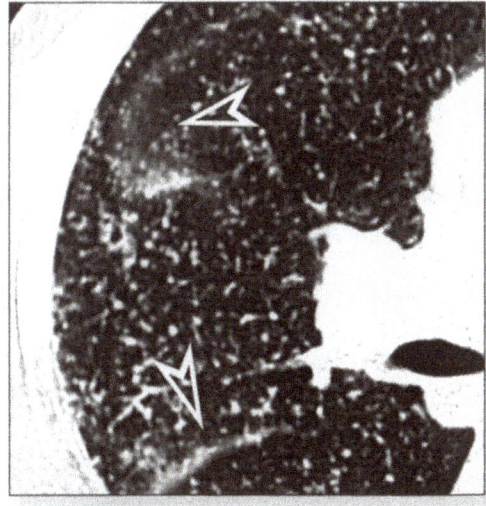

Distribuzione

 Bilaterale a chiazze

 Regioni iloperiilari dorsali e subpleuriche

 Campi polmonari medio-superiori (2/3 dei casi)

Brauner MW. Pulmonary sarcoidosis: evaluation with high-resolution CT. Radiology 1989, 172: 467

 Il volume polmonare è normale

Sarcoidosi granulomatosa

Altri segni

Altre caratteristiche non costanti:
- Adenopatie ilo-mediastiniche (⇒)
- Pseudoplacche: piccole opacità allungate con maggior asse parallelo alla marginocostale alla quale sono adese
- Ground-glass: a chiazze disomogenee e finemente granulari con piccoli bronchi e vasi visibili nel contesto (▷)
- Opacità rotondeggianti: dense, a margini netti e contorni irregolari, sino ad alcuni centimetri di diametro, con corona di micronoduli satelliti (galaxy sign) (15-25%) (● Grandii opacità rotondeggianti)
- Addensamenti parenchimali: bilaterali e simmetrici con aspetto di tralci opachi che s'irraggiano dalle iloparailari e spesso contengono bronchi pervi, ma assottigliati; segni di distorsione dell'architettura polmonare
- Air trapping: spesso lobulare, ma anche più vasto con aspetti di oligoemia a mosaico (frequente)

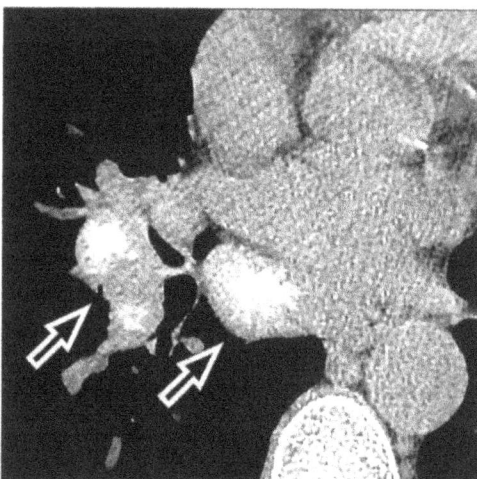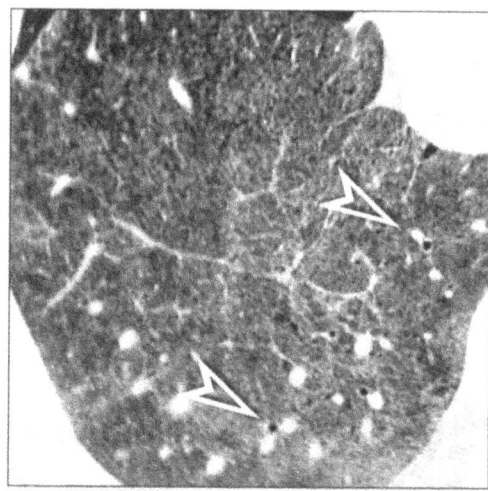

Le adenopatie sono bilaterali, simmetriche, non solo ilari, ma anche in paratracheale destra, nella sottocarenale e nella finestra aorto-polmonare; possono contenere calcificazioni a spruzzo

Gli addensamenti parenchimali e le opacità rotondeggianti con galaxy sign sono dovuti alla confluenza di granulomi; anche le pseudoplacche rappresentano agglomerati precoci di granulomi nelle regioni sottopleuriche

Il ground-glass è dovuto a una miriade di granulomi di dimensioni ai limiti del potere di risoluzione della TC. I granulomi strategicamente disposti a livello di piccole vie aeree possono causare air trapping lobulare o un'oligoemia a mosaico di dimensioni maggiori

Chiles C. Imaging features of thoracic sarcoidosis. Semin Roentgenol 2002, 37: 82
Gleeson FV. Evidence of expiratory CT scans of small-airway obstruction in sarcoidosis. AJR Am J Roentgenol 1996, 166: 1052
Johkoh T. CT findings in "pseudoalveolar" sarcoidosis. J Comput Assist Tomogr 1992, 16: 904
Nishimura K. Pulmonary sarcoidosis: correlation of CT and histopathologic findings. Radiology 1993, 189: 105

Diagnosi differenziali

Diagnosi differenziali radiologiche:
- LC: i noduli sono solo d'accompagnamento a un evidente coinvolgimento reticolare
- Silicosi: i noduli non presentano un'elettiva predilezione per le regioni subpleuriche; gli addensamenti estesi sono una manifestazione tardiva di malattia e non contengono broncogramma aereo. Il ground-glass è assente
- LIP: di solito presenti anche noduli centrolobulari di dimensioni millimetriche a bassa densità e a margini sfumati e possibili cisti a pareti sottili; prevalenza nelle regioni medio-inferiori

EVOLUZIONE e COMPLICANZE

Malattie concomitanti

Sono state descritte associazioni tra sarcoidosi e neoplasie, malattie linfoproliferative e connettiviti senza che si sia chiarito un nesso patogenetico fra loro

Evoluzione clinica

La malattia guarisce spontaneamente in circa il 70% dei casi; la sindrome di Löfgren, tipicamente, ha un'alta probabilità di remissione spontanea per cui non va trattata, ma solo monitorata nel tempo. Nei soggetti in cui la malattia cronicizza o progredisce si può giungere a un quadro di fibrosi (☐ Sarcoidosi fibrosante). L'eritema nodoso e le manifestazioni infiammatorie acute (febbre e poliartralgie) sono fattori prognostici positivi, mentre il lupus pernio, l'uveite cronica, l'ipercalcemia, la nefrocalcinosi, lesioni cistiche ossee, l'interessamento del sistema nervoso e la progressione della malattia polmonare sono fattori prognostici negativi. La malattia può recidivare nel 16-74% dei casi trattati se il trattamento steroideo viene ridotto o sospeso. Il 10-20% dei pazienti sviluppa danno d'organo irreversibile (a livello polmonare, evoluzione fibrosa). La mortalità è circa dell'1%, ed è in relazione all'interessamento cardiaco o del sistema nervoso centrale o all'insufficienza respiratoria

Evoluzione radiologica

I noduli possono ridursi di numero o la malattia può cronicizzarsi e comparire segni di fibrosi parenchimale (☐ Sarcoidosi fibrosante)

Abehsera M. Sarcoidosis with pulmonary fibrosis: CT patterns and correlation with pulmonary function. AJR Am J Roentgenol 2000, 174: 1751

LABORATORIO

Si possono riscontrare: leucopenia (5-10%), eosinofilia (25%), ipergammaglobulinemia (30-80%), ipercalcemia (10%) e ipercalciuria (30%); più raramente anemia e trombocitopenia. La VES è spesso elevata, anche se il suo valore non correla con l'attività di malattia. Nel 75% dei pazienti non trattati si riscontrano aumentati livelli sierici dell'enzima convertitore dell'angiotensina (ACE) il cui significato clinico, però, è sconosciuto. Nel siero di pazienti con sarcoidosi è segnalato anche un aumento di lisozima e fosfatasi alcalina (30-45%). Nei due terzi dei pazienti l'intradermoreazione secondo Mantoux è negativa

Il riscontro di elevati livelli sierici di ACE non è di utilità diagnostica a causa della sua bassa specificità. Questo si può osservare, infatti, anche in corso di altre granulomatosi, pneumoconiosi, tubercolosi, malattia di Gaucher e ipertiroidismo

DIAGNOSI NON INVASIVA

La diagnosi di sarcoidosi si basa sulla presenza di un quadro clinico-radiologico compatibile e sull'esclusione di altre malattie granulomatose, soprattutto di natura infettiva (tubercolosi in primis); in presenza di un quadro clinico-radiologico suggestivo di malattia tipo sindrome di Löfgren (probabilità del 98%) si può evitare di ricorrere alle indagini invasive

DIAGNOSI INVASIVA

Le indagini bioptiche vanno eseguite nelle sedi più facilmente accessibili quali cute e sottocute, linfonodi superficiali, ghiandole lacrimali. Nel caso in cui ciò non sia possibile, si può procedere con fibrobroncoscopia e biopsia bronchiale (diagnostica nel 41-57% dei casi) e/o transbronchiale (diagnostica nel 40-90% dei casi). Come ultima opportunità si può ricorrere alla mediastinoscopia (diagnostica in oltre il 90% dei casi) o alla biopsia polmonare chirurgica (diagnostica in oltre il 90% dei casi)

L'eritema nodoso non deve essere considerato sede di biopsia cutanea perché a questo livello non sono presenti le lesioni granulomatose indispensabili per la conferma della diagnosi (l'eritema nodoso non va dunque mai biopsiato!)

Lavaggio broncoalveolare

Il sedimento del BAL è caratterizzato da un aumento della cellularità totale e della percentuale dei linfociti, anche se il reperto di linfocitosi non è né sensibile né specifico. I linfociti sono di fenotipo prevalente CD4+, per cui si riscontra un rapporto CD4/CD8 aumentato. Un rapporto CD4/CD8 >3.5 ha una specificità del 94%

Né l'entità della linfocitosi né la percentuale di attivazione di queste cellule hanno valore prognostico o possono orientare il trattamento

Poulter LW. The value of bronchoalveolar lavage in the diagnosis and prognosis of sarcoidosis. Eur Respir J 1990, 3: 943

Pneumoconiosi da silice

Definizione — Le pneumoconiosi sono un gruppo di malattie causate dall'inalazione cronica di alcune polveri inorganiche in grado di provocare danno polmonare. Si tratta di numerose affezioni morbose le più conosciute delle quali sono: silicosi (silice), pneumoconiosi dei lavoratori del carbone (carbone-silice), asbestosi (asbesto o amianto), talcosi (talco), siderosi (ferro), berilliosi (berillio), pneumoconiosi da metalli duri (cobalto, tungsteno). In questo capitolo tratteremo paradigmaticamente la silicosi

DEMOGRAPHICS

Eziopatogenesi — L'interazione tra silice e macrofagi costituisce il primum movens nell'ambito della patogenesi della malattia: i macrofagi si concentrano laddove avviene la deposizione delle polveri e si attivano producendo numerose citochine tra cui Tumor Necrosis Factor, Transforming Growth Factor-Beta, Interferone, Fibronectina e Interleuchina-1. Queste sostanze provocano l'accumulo di linfociti e di fibroblasti nelle sedi coinvolte. L'interazione tra le diverse componenti cellulari porta inizialmente ad una reazione granulomatosa che può evolvere verso la fibrosi polmonare

Epidemiologia — Sebbene non esistano dati precisi riguardo l'incidenza e prevalenza della malattia, non vi è dubbio che la silicosi sia stata la pneumoconiosi più frequente nell'ultimo quarto di secolo. Negli Stati Uniti, tra gli anni 1979-1991, la silicosi è stata riconosciuta causa primaria di morte in più di 4.000 lavoratori. Nei paesi in via di sviluppo dove vi è un minor controllo professionale delle esposizioni nocive, la malattia è sicuramente, ancora oggi, diffusa

Fattori di rischio — Attività lavorative o esposizione ambientale a rischio per inalazione di polveri di silice (tagliatori di pietre, minatori, lavoratori delle fonderie e del vetro, ecc.)

CLINICA

Anamnesi — Tipicamente vi è una latenza di circa 20 anni fra inizio dell'esposizione ed esordio clinico della malattia. I soggetti affetti da forme lievi sono generalmente asintomatici, mentre in fase avanzata compaiono dispnea, talora tosse ed espettorazione anche per la frequente concomitanza di una broncopatia di origine tabagica e/o d'infezioni intercorrenti

Il dolore toracico e l'ippocratismo digitale non sono propri della silicosi

 La comparsa di febbricola persistente e dimagramento devono far venire il sospetto d'infezione tubercolare, malattia che frequentemente complica la silicosi

Esame obiettivo — Normalmente, all'ascoltazione del torace non si apprezzano rumori patologici tranne nei casi in cui è presente una broncopatia cronica concomitante; raramente è presente ippocratismo digitale

Funzionalità respiratoria — Nella silicosi nodulare semplice non sono presenti alterazioni funzionali; nelle forme più avanzate può comparire invece un pattern disventilatorio misto, oppure solo restrittivo o solo ostruttivo. Alcuni pazienti presentano anche una riduzione della D_LCO, dei flussi aerei ed un'iperinflazione simile a quella riscontrabile in corso di enfisema

Non vi è correlazione tra il danno funzionale ventilatorio e il quadro radiologico

La spirometria può mostrare alterazioni prima che siano manifeste le lesioni radiologiche

 Non è chiaro se l'inalazione di polvere di silice abbia un effetto sinergico con il fumo di sigaretta nel favorire l'insorgenza di broncopatia cronica e successivo enfisema

 Balaan MR. Clinical aspects of coal workers' pneumoconiosis and silicosis. Occup Med 1993, 8: 19

ANATOMIA PATOLOGICA

Lesioni elementari

Le alterazioni anatomopatologiche sono le seguenti:
- Noduli duri, rotondeggianti e non confluenti, di 3-6 mm di diametro, contenenti quantità variabili di pigmento nerastro. Normale il parenchima polmonare interposto
- I noduli (👉) sono costituiti da bande concentriche di tessuto collageno (⇒) circondate da una quota variabile di istiociti carichi di polvere

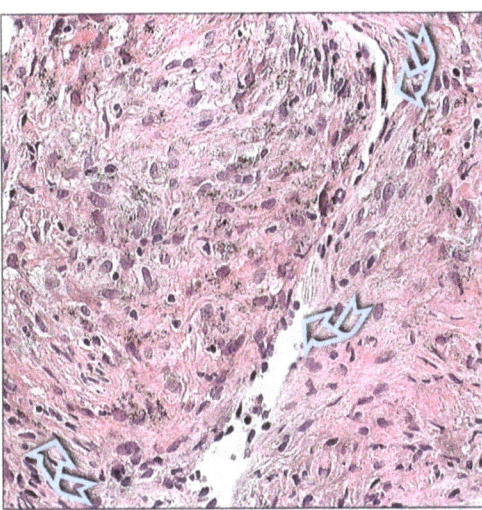 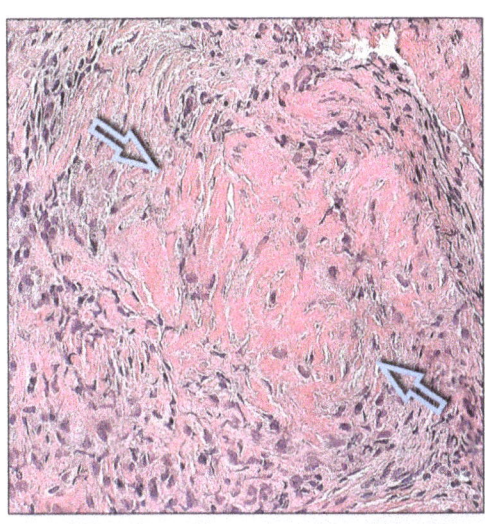

 Le lesioni più giovani sono più cellulate (addirittura costituite solo da macrofagi carichi di pigmento), mentre le più vecchie sono costituite prevalentemente da collageno acellulato, talora con calcificazioni

 Spesso i noduli contengono particelle aghiformi di silice di 1-2 micron di diametro, debolmente birifrangenti alla luce polarizzata; i silicati, invece, si presentano in aggregati più grandi e irregolari e più intensamente birifrangenti. La presenza di particelle di silice non è peraltro né patognomonica per silicosi né indispensabile alla diagnosi

 Le lesioni nodulari a margini non arrotondati con propaggini nel parenchima circostante a dare un'immagine a "caput medusae" sono più verosimilmente dovute ad associazioni di polveri diverse e vengono indicate come "pneumoconiosi da polveri miste" (mixed dust pneumoconiosis)

Distribuzione

I noduli sono distribuiti lungo le vie linfatiche, cioè attorno ai fasci broncovascolari e nelle zone subpleuriche e parasettali

Diagnosi differenziali

Diagnosi differenziali anatomopatologiche:
- TB e micobatteriosi: granulomi gigantocellulari necrotizzanti; sono presenti i micobatteri, mentre mancano i macrofagi pigmentati e la deposizione del collageno a lamelle concentriche. Nelle lesioni di vecchia data, la necrosi e i micobatteri possono mancare e la fibrosi prevale così da rendere difficile la diagnosi differenziale
- Sarcoidosi: granulomi a cellule giganti non necrotizzanti a distribuzione linfatica. Mancano i macrofagi pigmentati, una cospicua componente fibroblastica e la disposizione a lamelle concentriche del collageno
- Altri granulomi infettivi: presenza di necrosi e granulociti neutrofili; isolamento dell'agente infettivo

Mossman BT. Mechanisms in the pathogenesis of asbestosis and silicosis. Am J Respir Crit Care Med 1998, 157: 1666

Silicosi

ALTA RISOLUZIONE - HRTC

Lesioni elementari

Segni radiologici di base:
- Noduli di diametro variabile sino ad alcuni mm, centrolobulari (↯) e subpleurici (⇨)

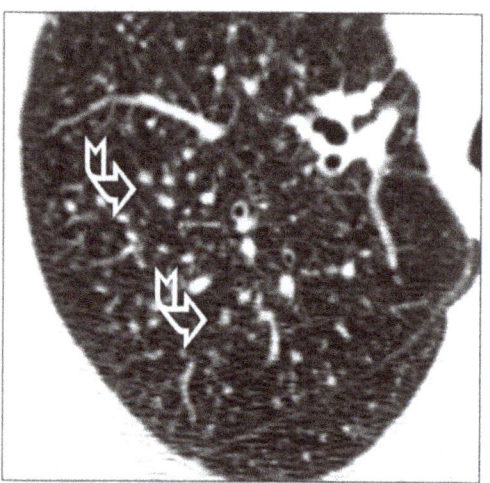
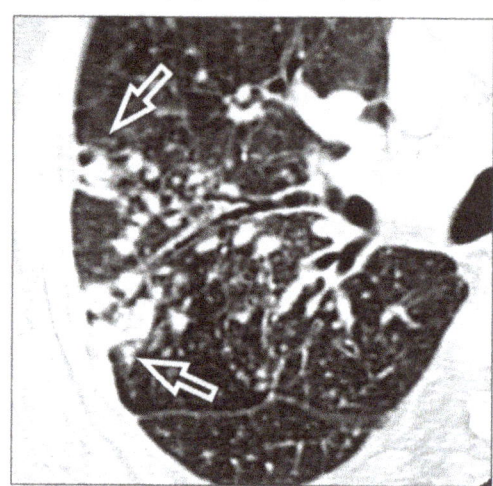

 I noduli più piccoli (1-2 mm) tendono ad avere margini meno ben definiti di quelli più voluminosi (3 mm o più); questi ultimi perdono progressivamente l'aspetto rotondeggiante per diventare irregolari

 Akira M. Radiographic type p pneumoconiosis: high-resolution CT. Radiology 1989, 171: 117

Distribuzione

Bilaterale, simmetrica, anche se talvolta con profusione maggiore a destra

 Distribuzione random con tendenza alla predominanza posteriore, specie nel segmento dorsale del lobo superiore e apicale del lobo inferiore

 Regioni polmonari superiori e medie

 Il volume polmonare è normale o aumentato

Altri segni

Altre caratteristiche non costanti:
- Pseudoplacche (▷): agglomerati di noduli marginocostali che mimano placche pleuriche (precoci)
- Adenopatie mediastiniche (⇨)(15-40%); caratteristica la loro calcificazione a "guscio d'uovo" (tardiva)

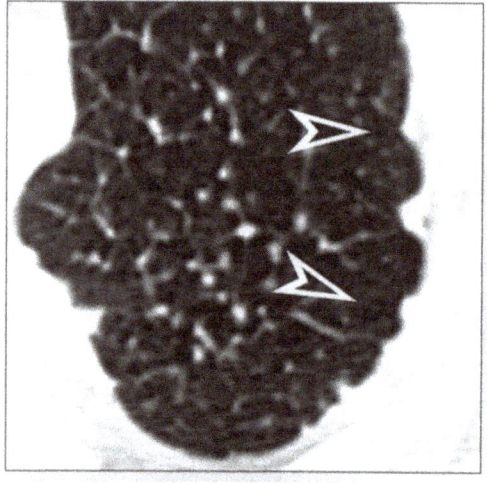
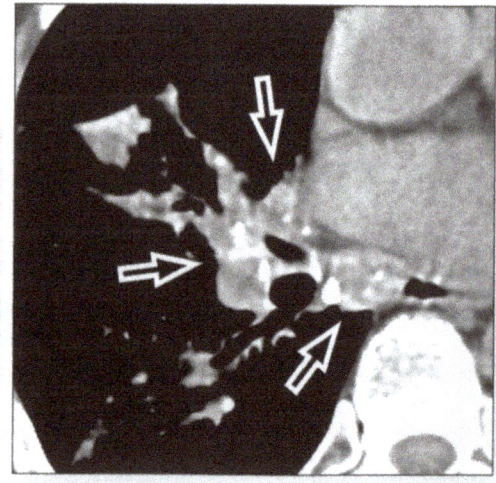

Grenier P. Chronic diffuse infiltrative lung disease: determination of the diagnostic value of clinical data, chest radiography, and CT and Bayesian analysis. Radiology 1994, 191: 383

Remy-Jardin M. Subpleural micronodules in diffuse infiltrative lung diseases: evaluation with thin-section CT scans. Radiology 1990, 177: 133

Esposizioni ad alte concentrazioni di silice possono provocare malattie progressive (silicosi accelerata) o addirittura quadri acuti (silicoproteinosi). Nella silicosi accelerata, alle opacità nodulari si associa un aspetto reticolare; nella silicoproteinosi, mancano i noduli: l'aspetto HRTC è quello della proteinosi alveolare

Akira M. High-resolution CT in the evaluation of occupational and environmental disease. Radiol Clin North Am 2002, 40: 43

Diagnosi differenziali

Diagnosi differenziali radiologiche:
- Sarcoidosi: i noduli tendono a concentrarsi lungo i tralci broncovasali nelle regioni parailari e particolarmente lungo le limitanti pleuriche, di cui sono avidi; la distribuzione è a chiazze
- Tubercolosi miliare: i noduli sono più piccoli e numerosi, e di dimensioni uniformi
- Metastasi: le opacità tendono a presentare diametri più difformi e prediligono le basi
- LIP: possibile localizzazione medio-inferiore. Noduli anche centrolobulari di dimensioni millimetriche a bassa densità e a margini sfumati, eventuali ground-glass e addensamenti parenchimali. Lesioni cistiche associate
- Istiocitosi X iniziale: noduli eventualmente escavati

EVOLUZIONE e COMPLICANZE

Malattie concomitanti

La malattia può complicarsi con la tubercolosi (la silice ridurrebbe la capacità di killing intracellulare dei macrofagi alveolari), il carcinoma polmonare (la silice è classificata come carcinogeno professionale) e le connettiviti (in particolare, la sclerodermia, l'artrite reumatoide e il lupus eritematoso sistemico)

Evoluzione clinica

Il decorso della malattia è spesso insidioso con progressione anche in caso di cessazione dell'esposizione. La prognosi è peggiore se c'è una bronchite cronica associata e in caso di complicanze quali tubercolosi o carcinoma. Nelle forme evolute in fibrosi avanzata può instaurarsi un'ipertensione polmonare con scompenso cardiaco destro

Evoluzione radiologica

Confluenza dei noduli in masse che progrediscono addensandosi verso il centro e lasciando in periferia un enfisema mantellare con distruzione di parenchima

Se più grandi di 4 cm, le masse presentano spesso ipodensità centrali da necrosi o vere e proprie escavazioni. Le masse possono anche calcificare

Remy-Jardin M. Coal worker's pneumoconiosis: CT assessment in exposed workers and correlation with radiographic findings. Radiology 1990, 177: 363

LABORATORIO

Possono essere rilevabili un aumento di fattore reumatoide, immunocomplessi, anticorpi antinucleo ed immunoglobuline

DIAGNOSI NON INVASIVA

La diagnosi di silicosi è generalmente radiologica in presenza di anamnesi lavorativa compatibile e assenza di altre malattie nodulari

Poiché spesso la malattia persiste anche in caso di cessazione dell'esposizione alle polveri silicotigene, è importante fare un'anamnesi accurata e completa del paziente con particolare riguardo verso tutti i lavori svolti anche nel passato più remoto in considerazione del tempo di latenza

DIAGNOSI INVASIVA

La biopsia polmonare chirurgica è necessaria solo nei casi in cui non vi è una sicura storia di esposizione o quando il reperto clinico-radiologico non è tipico

Lavaggio broncoalveolare

Nel BAL di pazienti con silicosi semplice si riscontrano un aumento di macrofagi alveolari, Interleuchina-1 e Fibronectina. Nelle forme avanzate con fibrosi massiva si osserva, invece, un aumento di neutrofili polimorfonucleati. I lavoratori esposti, ma non affetti da malattia, possono presentare un aumento di linfociti che permette d'ipotizzare la presenza di un'alveolite subclinica

L'analisi mineralogica con microscopia ottica ed elettronica del BAL permette di confermare l'avvenuta esposizione o di svelare esposizioni misconosciute

Christman JW. Effects of work exposure, retirement, and smoking on bronchoalveolar lavage measurements of lung dust in Vermont granite workers. Am Rev Respir Dis 1991, 144: 1307

Tubercolosi miliare

Definizione Con il termine TB miliare ci si riferisce a qualsiasi forma di Tubercolosi (TB) progressiva a disseminazione ematogena

 Sebbene il polmone risulti l'organo bersaglio preferenziale, qualsiasi altro può esserne colpito (milza, fegato, midollo osseo, ecc.)

DEMOGRAPHICS

Eziopatogenesi La TB è causata nella maggior parte dei casi dal Mycobacterium Tuberculosis (MT), talora dal M. bovis e dal M. africanum. Si deve differenziare l'infezione primaria dallo sviluppo di malattia vera e propria, che a sua volta può essere primaria o secondaria; la TB miliare è una manifestazione anatomo-clinica tipica della forma secondaria. Sono stati descritti casi di malattia dopo litotripsia di calcoli renali, cateterismo ureterale, impianto di protesi valvolare cardiaca

Il MT è un bacillo aerobio acido-alcool resistente a crescita lenta (tempo di raddoppiamento di 12-18 ore). L'IL-12 e l'interferon gamma sono ritenute citochine essenziali per lo sviluppo dei granulomi e nella difesa verso il MT

 Nella forma primaria, la disseminazione ematogena è meno frequente, verosimilmente per il minor numero di germi nell'organismo, che presenta altresì migliori difese immunitarie

 Il tempo di latenza fra disseminazione ematogena e sviluppo di lesioni radiologiche è probabilmente di diverse settimane

Epidemiologia La TB miliare è più frequente negli anziani e nei bambini di età inferiore a un anno. Circa l'1.3-4% di tutte le TB sono forme miliariche

Fattori di rischio I fattori di rischio sono diversi: socioeconomici (malnutrizione e condizione sociale di povertà); abuso di droghe e alcool (probabile azione negativa sul sistema immunitario); sesso ed età (malattia più frequente nei maschi anziani); etnicità e fattori genetici (malattia più grave e frequente nella razza nera americana rispetto alla razza bianca); malattie coesistenti (silicosi, diabete, insufficienza renale cronica, proteinosi alveolare, gastroresezione); immunosoppressione (HIV, trattamento steroideo, soggetti trapiantati)

CLINICA

Anamnesi L'esordio è spesso insidioso, con una durata media dei sintomi al momento della diagnosi di 16 settimane; quelli più comuni sono aspecifici: affaticamento, debolezza, anoressia, perdita di peso, febbre e sudorazioni notturne. La sintomatologia respiratoria è caratterizzata da tosse secca. La comparsa di cefalea, alterazioni comportamentali e del sensorio o dolori addominali, devono suggerire l'interessamento meningeo o peritoneale. Non è raro l'esordio acuto con febbre e dispnea o forme fulminanti con insufficienza multiorgano o shock settico con ARDS

Esame obiettivo L'obiettività polmonare è generalmente normale, raramente si apprezzano rantoli e ronchi e talora sono presenti segni di versamento pleurico. L'esame del fondo oculare evidenzia la presenza di tubercoli coroidali nel 30-60% dei pazienti. Non è raro il riscontro di epatomegalia con o senza splenomegalia

Funzionalità respiratoria La forma miliare della tubercolosi provoca insufficienza ventilatoria restrittiva con importante deficit della D_LCO

 Diagnostic Standards and Classification of Tuberculosis in Adults and Children. Official statement of the American Thoracic Society and the Centers for Disease Control and Prevention. Am J Respir Crit Care Med 2000, 161: 1376

Kim JH. Miliary tuberculosis: epidemiology, clinical manifestations, diagnosis, and outcome. Rev Infect Dis 1990, 12: 583

ANATOMIA PATOLOGICA

Lesioni elementari

Le alterazioni anatomopatologiche sono le seguenti:

- Multipli noduli granulomatosi di piccole dimensioni (2-3 mm) spesso con necrosi, di solito con distribuzione casuale, ma talora concentrati attorno alla parete dei vasi e delle vie aeree (✿)
- Le lesioni sono omogenee per dimensioni e fase evolutiva e sono classicamente costituite da focolai di necrosi caseosa (⇒) circondata da un vallo di macrofagi epitelioidi frammisti a cellule giganti di tipo Langhans (con nuclei distribuiti alla periferia del sincizio) (✋)
- Può associarsi una quota variabile di granulociti neutrofili e di piccoli granulomi satelliti con o senza necrosi

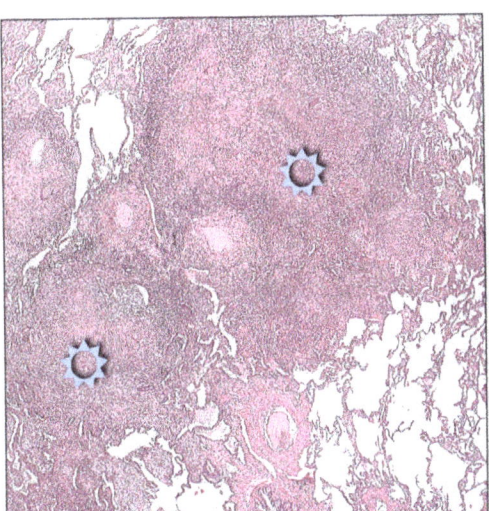
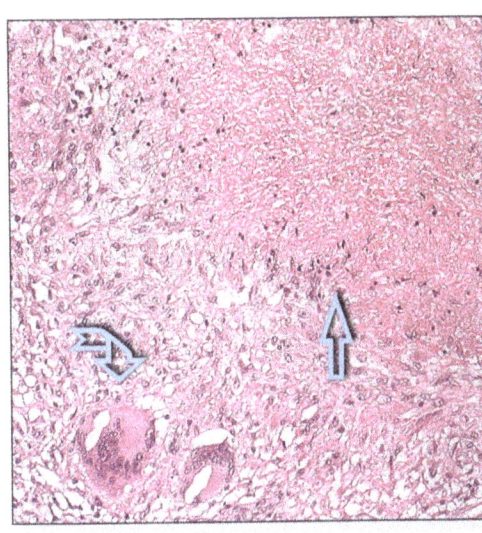

Nei pazienti con infezione da HIV, le lesioni tubercolari possono presentarsi come granulomi mal formati o perdere del tutto il carattere granulomatoso e persino la necrosi caseosa può mancare

Distribuzione

Random, talora peribronchiolare

Diagnosi differenziali

Diagnosi differenziali anatomopatologiche:

- Infezioni fungine: isolamento dell'agente patogeno
- Granulomatosi di Wegener: necrosi non caseosa, a carta geografica, "blu" in quanto ricca di granulociti neutrofili e vasculite. Non sono presenti micobatteri
- Sarcoidosi: granulomi non necrotizzanti distribuiti lungo le vie linfatiche; non sono presenti micobatteri
- AAE subacuta: i granulomi sono piccoli, mal formati e non necrotizzanti; le lesioni sono centro-lobulari. Si associa intenso infiltrato interstiziale linfoplasmacellulare. Non sono presenti micobatteri

I micobatteri non sono visibili all'ematossilina/eosina, ma vengono evidenziati mediante colorazioni speciali tra cui la più nota è la tecnica di Ziehl-Neelsen (che colora i micobatteri in rosso brillante e li rende visibili in microscopia ottica); sono però necessari non meno di 10^5-10^6 microrganismi/ml di tessuto perché risulti positiva. Assai più sensibili risultano le metodiche molecolari di ibridizzazione e amplificazione del DNA micobatterico

Cheung OY. Surgical pathology of granulomatous interstitial pneumonia. Ann Diagn Pathol 2003, 7: 127

Ikonomopoulos JA. Multiplex polymerase chain reaction for the detection of mycobacterial DNA in cases of tuberculosis and sarcoidosis. Mod Pathol 1999, 12: 854

TB miliare

ALTA RISOLUZIONE - HRTC

Lesioni elementari

Segni radiologici di base:
- Noduli di diametro variabile da 1 a 3 mm con distribuzione random all'interno del lobulo. Il loro diametro è uniforme (✋)

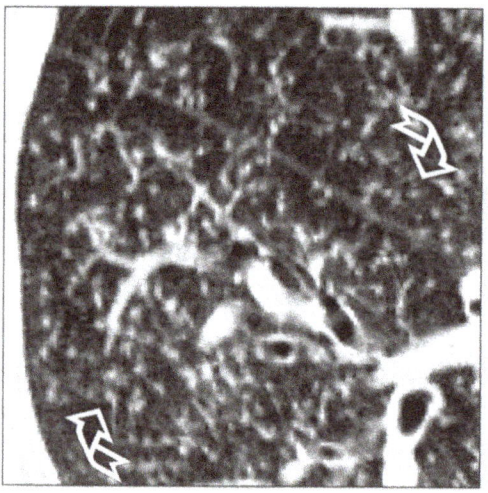
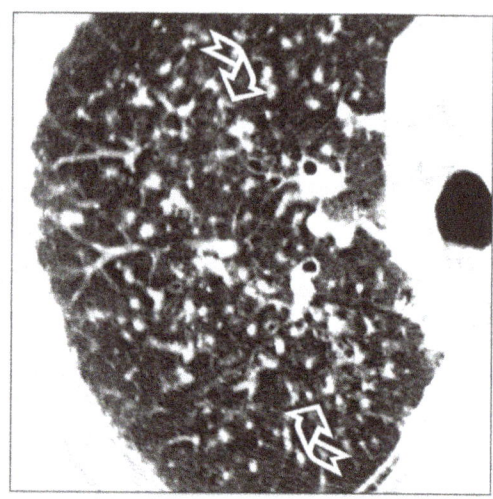

Hong SH. High resolution CT findings of miliary tuberculosis. J Comput Assist Tomogr 1998, 22: 220
Oh YW. High-resolution CT appearance of miliary tuberculosis. J Comput Assist Tomogr 1994, 18: 862

Distribuzione

Bilaterale, simmetrica, diffusa

Omogeneamente distribuita

Omogeneamente distribuita

Normale

Possono essere riconoscibili noduli anche lungo la marginale subpleurica e le scissure, ma la sensazione generale è di una distribuzione casuale, senza preferenze di sede. Talora si può osservare un rapporto con le diramazioni vasali più periferiche

Altri segni

Altri segni radiologici:
- Ground-glass, diffuso o localizzato
- Adenopatie mediastiniche con possibili aspetti di ipodensità centrale da necrosi (▷)
- Possibili segni di diffusione broncogena della malattia sottoforma di tree-in-bud (⇨)

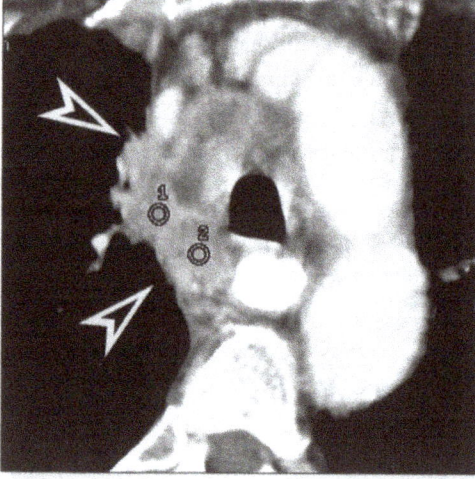
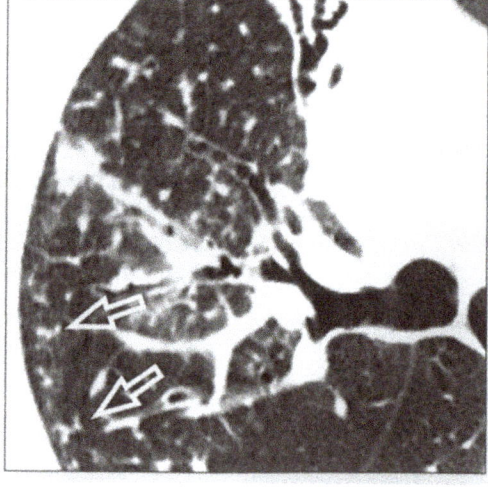

Diagnosi differenziali

Il ground-glass è riconoscibile in percentuali molto variabili; nei casi estesi può essere espressione di un coinvolgimento massivo del polmone e preludere o accompagnarsi a insufficienza respiratoria acuta

Diagnosi differenziali radiologiche:

- Metastasi: diametro sovente disomogeneo, localizzazione preferenziale alle basi
- Sarcoidosi: noduli lungo le pareti bronchiali; la loro distribuzione è a chiazze e si apprezza un'elettiva avidità per le limitanti pleuriche. Prevalenza dei noduli superiormente e nelle iloperiilari
- Silicosi: i noduli possono essere molto simili per aspetto e distribuzione in rapporto al lobulo; prevalgono però ai lobi superiori, nelle regioni posteriori, e poi c'è un'anamnesi appropriata
- LIP: possibile localizzazione medio-inferiore. Noduli anche centrolobulari di dimensioni millimetriche a bassa densità e a margini sfumati, eventuali ground-glass e addensamenti parenchimali. Lesioni cistiche associate
- TB endobronchiale: i noduli sono centrolobulari, a margini indistinti con aspetti a tree-in-bud e risparmiano gli spazi subpleurici. Le lesioni sono di dimensioni variabili, distribuite localmente, a chiazze, talora con cavitazione

EVOLUZIONE e COMPLICANZE

Malattie concomitanti

Alla miliare tubercolare possono associarsi diverse condizioni cliniche e in particolare quelle che comportano uno stato d'immunosoppressione (infezione da HIV, trattamento corticosteroideo, trapianto, diabete) o altre quali la silicosi, la proteinosi alveolare, connettiviti, tumori, la gravidanza o il puerperio

Evoluzione clinica

La TB miliare ha una prognosi sfavorevole per il fatto che si tratta di una malattia disseminata, per la coesistenza di diversi fattori di rischio e per il frequente ritardo diagnostico. Alcuni Autori riportano una mortalità fino al 20%, soprattutto in caso di ARDS o coagulazione intravascolare disseminata concomitanti

Evoluzione radiologica

Coalescenza dei noduli ed eventuale cavitazione se l'infezione progredisce. Riduzione progressiva della densità, del numero e delle dimensioni se l'infezione regredisce

LABORATORIO

È frequente il riscontro di anemia e ipergammaglobulinemia. Nel 5-50% dei pazienti si può osservare ipercalcemia, mentre un numero inferiore di soggetti presenta iposodiemia (inappropriata secrezione di ADH) e ipopotassiemia. Sono state descritte reazioni leucemoidi, pancitopenia, sindrome ematofagocitaria, coagulazione intravascolare disseminata. Nel 30% dei pazienti è rilevabile piuria sterile

L'intradermoreazione secondo Mantoux è negativa nel 25-50% dei pazienti

DIAGNOSI NON INVASIVA

L'ipotesi diagnostica di una TB miliare è di solito radiologica, in presenza e talvolta anche in assenza di clinica. La certezza viene posta sulla base del riscontro di MT all'esame diretto o colturale di qualsiasi campione biologico disponibile: i micobatteri possono essere isolati nello sputo, nell'aspirato gastrico, nelle urine, nel liquido pleurico o ascitico. La ricerca di MT risulta però positiva solo nel 30-35% dei casi. Le metodiche di biologia molecolare, in grado di aumentare la resa diagnostica, sono ancora gravate da una bassa sensibilità e non permettono di distinguere fra forme attive e inattive. Non è raro il reperto autoptico occasionale soprattutto negli anziani (20%)

DIAGNOSI INVASIVA

La biopsia polmonare transbronchiale associata al BAL ha una resa diagnostica del 65%. Possono risultare diagnostiche anche una biopsia epatica o del midollo osseo

Lavaggio broncoalveolare

Il BAL può essere utile per la ricerca dei MT nel caso in cui non siano stati isolati nell'escreato. L'esame citologico del sedimento evidenzia la presenza di un aumentato numero di linfociti e neutrofili. Il rapporto CD4+/CD8+ dei linfociti T del BAL di pazienti affetti da TB miliare è in genere normale o aumentato

L'esame del sedimento deve essere fatto con estrema attenzione perché talora i germi possono essere riscontrati solo all'interno del citoplasma dei macrofagi alveolari

Hoheisel GB. Bronchoalveolar lavage cytology and immunocytology in pulmonary tuberculosis. Am J Respir Crit Care Med 1994, 149: 460

Grandi opacità rotondeggianti

Definizione Opacità rotondeggianti di diametro variabile da uno a più centimetri, talvolta associate ad alterazioni diffuse di piccole dimensioni insieme alle quali contribuiscono a dare la specificità della malattia. Nell'ambito della patologia diffusa del polmone, le principali malattie d'interesse sono:

- Aspergillosi
- Amiloidosi
- Artrite Reumatoide (AR)
- Carcinoma Bronchioloalveolare (BAC)
- Emboli settici
- Granulomatosi di Wegener
- Linfomi primitivi ad alto grado di malignità
- Metastasi
- Organizing Pneumonia (OP)
- Sarcoidosi
- Sarcoma di Kaposi
- Tubercolomi

Più spesso multiple, possono talvolta manifestarsi in forma solitaria: qui, le caratteristiche semeiologiche intrinseche della lesione sono l'unico sistema non invasivo per ipotizzare una diagnosi

ASPERGILLOSI

Clinica L'aspergillosi invasiva colpisce quasi esclusivamente soggetti immunodepressi ed è un'infezione severa e spesso mortale. La febbre e la tosse sono i sintomi più comuni (80 e 70% rispettivamente); la dispnea, che compare soprattutto nelle forme diffuse, è meno frequente (60%). In caso di escavazione possono comparire emoftoe e dolore toracico. Nel giusto contesto clinico-radiologico, l'isolamento dell'aspergillus nei secreti polmonari può giustificare da solo l'inizio del trattamento specifico. L'aspergillosi cronica necrotizzante (semiinvasiva) è più frequente nei pazienti con BPCO, fibrosi o pneumoconiosi; stati di lieve immunodepressione comunque la favoriscono. I soggetti affetti possono essere asintomatici o presentare sintomi quali tosse, emoftoe e febbre. Il decorso è indolente (mesi e anni); la malattia, però, può risultare fatale

Miller WT. Pulmonary aspergillosis in patients with AIDS. Clinical and radiographic correlations. Chest 1994, 105: 37

Anatomia Patologica La forma acuta invasiva consiste in un infarto nodulare del parenchima polmonare associato a invasione vascolare da parte di ife fungine; le lesioni necrotiche possono cavitare e contenere un"fungus ball". La forma cronica necrotizzante è costituita dalla combinazione d'infiammazione granulomatosa, necrosi e fibrosi in varie proporzioni (✲). Spesso ife e spore fungine (▷) non sono identificabili nelle colorazioni di routine e richiedono colorazioni e tecniche speciali (PAS, Silver-Metenamina, immunofluorescenza, esami colturali, ecc.)

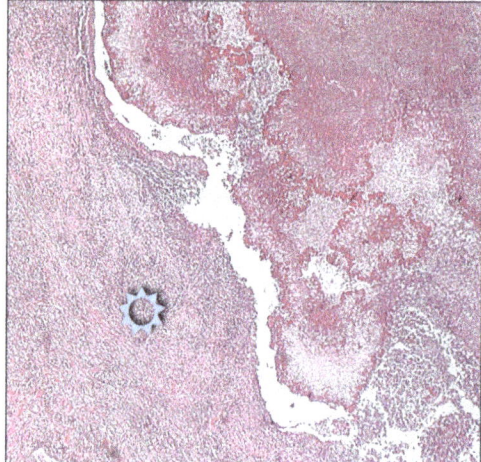
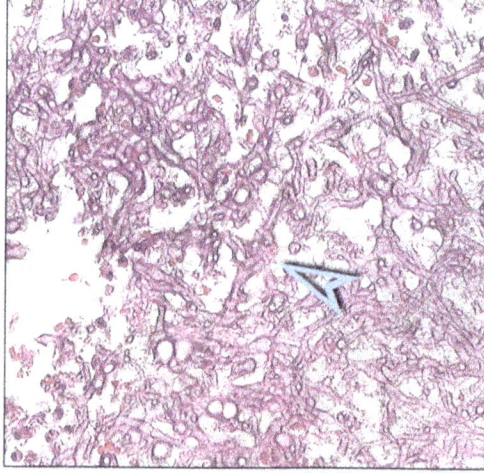

Sarosi GA. Fungal diseases of the lung. 3rd ed. Lippincott William and Wilkins, 2000

Yousem SA. The histological spectrum of chronic necrotizing forms of pulmonary aspergillosis. Hum Pathol 1997, 28: 650

Alta Risoluzione HRTC

Nella forma angioinvasiva, possono comparire multiple opacità rotondeggianti di forma e dimensioni variabili, tipicamente circondate da un alone di ground-glass espressione di emorragia perilesionale (halo sign). Le opacità possono escavare, e all'interno può diventare riconoscibile un incluso separato dalla parete della cavità da una semiluna trasparente (▷)(air crescent sign). Possono coesistere chiazze di addensamento parenchimale cuneiformi con base pleurica

Nell'aspergillosi cronica semiinvasiva, si possono osservare opacità multiple con diametro > 1 cm, spesso escavate; frequentemente coesistono addensamenti parenchimali, anch'essi talvolta escavati. Molto frequente la presenza di inclusi (↘) all'interno delle cavità, costituiti da palle di ife fungine (fungus ball)

Addensamenti e noduli escavati simulano da vicino la TB quando si localizzano ai lobi superiori

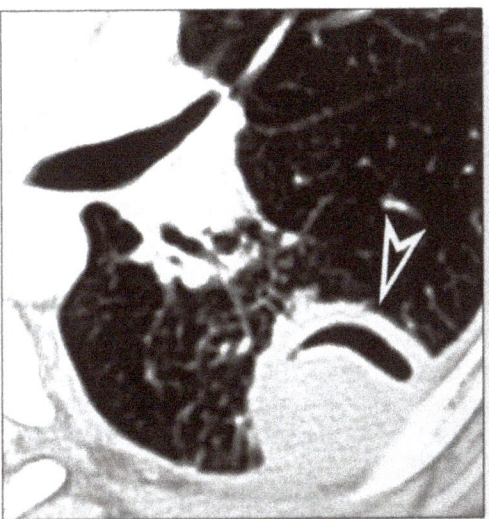
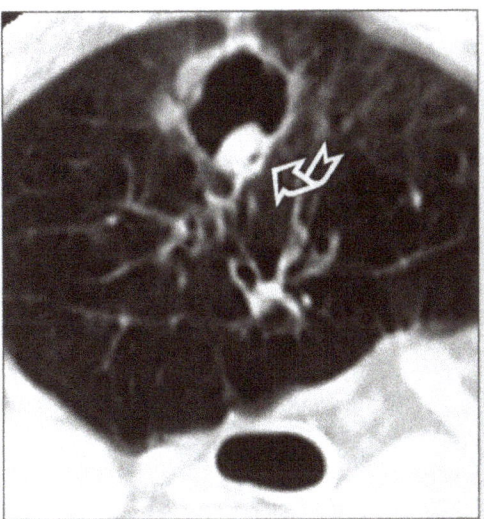

Logan PM. High-resolution computed tomography and pathologic findings in pulmonary aspergillosis: a pictorial essay. Can Assoc Radiol J 1996, 47: 444

AMILOIDOSI

Clinica

I pazienti con amiloidosi nodulare sono solitamente asintomatici e le lesioni costituiscono spesso un reperto occasionale. In letteratura è infatti descritto esclusivamente un caso con emoftoe massiva

L'obiettività polmonare e le prove di funzionalità ventilatoria sono generalmente normali e la prognosi buona

Nella maggior parte dei casi i noduli rimangono stazionari o crescono lentamente. La diagnosi viene generalmente ottenuta con biopsia polmonare chirurgica

Gillmore JD. Amyloidosis and the respiratory tract. Thorax 1999, 54: 444

● Grandi opacità rotondeggianti

Anatomia Patologica

Nell'amiloidosi nodulare, l'amiloide si deposita sotto forma di masse circoscritte di materiale amorfo, denso ed eosinofilo, extracellulare, che sostituisce la normale architettura polmonare (✪). All'interno di tali depositi si possono osservare focolai di metaplasia ossea o calcificazioni, mentre in periferia sono frequenti infiltrati linfoplasmacellulari (✵) e una reazione granulomatosa gigantocellulare. L'amiloide si colora in rosso con il rosso Congo, ha birifrangenza verde alla luce polarizzata ed è fluorescente alla tioflavina

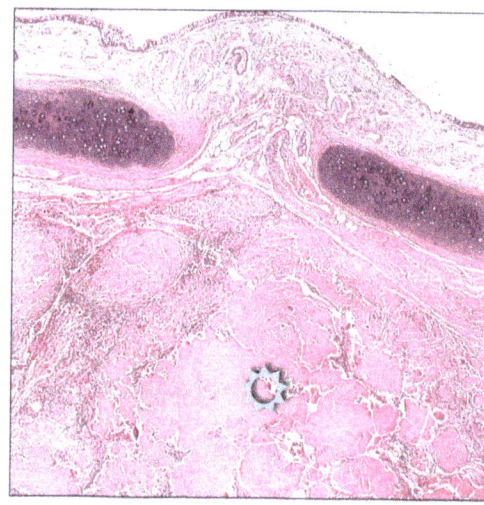
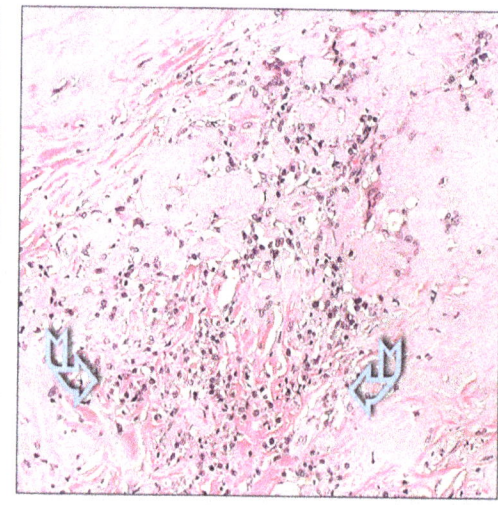

Dacic S. Nodular amyloidoma and primary pulmonary lymphoma with amyloid production: a differential diagnostic problem. Mod Pathol 2000, 13: 934

Alta Risoluzione HRTC

Multiple opacità rotondeggianti (✵) ma anche unica, a margini netti con contorni regolari o lobulati e di diametro variabile sino ad alcuni cm. Rara la cavitazione, possibili le calcificazioni (20-50%). La distribuzione è (◆) periferica e (◆) basale. L'accrescimento è lentissimo, sino a masse voluminose. Possibile l'associazione con la LIP (● LIP)

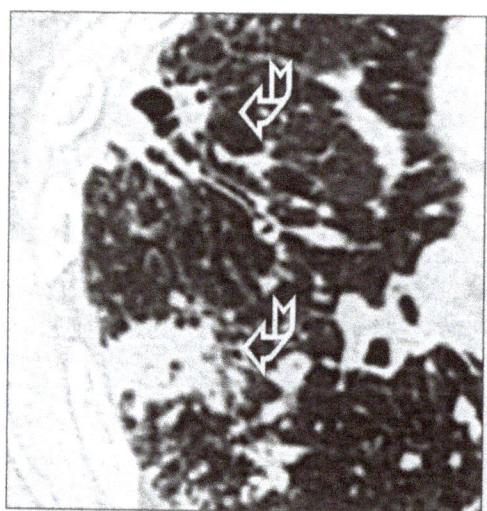
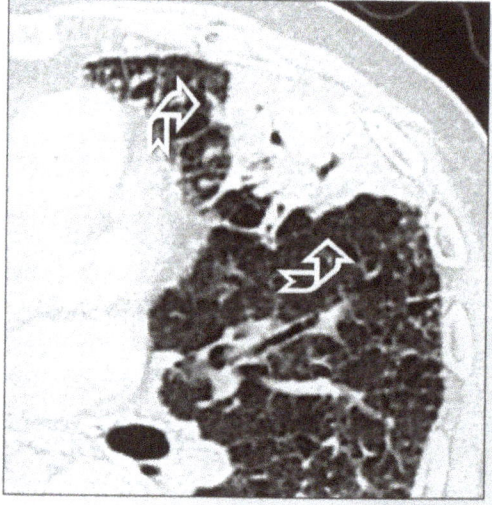

Urban BA. CT evaluation of amyloidosis: spectrum of disease. Radiographics 1993, 13: 1295

ARTRITE REUMATOIDE (AR)

Clinica

I noduli reumatoidi sono l'unica manifestazione polmonare patognomonica di questa malattia; la loro esatta prevalenza non è conosciuta, e varia dallo 0.5% radiologico al 32% bioptico. Essi sono generalmente asintomatici, ma possono complicarsi con versamento pleurico, pneumotorace, piopneumotorace, fistola broncopleurica, emoftoe. La prognosi è solitamente buona con remissione spontanea

Yousem SA. Lung biopsy in rheumatoid arthritis. Am Rev Respir Dis 1985, 131: 770

Anatomia Patologica

I noduli (⇨) sono necrotici, circondati da un vallo di istiociti a palizzata e talora da una capsula fibrosa (▷), in sede subpleurica e parasettale. Possono infettarsi e cavitare o ancora essere sede di emorragia. Nel parenchima circostante si possono osservare le lesioni caratteristiche della malattia (O Collagenopatie iniziali)

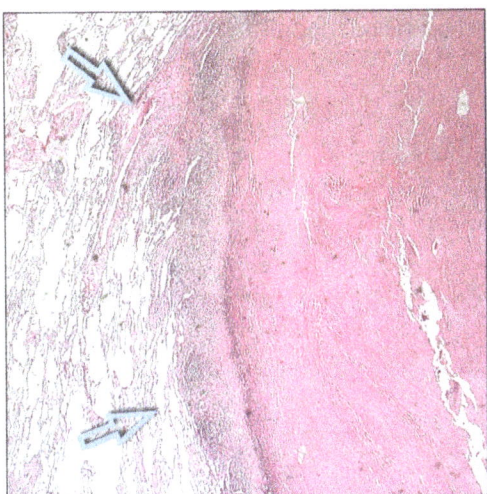
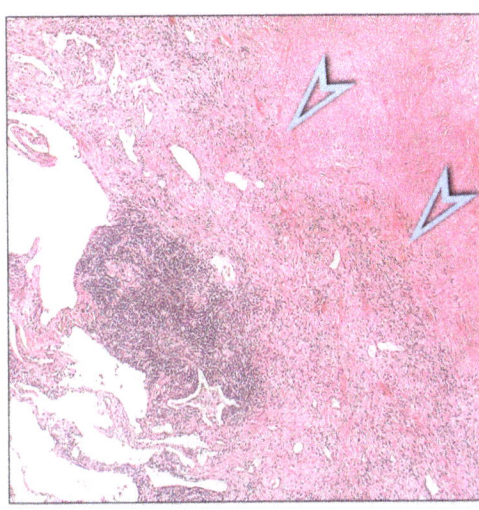

Yousem SA. Lung biopsy in rheumatoid arthritis. Am Rev Respir Dis 1985, 131: 770

Alta Risoluzione HRTC

Opacità isolate sino ad alcuni cm di diametro che possono aumentare nelle acuzie proporzionalmente al titolo anticorpale; i noduli sono ben delimitati, a contorni lobulati (⇨). La cavitazione (▷) è frequente (50%), mentre non calcificano. La sede è (◆) periferica, adiacente alla pleura, senza predilezioni (◆) lungo l'asse cranio-caudale. Possono coesistere noduli tracheobronchiali

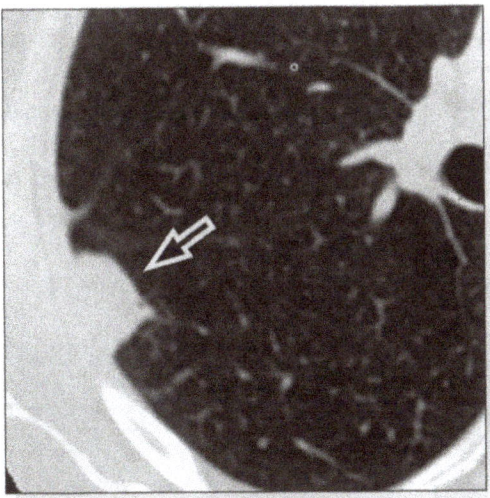
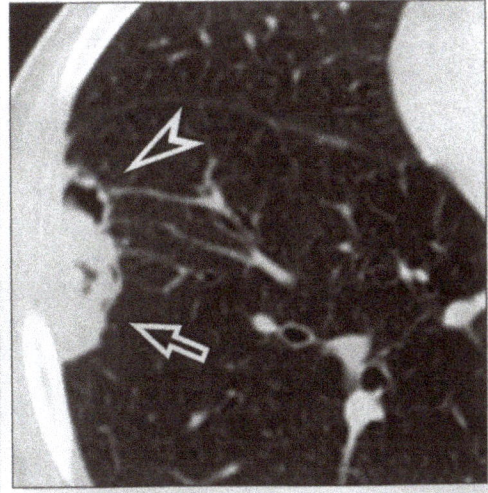

Sarkar TK. Pulmonary necrobiotic nodule. J Rheumatol 1984, 11: 557

Walters MN. Pleuropulmonary necrobiotic rheumatoid nodules. A review and clinicopathological study of six patients. Med J Aust 1986, 144: 648

● **Grandi opacità rotondeggianti**

CARCINOMA BRONCHIOLOALVEOLARE (BAC)

Clinica

La metà circa dei pazienti è asintomatica; quando presenti, i sintomi più comuni (insorgenza da 6 mesi-1 anno prima della diagnosi!) sono: tosse (50-70%), espettorazione (20-50%), broncorrea >100 ml/die (5-25%), senso di costrizione toracica (30-50%), dispnea (25-50%), emoftoe (10-25%) e calo ponderale (25%). La broncorrea è sintomo di malattia disseminata e può causare ipovolemia con insufficienza prerenale e iponatremia. L'obiettività può presentare rantoli crepitanti diffusi e talora segni di versamento pleurico. La funzionalità respiratoria è spesso normale; è possibile una sindrome restrittiva con deficit della diffusione e ipossiemia anche severa. La diagnosi di crescita bronchioloalveolare può essere ottenuta tramite biopsie transbronchiali; solo la biopsia chirurgica permette la diagnosi di BAC "puro"

Harpole DH. Alveolar cell carcinoma of the lung: a retrospective analysis of 205 patients. Ann Thorac Surg 1988, 46: 502

Anatomia Patologica

Istologicamente, c'è una crescita lungo le pareti alveolari (▷)("lepidica") senza infiltrazione stromale, pleurica né dei vasi linfatici o ematici. I noduli di grandi dimensioni mostrano spesso una zona centrale sclerotica (⇨) in cui vanno ricercate eventuali immagini d'infiltrazione stromale per escludere che si tratti di un adenocarcinoma

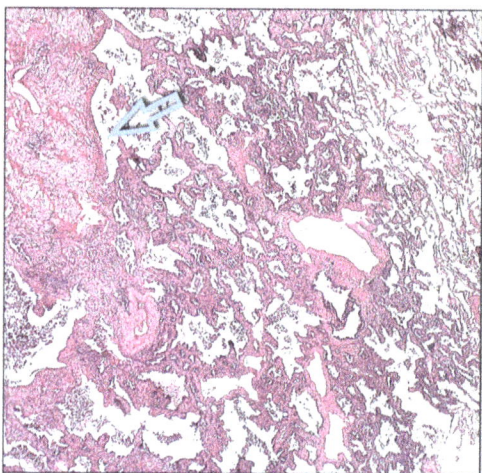
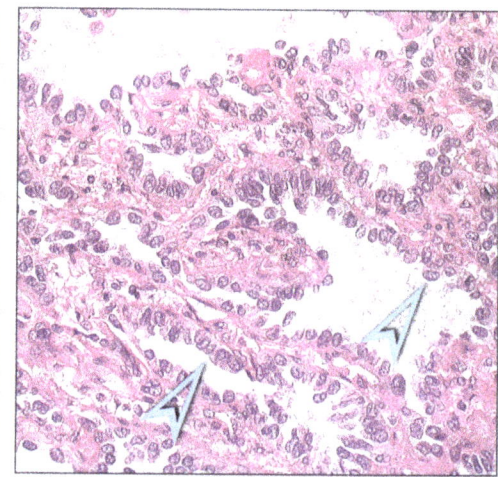

Travis WD. Histological typing of lung and pleural tumors, 3rd ed. Springer, 1999

Alta Risoluzione HRTC

Opacità anche numerose, di diametro variabile fino a 3 centimetri, a margini tipicamente mal definiti (✋) e spesso con halo sign (▷); frequente la disposizione broncocentrica (⇨). La cavitazione è possibile; caratteristica anche la presenza di piccoli bronchi di calibro variabile nel contesto. Assenti le calcificazioni. I noduli tendono a disporsi (◆) perifericamente e (♦) senza predilezioni lungo l'asse craniocaudale. Si associano spesso chiazze di ground-glass e addensamenti parenchimali

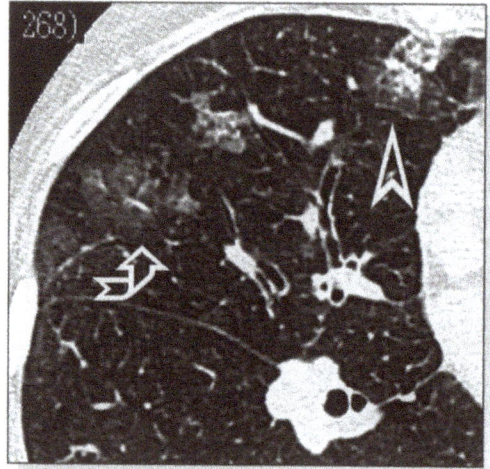
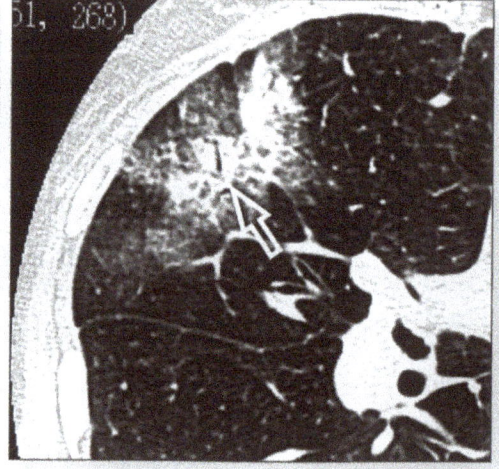

Akira M. High-resolution CT findings of diffuse bronchioloalveolar carcinoma in 38 patients. AJR Am J Roentgenol 1999, 173: 1623
Gaeta M. Ground-glass attenuation in nodular bronchioloalveolar carcinoma: CT patterns and prognostic value. J Comput Assist Tomogr 1998, 22: 215

EMBOLI SETTICI

Clinica

La causa principale di embolie settiche è la tromboflebite settica degli arti inferiori o della pelvi; meno frequenti i cateteri venosi centrali, le endocarditi tricuspidali, l'assunzione di droghe per via sistemica. Le complicanze più frequenti sono l'ascesso polmonare o l'infarto infetto, l'empiema pleurico (1/3) e la fistola broncopleurica (rara). La sintomatologia è quella dell'embolia polmonare (dispnea, dolore toracico, emoftoe) accompagnata da uno stato settico. Può instaurarsi rapidamente ipertensione polmonare con segni di scompenso destro

Libby LS. Pulmonary cavitation following pulmonary infarction. Medicine 1985, 64: 342

Anatomia Patologica

L'ascesso polmonare consiste in una lesione cavitata che, almeno in un momento della sua evoluzione, contiene materiale purulento. Nelle forme acute, pus e tessuti necrotici sono abbondanti al centro della cavità (↬), che ha pareti più sottili, mentre nelle forme croniche l'infiltrato granulocitario è sostituito da linfociti, plasmacellule e macrofagi (▷) e la cavità è delimitata da una parete spessa per presenza di tessuto di granulazione e di un vallo di tessuto fibroso (✺)

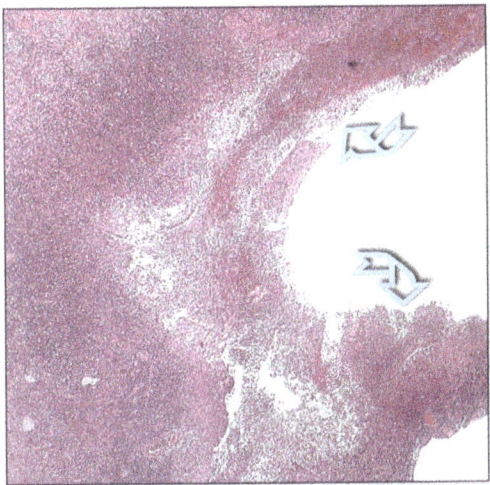 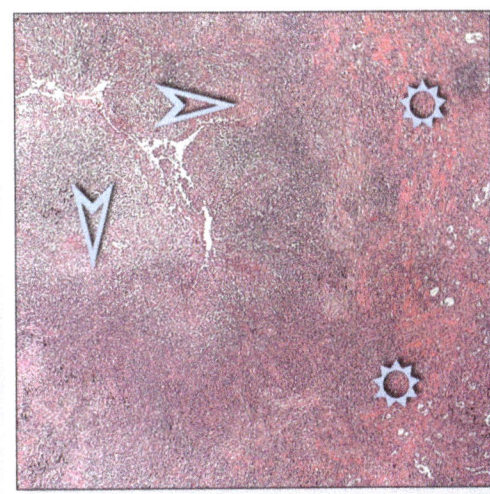

Kumar V. Robbins. Basic Pathology. Elsevier Science, 2002

Alta Risoluzione HRTC

Opacità rotondeggianti (⇒) più spesso multiple, a margini netti o sfumati, di diametro variabile sino a 3 cm, spesso in rapporto con diramazioni vascolari (▷) periferiche. La cavitazione (↬) è frequente; non ci sono calcificazioni. Le opacità tendono a disporsi (↔) perifericamente con (◆) predilezione per le regioni basali. Si può associare infarto parenchimale con opacità estese a base pleurica, tipicamente ipodense dopo mdc (50-70%)

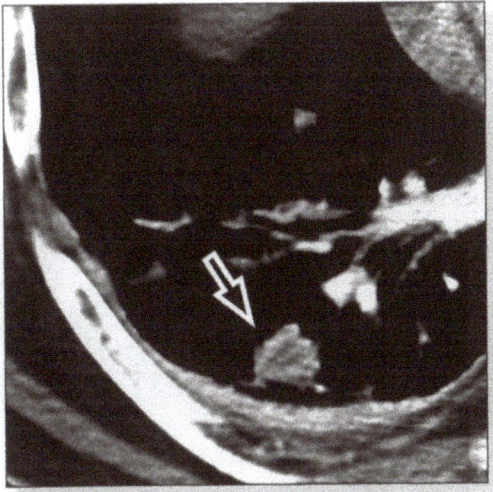 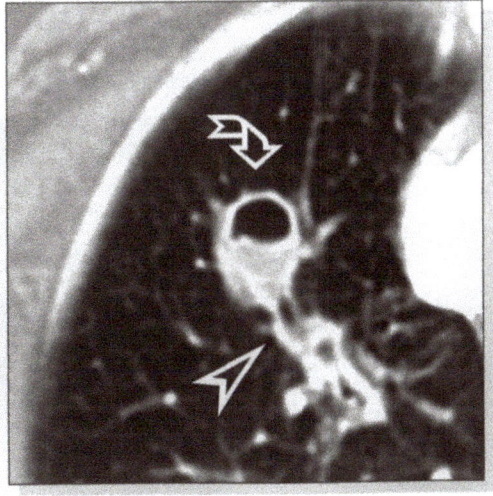

Huang RM. Septic pulmonary emboli: CT-radiographic correlation. AJR Am J Roentgenol 1989, 153: 41

Kuhlman JE. Pulmonary septic emboli: diagnosis with CT. Radiology 1990, 174: 211

Grandi opacità rotondeggianti

GRANULOMATOSI DI WEGENER

Clinica

L'interessamento del tratto respiratorio distale in corso di granulomatosi di Wegener può manifestarsi con tosse (60-77%), emoftoe (30-40%), dispnea e dolore toracico; possono coesistere sintomi sistemici quali febbre, anoressia, calo ponderale e malessere generale come pure segni e sintomi di interessamento di altri organi e/o apparati (polinevrite nel 20-35%, sintomi oculari nel 10-15%, alterazioni cutanee nel 10-15%, alterazioni a carico del sistema muscoloscheletrico nel 30%). L'escavazione dei noduli è responsabile di una sintomatologia tussigena ed emoftoica; in caso di lesioni polmonari voluminose l'obiettività può dare segni di consolidamento. Secondo alcuni Autori, la positività degli anticorpi anticitoplasma dei neutrofili (ANCA) e in particolare c-ANCA diretti contro la proteinasi 3, è diagnostica nell'opportuno contesto clinico-radiologico

Hoffman GS. Wegener granulomatosis: an analysis of 158 patients. Ann Intern Med 1992, 116: 488

Anatomia Patologica

I noduli corrispondono istologicamente a zone di consolidamento polmonare con necrosi su uno sfondo infiammatorio. Gli elementi caratteristici sono la necrosi (✲) (sia a carta geografica e spesso basofila per la presenza di numerosi granulociti neutrofili sia sotto forma di microascessi), la vasculite (✤)(che può interessare arterie, vene o capillari ed è di solito focale ed eccentrica rispetto al lume del vaso) e un infiltrato infiammatorio (costituito da una mescolanza di neutrofili, linfociti, plasmacellule, macrofagi, eosinofili e cellule giganti). Nel polmone circostante si possono trovare emorragia endoalveolare, OP o eosinofilia tissutale che in alcune varianti della malattia dominano il quadro (⌘ Vasculite emorragica)

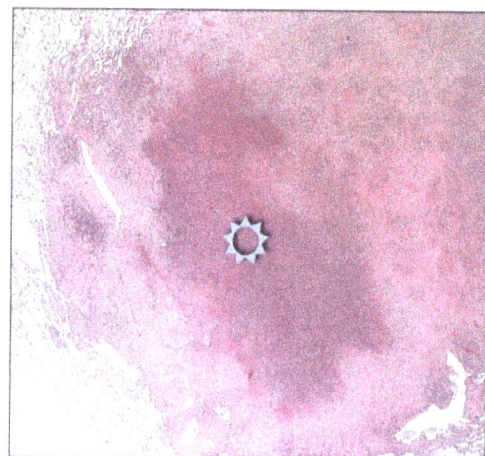
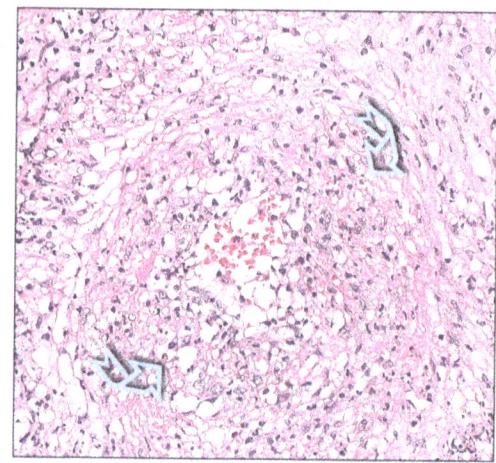

Katzenstein AL. Solitary lung lesions in Wegener's granulomatosis. Pathologic findings and clinical significance in 25 cases. Am J Surg Pathol 1995, 19: 545

Alta Risoluzione HRTC

Opacità sparse, mono - bilaterali, multiple nell'85% dei casi, a margini netti, ma anche sfumati, e contorni irregolari (⇨); il diametro può raggiungere i 10 cm. La cavitazione (▷) è frequente, con pareti spesse e irregolari; assenti le calcificazioni. Le lesioni possono rapportarsi con le diramazioni broncovascolari con tendenza alla (◆) disposizione periferica, ma (◆) senza predilezione cranio-caudale. Spesso coesistono ground-glass e addensamenti parenchimali

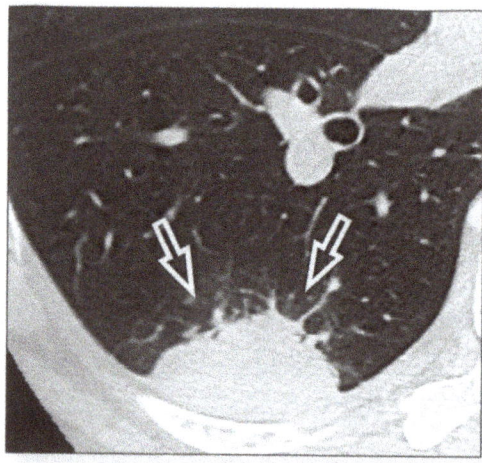
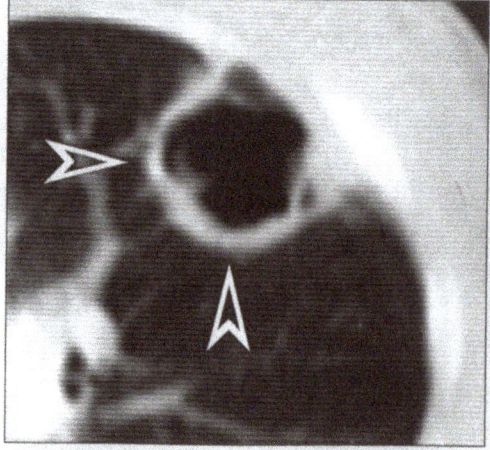

Aberle DR. Thoracic manifestations of Wegener granulomatosis: diagnosis and course. Radiology 1990, 174: 703

LINFOMI PRIMITIVI AD ALTO GRADO DI MALIGNITÀ

Clinica

Il linfoma è una neoplasia particolarmente frequente nei pazienti immunocompromessi; nell'80-90% dei casi si tratta di neoplasie a malignità intermedio-alta e quasi tutte di origine B linfocitaria. I sintomi polmonari (tosse, dispnea ed emoftoe) sono rari e aspecifici; i pazienti riferiscono più spesso segni d'interessamento sistemico quali febbre, sudorazione e perdita di peso. La diagnosi necessita in genere di una biopsia polmonare chirurgica, anche se possono risultare diagnostiche anche una transbronchiale (58-75%) o una transparietale (5-10%). La prognosi è pessima, con un tempo di sopravvivenza media di 6.5 mesi

Ray P. AIDS-related primary pulmonary lymphoma. Am J Respir Crit Care Med 1998, 158: 1221

Anatomia Patologica

I linfomi che insorgono in pazienti trapiantati o in condizioni d'immunodeficienza mostrano evidenti analogie con l'entità linfoma angiocentrico/granulomatosi linfomatoide (AIL/LYG). L'aspetto istologico varia da un infiltrato polimorfo costituito da piccoli linfociti trasformati a una proliferazione monomorfa pressoché indistinguibile da un linfoma a grandi cellule (⇒). Nella maggioranza dei casi si associa un'infezione da EBV. Necrosi (✪) e infiltrazione della parete dei vasi possono essere gli elementi dominanti del quadro anatomopatologico

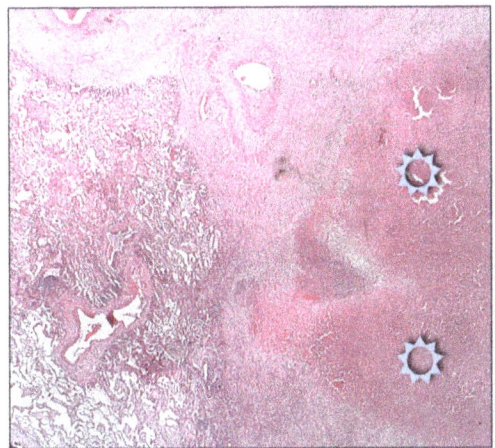
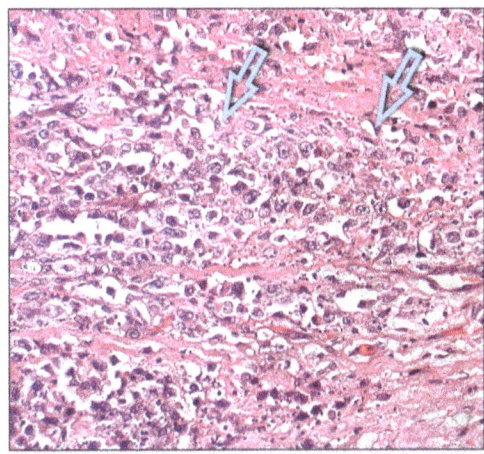

Saxena A. Posttransplant diffuse large B-cell lymphoma of "lymphomatoid granulomatosis" type. Virchows Arch 2002, 441: 622

Alta Risoluzione HRTC

Le opacità, multiple, a margini ben definiti, di solito presentano contorni spiculati (≻) e sono spesso centrate sui bronchi con broncogramma aereo; il diametro può raggiungere i 5 cm. È possibile la cavitazione; no calcificazioni. Possono coesistere opacità reticolari, addensamenti parenchimali (✧), adenopatie mediastiniche e versamento pleurico (frequente). C'è tendenza alla (◆) disposizione centrale, ma (◆) senza predilezione cranio-caudale

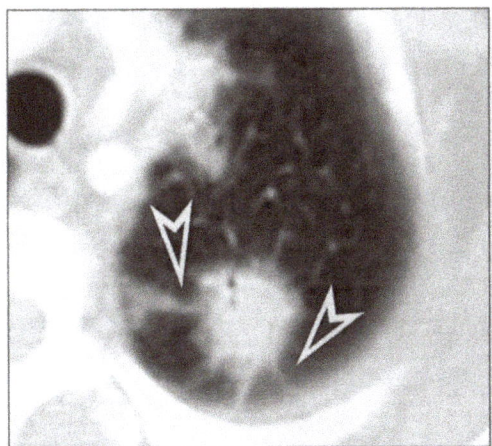
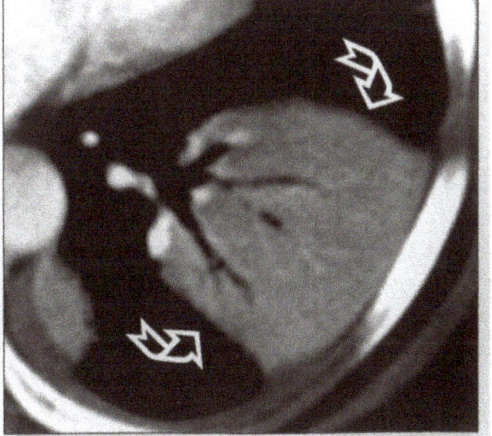

Eisner MD. The pulmonary manifestations of AIDS-related non-Hodgkin's lymphoma. Chest 1996, 110: 729

Lee KS. Imaging of pulmonary lymphomas. AJR Am J Roentgenol 1997, 168: 339

METASTASI

Clinica

L'84-98% delle coin lesion polmonari multiple è di natura metastatica. La neoplasia primitiva spesso origina da testicolo, ovaio, rene e mammella, oppure è un melanoma o un sarcoma. I pazienti sono in genere asintomatici e solo occasionalmente, in caso di estensione del tumore alle strutture adiacenti, presentano invece tosse, emoftoe, fame d'aria (vie aeree), dolore toracico (pleura). In caso di lesioni numerose e di grosse dimensioni può essere presente dispnea. Solo in rari casi e dopo rimozione del tumore primitivo (carcinoma renale o corioncarcinoma) è stata segnalata la possibilità di remissione spontanea

Libshitz HI. Pulmonary metastases. Radiol Clin North Am 1982, 20: 437

Anatomia Patologica

Mentre i noduli miliariformi sono frequenti nelle metastasi da melanoma, carcinoma renale e carcinoma midollare della tiroide, quelli "a palla di cannone" sono propri dei sarcomi (✲) e del carcinoma del colon-retto (✥), oltre ai già ricordati carcinoma del rene e melanoma. Dal punto di vista istologico: 1. la crescita di tipo "lepidico" (▷)(come quella del carcinoma bronchioloalveolare) può essere condivisa da vari adenocarcinomi e principalmente da quello colon-rettale che peraltro è frequentemente necrotico e non mostra pigmento antracotico nelle aree di fibrosi; 2. la crescita interstiziale con risparmio dell'epitelio alveolare soprastante è propria dei sarcomi a basso grado di malignità (⇒)(leiomiosarcomi, sarcoma stromale dell'utero, ecc.); 3. la cavitazione è frequente nelle metastasi da carcinoma del distretto testa-collo, della cervice uterina, della vescica, del colon e della mammella; 4. un aspetto cistico a pareti sottili può verificarsi nei sarcomi; 5. cavitazione e cisti sono riscontrabili in teratomi, linfomi e melanomi

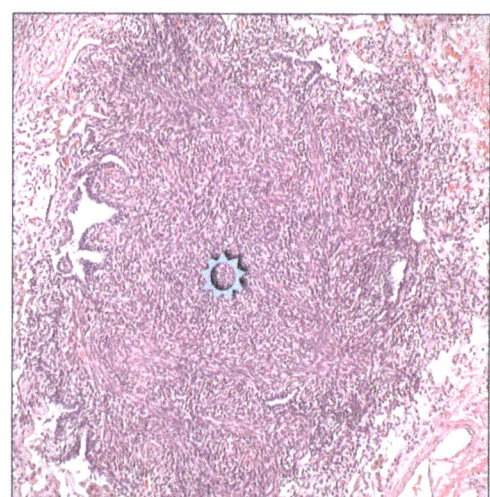
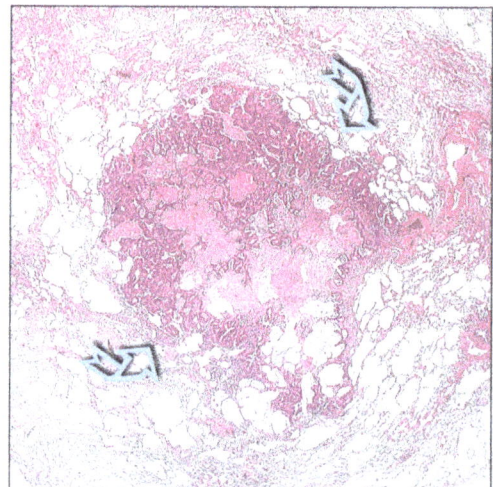
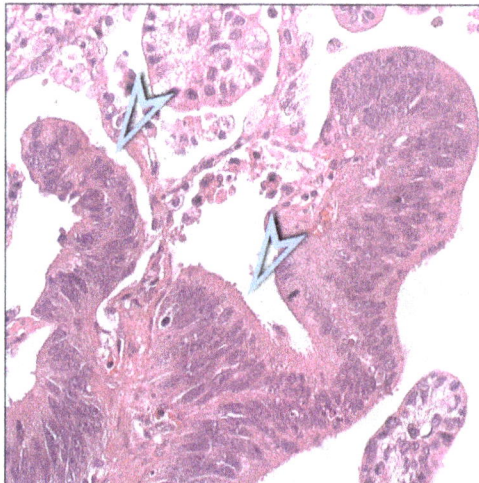
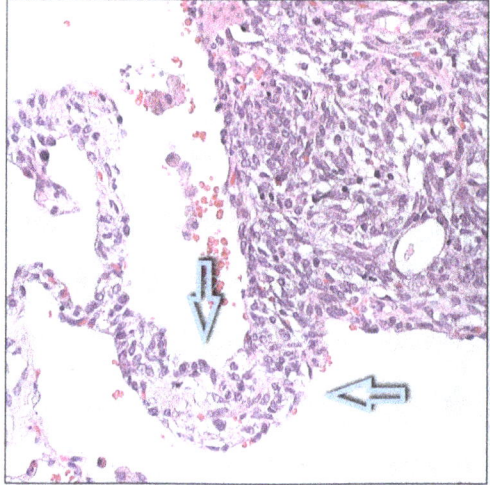

Askin FB. Something old? Something new? Second primary or pulmonary metastasis in the patient with known extrathoracic carcinoma. Am J Clin Pathol 1993, 100: 4

Alta Risoluzione HRTC

Da poche a numerose, le metastasi hanno diametro variabile nell'ambito dello stesso paziente sino a diversi centimetri, contorni regolari e margini netti, ma talvolta sfumati, o un halo sign (↷) nel corioncarcinoma e nell'angiosarcoma. La cavitazione (▷) è possibile nelle lesioni secondarie a carcinoma squamoso di capo-collo, cervice uterina e vescica, adenocarcinoma gastrointestinale e sarcoma. Le calcificazioni sono possibili nelle metastasi da osteosarcoma, condrosarcoma, carcinoma papillifero della tiroide, tumore a cellule giganti dell'osso, sarcoma sinoviale, adenocarcinoma mucinoso gastrointestinale o della mammella e nelle metastasi trattate. La distribuzione è (◆) periferica con (◆) prevalenza alle basi. Si possono associare adenopatie mediastiniche (⇒), linfangite carcinomatosa (□ LC) e neoplasie polmonari primitive (✹).

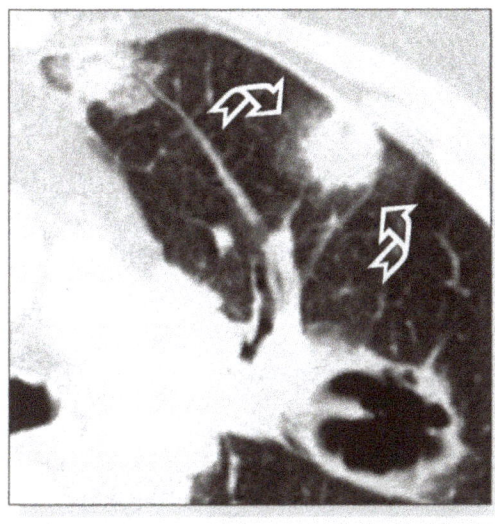
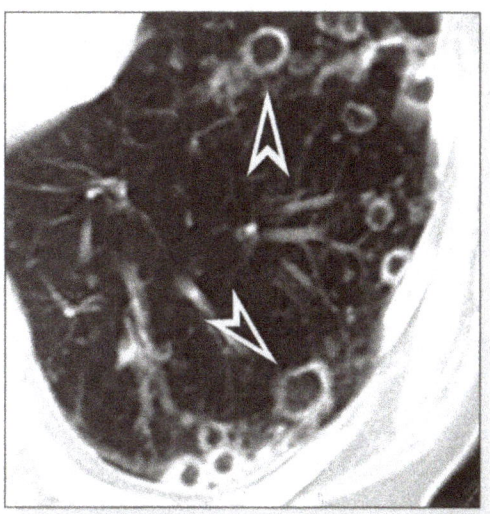
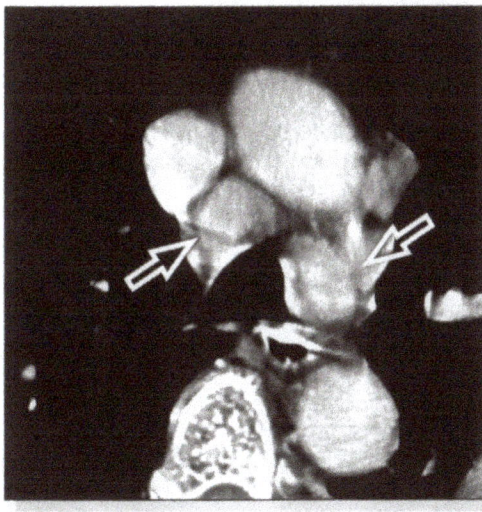
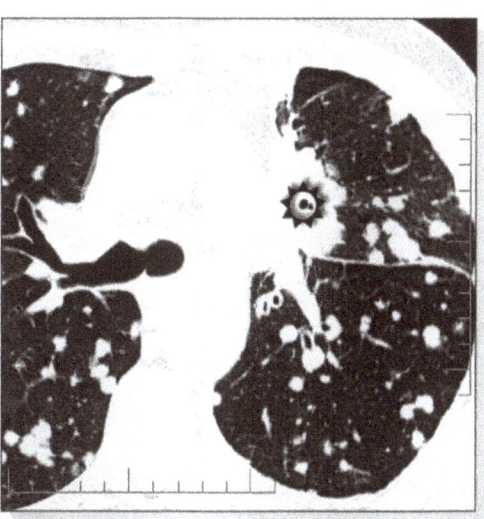

Diederich S. Helical CT of pulmonary nodules in patients with extrathoracic malignancy: CT-surgical correlation. AJR Am J Roentgenol 1999, 172: 353

Seo JB. Atypical pulmonary metastases: spectrum of radiologic findings. Radiographics 2001, 21: 403

• Grandi opacità rotondeggianti

ORGANIZING PNEUMONIA (OP)

Clinica

La polmonite organizzativa è un'entità clinica che si manifesta sia in forma primaria (⌘OP) che secondariamente a svariate malattie sia infettive che non, in genere con aspetti simil-pneumonitici, ma talvolta anche sotto forma di opacità rotondeggianti del polmone. Il 75% dei pazienti è sintomatico al momento della diagnosi da meno di 3 mesi; spesso la malattia esordisce con un quadro similinfluenzale

Lohr RH. Organizing pneumonia. Features and prognosis of cryptogenic, secondary, and focal variants. Arch Intern Med 1997, 157: 1323

Anatomia Patologica

Nelle descrizioni iniziali, la malattia è stata chiamata con l'acronimo di BOOP (Bronchiolitis Obliterans Organizing Pneumonia) per indicarne i due elementi costitutivi e cioè la bronchiolite obliterativa (✥) e la polmonite in organizzazione (✪): i bronchioli, i dotti alveolari e gli alveoli sono riempiti da gettoni anastomizzanti di tessuto connettivo lasso contenente fibroblasti ed elementi infiammatori immersi in una matrice ricca di mucopolisaccaridi; la lesione è temporalmente omogenea

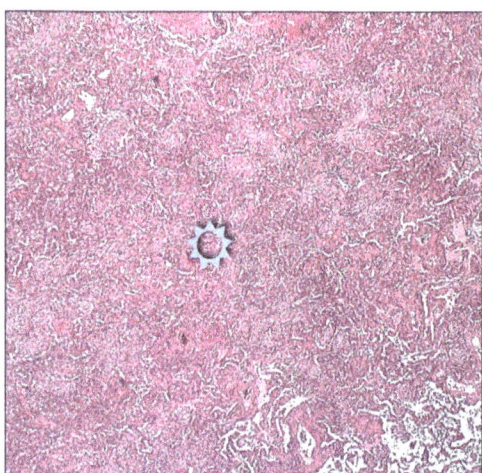
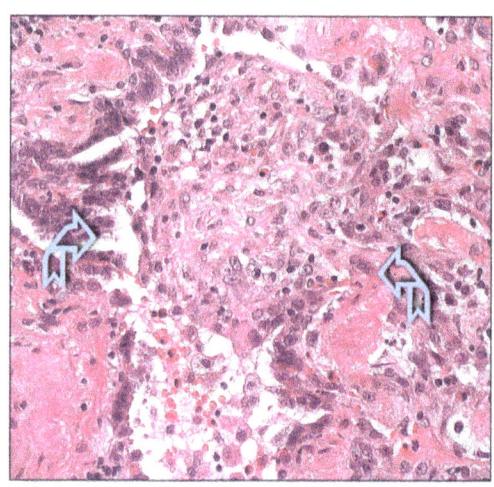

American Thoracic Society/European Respiratory Society International Multidisciplinary Consensus Classification of the Idiopathic Interstitial Pneumonias. Am J Respir Crit Care Med 2002, 165: 277

Alta Risoluzione HRTC

La presentazione radiologica è costituita da opacità (✥) multiple (da 2 a 8) a margini in parte netti, in parte sfumati e a contorni irregolari, anche spiculati, con contatto pleurico (38%); può essere presente reversed halo sign (atoll sign) (⇒). Il diametro delle lesioni può variare tra 1 e 5 cm. Spesso sono presenti bronchi nel contesto delle alterazioni; non vi sono calcificazioni. La sede è (◆) tendenzialmente periferica (♦) senza predilezioni cranio-caudali. Si possono associare addensamenti, ispessimento dei setti interlobulari, bande parenchimali e ispessimento pleurico

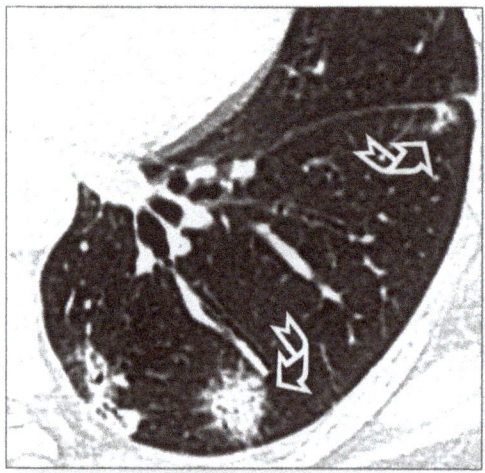
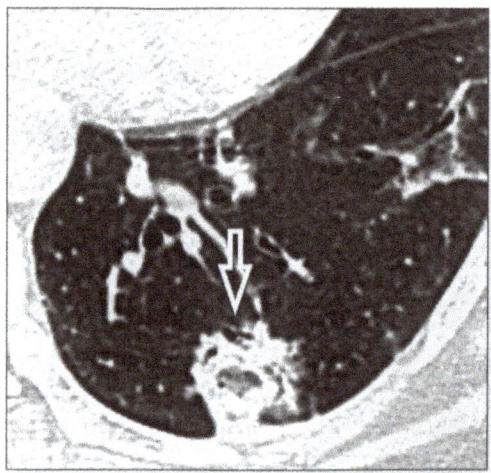

Akira M. Bronchiolitis obliterans organizing pneumonia manifesting as multiple large nodules or masses. AJR Am J Roentgenol 1998, 170: 291

Zompatori M. Bronchiolitis obliterans with organizing pneumonia (BOOP), presenting as a ring-shaped opacity at HRCT (the atoll sign). A case report. Radiol Med 1999, 97: 308

SARCOIDOSI

Clinica

In meno del 5% dei casi la sarcoidosi può manifestarsi in forma di noduli, solitari o multipli; nel 50% circa dei casi si tratta di un reperto occasionale. I sintomi respiratori consistono in tosse secca, dispnea e dolore toracico; se le opacità si escavano, può comparire emoftoe. Nel 30% dei casi possono coesistere sintomi sistemici quali debolezza, affaticamento, febbricola, poliartralgie e calo di peso; meno frequenti i sintomi da coinvolgimento di organi extrapolmonari: cute (20%), occhio (20%), SNC (5%), ecc. L'obiettività polmonare è generalmente normale. La diagnosi può essere effettuata con biopsie polmonari transbronchiali o chirurgiche

Costabel U. ATS/ERS/WASOG statement on sarcoidosis. Sarcoidosis Statement Committee. American Thoracic Society. European Respiratory Society. World Association for Sarcoidosis and Other Granulomatous Disorders. Eur Respir J 1999, 14: 735

Anatomia Patologica

La sarcoidosi può presentarsi (raramente) nel polmone sotto forma di noduli di grandi dimensioni (⇒) distribuiti prevalentemente lungo le vie aeree e al di sotto della pleura. Queste formazioni più voluminose derivano dalla fusione di singoli granulomi nodulo-epitelioidi non necrotizzanti (↺), con cellule giganti spesso contenenti inclusioni citoplasmatiche e circondati da fibrosi. Il parenchima interposto può essere normale o mostrare microgranulomi nodulo-epitelioidi non necrotizzanti, ben formati, a distribuzione linfatica

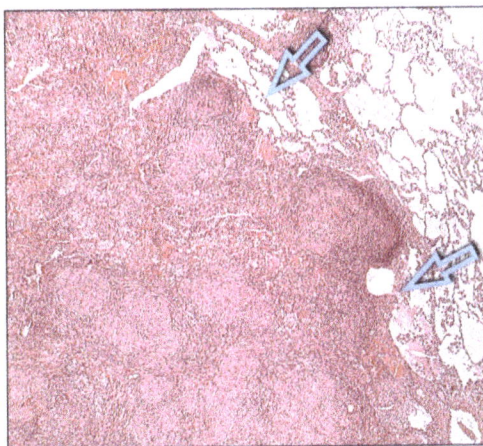
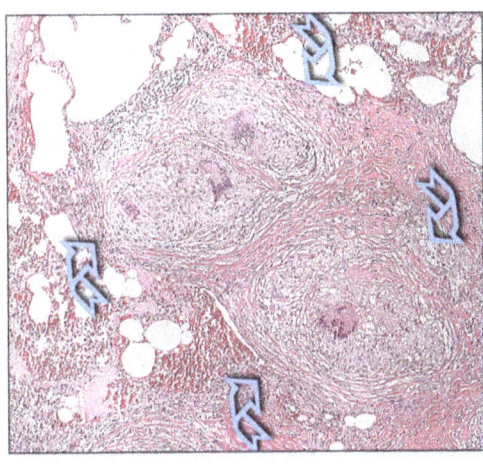

Abramowicz MJ. Tumour-like presentation of pulmonary sarcoidosis. Eur Respir J 1992, 5: 1286

Alta Risoluzione HRTC

Le opacità della sarcoidosi nodulare possono essere singole o multiple, di diametro sino ad alcuni centimetri, talvolta a margini netti e contorni irregolari con coroncine di micronoduli satelliti (↺) (galaxy sign), talora a margini sfumati e contorni sempre irregolari, con bronchi ristretti contestualmente (⇒). È possibile una variante necrotizzante; le calcificazioni sono invece assenti. La distribuzione delle lesioni è (◆) tendenzialmente broncocentrica (◆) con predilezione per i quadranti superiori. Solitamente le grandi opacità si associano a micronoduli avidi di pleura e adenopatie ilari e mediastiniche

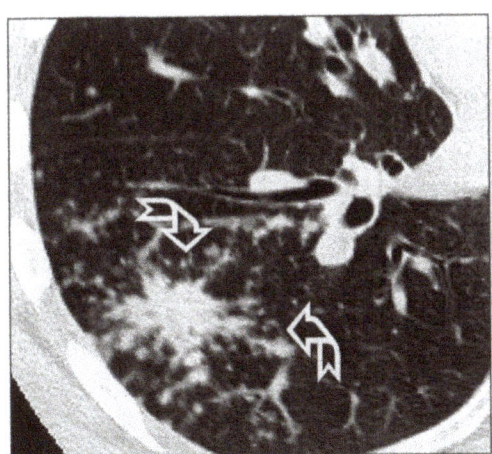
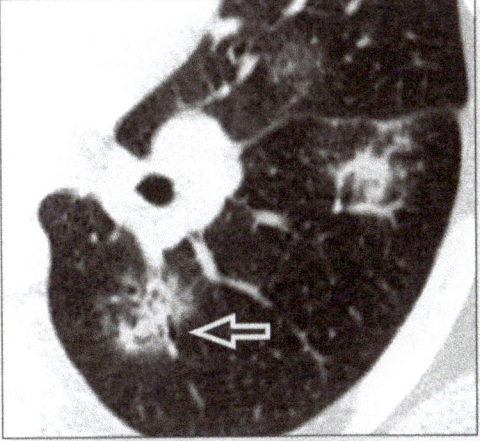

Muller NL. Ground-glass attenuation, nodules, alveolitis, and sarcoid granulomas. Radiology 1993, 189: 31

Nakatsu M. Large coalescent parenchymal nodules in pulmonary sarcoidosis: "sarcoid galaxy" sign. AJR Am J Roentgenol 2002, 178: 1389

SARCOMA DI KAPOSI

Clinica

Circa 1/3 dei pazienti con sarcoma di Kaposi presenta un coinvolgimento polmonare: oltre all'interessamento nodulare (25%), è descritto un coinvolgimento dell'interstizio, delle vie aeree, della pleura e dei linfonodi intratoracici. I pazienti presentano generalmente dispnea, ipossiemia e tosse; talora compaiono emoftoe e febbre. La diagnosi viene posta con la fibrobroncoscopia nel caso siano presenti lesioni endobronchiali tipiche (le biopsie bronchiali/transbronchiali hanno un basso potere diagnostico e nel 30% dei casi provocano significative emorragie); nei rimanenti si rende necessaria la biopsia polmonare chirurgica. La diagnosi può essere posta anche sulla base dell'identificazione nel BAL dell'agente causale (l'herpes virus umano 8 – HHV8)

Miller RF. Bronchopulmonary Kaposi's sarcoma in patients with AIDS. Thorax 1992, 47: 721

Tamm M. Diagnosis of pulmonary Kaposi's sarcoma by detection of human herpes virus 8 in bronchoalveolar lavage. Am J Respir Crit Care Med 1998, 157: 458

Anatomia Patologica

La neoplasia è costituita da noduli emorragici distribuiti lungo le vie linfatiche e inizia in sede perivascolare per poi estendersi alle strutture circostanti (✿). Istologicamente si osserva una proliferazione di cellule fusate separate da sottili fessure (▷) con eritrociti stravasati ed emosiderina nello stroma. Nel citoplasma delle cellule neoplastiche sono presenti caratteristici corpi eosinofili PAS-positivi. Si associano infiltrato infiammatorio cronico ed ectasia dei vasi distrettuali, di variabile entità

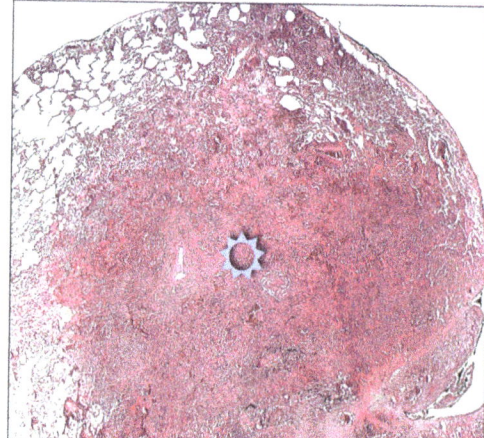
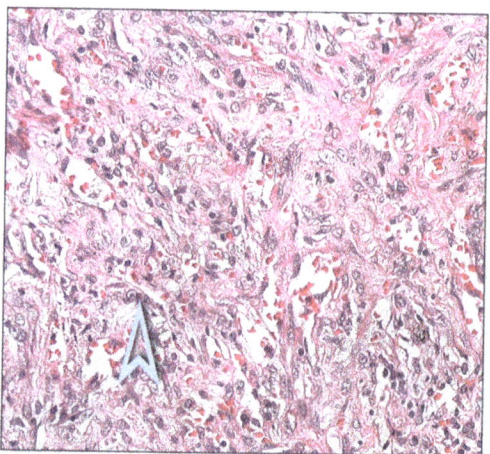

Aboulafia DM. The epidemiologic, pathologic, and clinical features of AIDS-associated pulmonary Kaposi's sarcoma. Chest 2000, 117: 1128

Purdy LJ. Pulmonary Kaposi's sarcoma. Premortem histologic diagnosis. Am J Surg Pathol 1986, 10: 301

Alta Risoluzione HRTC

I noduli presentano margini sfumati e irregolari, con aspetti "a fiamma", dal diametro che può raggiungere alcuni cm (⇨). Le lesioni, che non cavitano e non calcificano, tendono a distribuirsi (◆) in sede parailare broncocentrica (♦) specie alle basi. Altri segni: ispessimento dell'interstizio peribronchiale, versamento pleurico (35%), adenopatie (50%), addensamenti e ground-glass (30%)

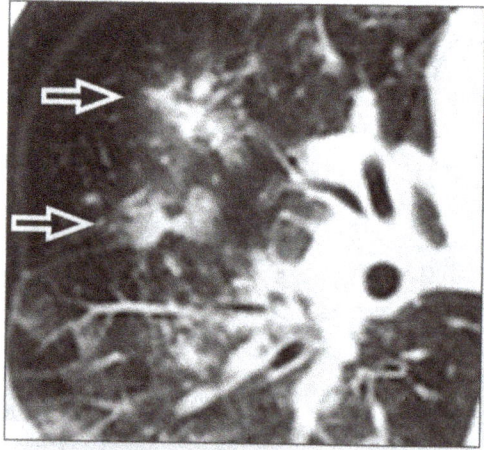
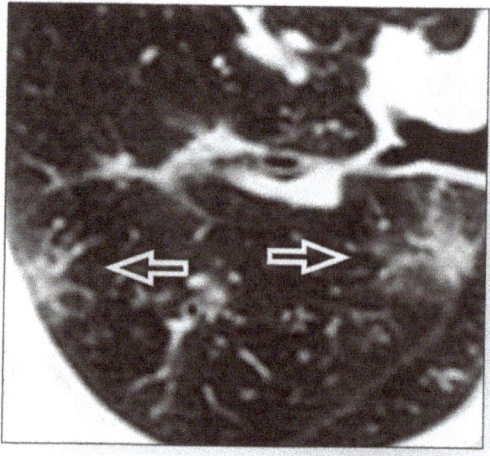

Hartman TE. Diagnosis of thoracic complications in AIDS: accuracy of CT. AJR Am J Roentgenol 1994, 162: 547

Wolff SD. Thoracic Kaposi sarcoma in AIDS: CT findings. J Comput Assist Tomogr 1993, 17: 60

TUBERCOLOMI

Clinica

I tubercolomi si possono sviluppare durante un'infezione primaria o quando un focolaio secondario di riattivazione tubercolare rimane capsulato. Queste lesioni sono spesso uniche e talvolta si escavano. I pazienti sono quasi sempre asintomatici e il loro riscontro dunque è un reperto occasionale. La diagnosi è difficile perché spesso gli esami colturali sono negativi; si rende quindi necessaria una biopsia polmonare chirurgica o un agoaspirato transparietale

Congregado Loscertales M. Usefulness of video-assisted thoracoscopy for the diagnosis of solitary pulmonary nodules. Arch Bronconeumol 2002, 38: 415

Anatomia Patologica

L'istologia ricapitola la lesione caratteristica dell'infezione tubercolare: il singolo nodulo ha un centro necrotico (▷), cellule giganti plurinucleate con nuclei a disposizione periferica (tipo Langhans) (↬) ed è circondato da istiociti a palizzata frammisti a cellule epitelioidi e ad un infiltrato linfoplasmacellulare di entità variabile. In genere la capsula è spessa; frequenti i segni di cavitazione

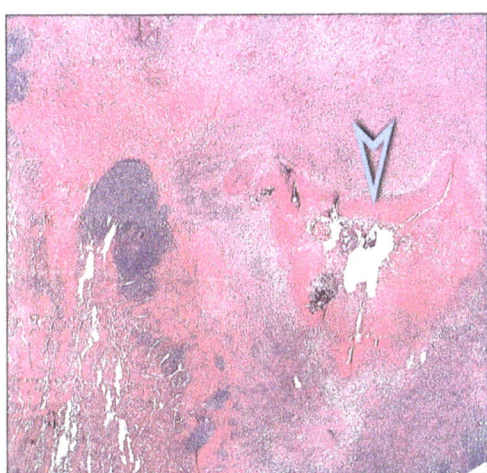 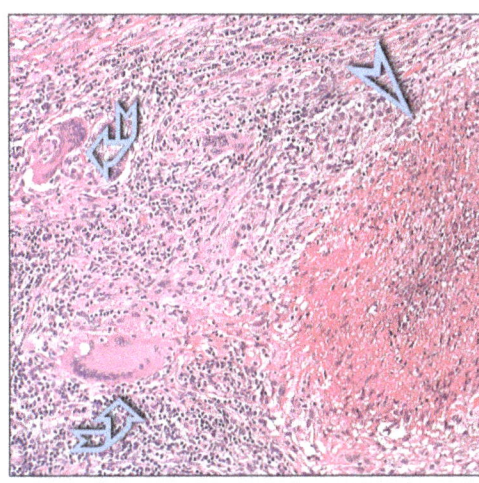

American Thoracic Society and the Centers for Disease Control and Prevention. Diagnostic standards and classification of tuberculosis in adults and children. Am J Respir Crit Care Med 2000, 161: 1376

Alta Risoluzione HRTC

Più frequentemente singoli, ma anche multipli e bilaterali, in fase tardiva (esiti stabilizzati) i tubercolomi sono lesioni dense ben marginate con calcificazioni centrali caratteristiche. Nella fase precoce di formazione, invece, le opacità presentano bassa densità ed un orletto iperdenso di delimitazione dopo mdc, con possibile escavazione; in questa fase, i margini sono netti con piccole irregolarità ma alla periferia può coesistere un halo sign (↬). Le lesioni sono (◆) relativamente periferiche, talvolta raggiunte da bronchi (⇒), e spesso circondate da lesioni satelliti associate (▷) (micronoduli sfumati, bronchi a pareti spesse, piccole opacità ramificate a tree-in-bud)

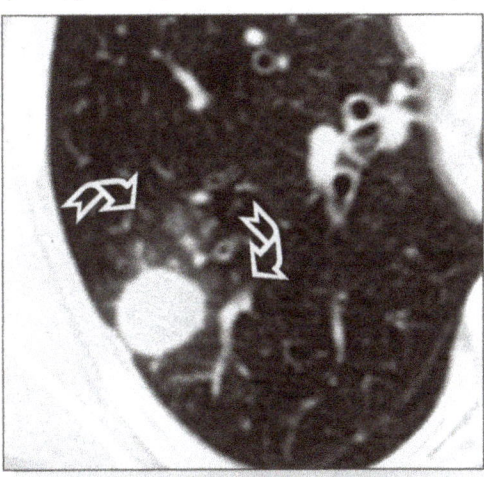 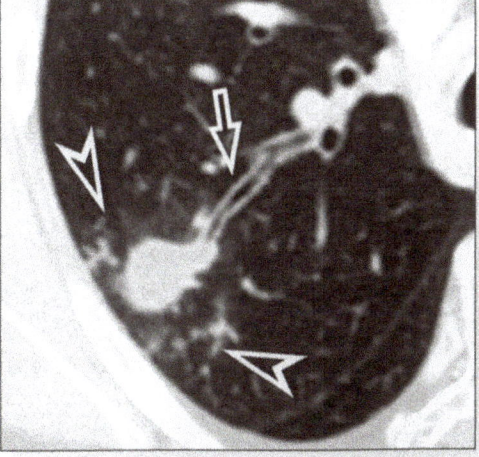

Lee JY. Pulmonary tuberculosis: CT and pathologic correlation. J Comput Assist Tomogr 2000, 24: 691

Gaeta M. Computed tomography halo sign in pulmonary nodules: frequency and diagnostic value. J Thorac Imaging 1999, 14: 109

⌘ Malattie Alveolari

Clinica	**Alberto Pesci**
Anatomia Patologica	**Alessandra Cancellieri**
Radiologia	**Maurizio Zompatori**

AAE acuta	Alveolite Allergica Estrinseca ☯ *Polmonite da ipersensibilità*	PAG. 122
AIP	Acute Interstitial Pneumonia ☯ *Sindrome di Hamman Rich, polmonite interstiziale fulminante*	PAG. 126
ARDS	Adult Respiratory Distress Syndrome ☯ *Edema polmonare non cardiogenico o da danno di membrana, polmone da shock*	PAG. 130
BAC	BronchioloAlveolar Carcinoma ☯ *Carcinoma alveolare, adenomatosi polmonare*	PAG. 134
BC	Bronchiolite Costrittiva ☯ *Bronchiolite obliterante*	PAG. 138
CEP	Chronic Eosinophilic Pneumonia ☯ *Polmonite cronica eosinofila*	PAG. 142
DIP	Desquamative Interstitial Pneumonia ☯ *Polmonite desquamativa interstiziale, polmonite alveolare macrofagica*	PAG. 148
EPA alveolare	Edema Polmonare Acuto ☯ *Edema cardiogenico, idrostatico, emodinamico*	PAG. 152
Farmaci	Pneumopatia da amiodarone	PAG. 156
Infezioni endobronchiali	Micobatteriosi atipiche	PAG. 162
MALToma	Mucosa-Associated Lymphatic Tissue lymphoma ☯ *Linfoma MALT, linfoma BALT, BALToma linfoma B della zona marginale*	PAG. 166
OP	Organizing Pneumonia ☯ *Bronchiolitis Obliterans Organizing Pneumonia (BOOP), Cryptogenic Organizing Pneumonia (COP)*	PAG. 170
PA	Proteinosi Alveolare ☯ *Lipoproteinosi alveolare, fosfolipidosi alveolare*	PAG. 176
PCP	Pneumocystis Carinii Pneumonia ☯ *Polmonite da pneumocystis carinii, pneumocistosi*	PAG. 180
Vasculite emorragica	Granulomatosi di Wegener	PAG. 184

Alveolite Allergica Estrinseca

Definizione — Le Alveoliti Allergiche Estrinseche sono un gruppo di pneumopatie infiltrative diffuse granulomatose causate dalla ripetuta inalazione e sensibilizzazione a un'ampia varietà di polveri organiche e sostanze chimiche a basso peso molecolare; esse possono presentarsi in forma subacuta (● AAE subacuta) o cronica (□ AAE cronica), ma, più raramente, anche in forma acuta: di quest'ultima si tratterà in questo capitolo

Polmonite da ipersensibilità

DEMOGRAPHICS

Eziopatogenesi — Il numero di agenti responsabili è ampio (più di 300) e nuove noxae patogene vengono continuamente identificate. Le forme più conosciute sono il "Polmone dell'agricoltore" causato dall'inalazione di Faeni rectivirgula contenuta nel fieno ammuffito e il "Polmone dell'allevatore di uccelli" causato dall'esposizione a proteine aviarie

Immunoreazioni di tipo III e IV secondo Gell e Coombs sono alla base dell'immunopatogenesi. La forma acuta sembra essere collegata a esposizioni antigeniche intense ed intermittenti ed alle condizioni di lavoro (concentrazione antigenica ambientale, durata e frequenza delle esposizioni, tipo di attività lavorativa)

Epidemiologia — L'epidemiologia delle polmoniti da ipersensibilità è poco conosciuta, variando la suscettibilità individuale e l'intensità di esposizione in base alle attività lavorative, alle stagioni, alle aree geografiche, alla vicinanza di industrie. La prevalenza del "Polmone dell'agricoltore" varia tra il 2 e il 9%, quella del "Polmone dell'allevatore di uccelli" tra il 6 e il 15%

Fattori di rischio — La malattia colpisce più frequentemente i soggetti non fumatori

CLINICA

Anamnesi — I sintomi della forma acuta sono tosse, dispnea, febbre, brividi, malessere e mialgie. Un'anamnesi clinica dettagliata può rivelare un'esposizione massiva a un antigene causale e una correlazione temporale tra esposizione e insorgenza dei sintomi (4-12 ore)

Esame obiettivo — Il paziente si presenta tachipnoico. L'obiettività polmonare può essere normale o evidenziare rantoli crepitanti bibasali. Raramente sono apprezzabili fischi e sibili

Funzionalità respiratoria — È tipicamente presente una sindrome disventilatoria restrittiva con riduzione della D_LCO, più raramente una sindrome ostruttiva. Una lieve ipossiemia a riposo è frequente

Patel AM. Hypersensitivity pneumonitis: current concepts and future questions. J Allergy Clin Immunol 2001, 108: 661

ANATOMIA PATOLOGICA

Lesioni elementari — Nella fase acuta, il quadro anatomopatologico è caratterizzato da:
- Granulociti neutrofili negli alveoli e nei bronchioli respiratori (bronchiolite acuta)
- Estesi focolai di polmonite in organizzazione (⇨)
- DAD acuto o in organizzazione (✤) con membrane ialine e focolai di necrosi, nei casi più gravi

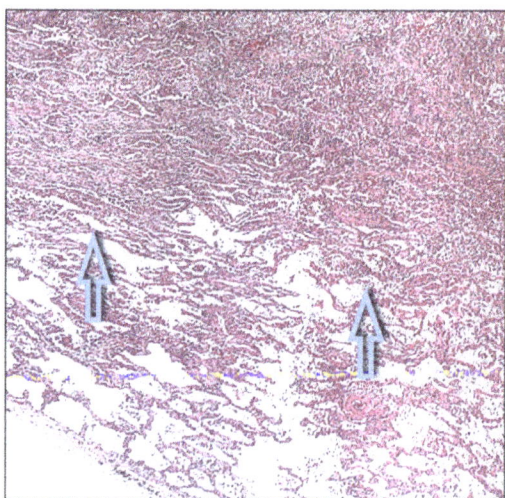
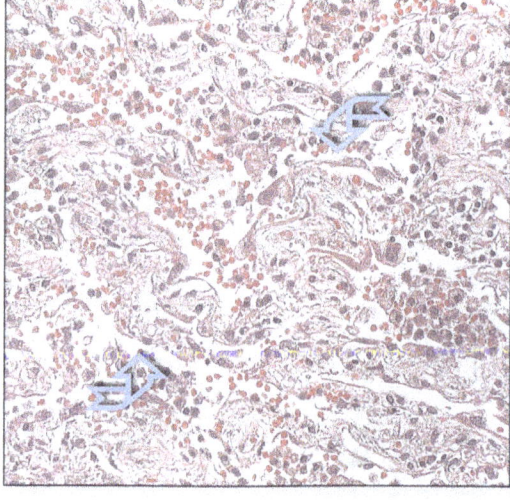

Altre lesioni presenti nella maggior parte dei casi:
- Polmonite granulomatosa interstiziale caratterizzata da bronchiolite cellulata con infiltrati interstiziali linfoplasmacellulari diffusi. Sono inoltre presenti piccoli granulomi mal formati non necrotizzanti

Lesioni accessorie:
- Cellule giganti contenenti cristalli di colesterolo
- Focolai di polmonite ostruttiva con istiociti schiumosi negli spazi aerei

Distribuzione

Centrolobulare

Seal RM. The pathology of the acute and chronic stages of farmer's lung. Thorax 1968, 23: 469

Tasaka S. Fatal diffuse alveolar damage from bird fancier's lung. Respiration 1997, 64: 307

Diagnosi differenziali

Diagnosi differenziali anatomopatologiche:
- NSIP cellulata: lesione diffusa e non bronchiolocentrica; i granulomi e i focolai di polmonite in organizzazione possono essere presenti, ma non sono caratteristici
- DAD in organizzazione: processo diffuso e non bronchiolocentrico, iperplasia marcata dei pneumociti di II tipo
- OP: infiltrato interstiziale meno intenso, mancano i granulomi

ALTA RISOLUZIONE - H R T C

Lesioni elementari

Segni radiologici di base:
- Aree di ground-glass (✏)
- Opacità da addensamento parenchimale (✪)

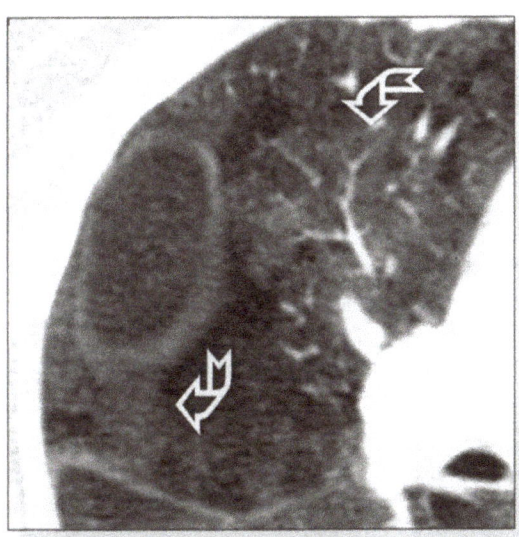
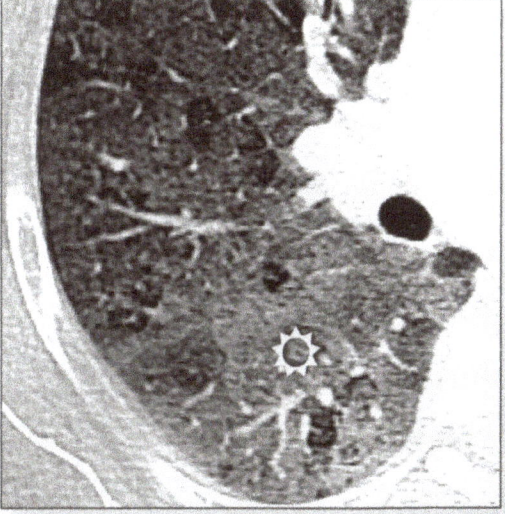

Distribuzione

 Bilaterale a chiazze; solo raramente omogenea

 Random

 Variabile, ma più spesso basale

Il volume polmonare è normale

 Silver SF. Hypersensitivity pneumonitis: evaluation with CT. Radiology 1989, 173: 441

Altri segni

Altre caratteristiche radiologiche:
- Noduli sfumati centrolobulari con diametro di 1-5 mm (✪)
- Adenopatie mediastiniche
- Oligoemia a mosaico con air trapping (⇨), eventualmente associata a chiazze di parenchima normale (✤) e altre di ground-glass (▷)(head-cheese pattern)

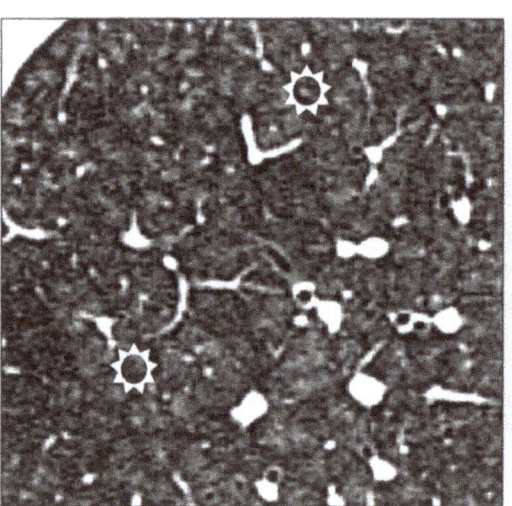
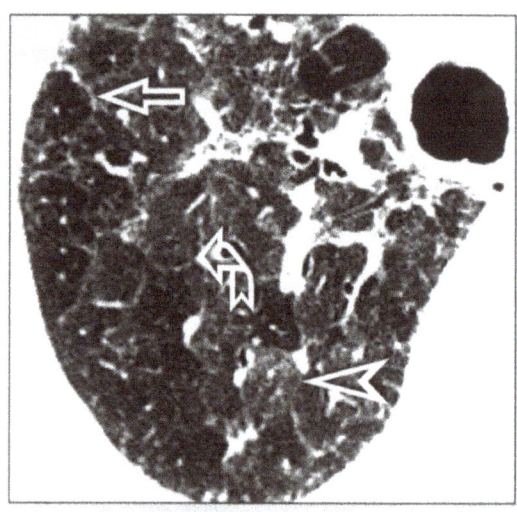

Cormier Y. High-resolution computed tomographic characteristics in acute farmer's lung and in its follow-up. Eur Respir J 2000, 16: 56

Diagnosi differenziali

Diagnosi differenziali radiologiche:

Se prevale il ground-glass:
- PCP: solo nei pazienti immunodepressi; la sede del ground-glass è parailare e ai lobi superiori in quelli trattati con pentamidina aerosol. Sono possibili cisti con parete

Se prevalgono gli addensamenti:
- AIP: pattern reticolare associato agli addensamenti, distorsione parenchimale, bronchiectasie da trazione e sporadico honeycombing
- OP: gli addensamenti, periferici e/o peribronchiali, tendono a presentare morfologia triangolariforme o poligonale; le forme accelerate hanno aspetti AIP-simili

Herraez I. Hypersensitivity pneumonitis producing a BOOP-like reaction: HRCT/pathologic correlation. J Thorac Imaging 2002, 17: 81

Remy-Jardin M. Computed tomography assessment of ground-glass opacity: semiology and significance. J Thorac Imaging 1993, 8: 249

EVOLUZIONE e COMPLICANZE

Malattie concomitanti

Circa un quarto dei pazienti affetti da alveolite allergica estrinseca presenta iperreattività bronchiale aspecifica alla metacolina

Evoluzione clinica

Singoli episodi acuti possono risolversi spontaneamente in alcuni giorni se il paziente non si espone più all'antigene. Le prove funzionali ventilatorie e le alterazioni radiologiche si normalizzano invece nel giro di poche settimane; solo la D_LCO richiede tempi più lunghi. Qualora si formino zone di fibrosi, honeycombing alla HRTC, la malattia può diventare irreversibile

✓ La prognosi del "Polmone dell'allevatore di uccelli" è peggiore rispetto a quella del "Polmone dell'agricoltore"

Evoluzione radiologica

Se continua l'esposizione, la malattia evolve verso la forma subacuta (● AAE subacuta) ed eventualmente può cronicizzarsi (□ AAE cronica)

LABORATORIO

Nel siero dei pazienti sono quasi sempre presenti anticorpi precipitanti verso l'antigene causale. Si possono osservare un lieve aumento degli indici di flogosi (VES e PCR) e un significativo aumento policlonale delle gammaglobuline che ritornano a livelli normali con il superamento della fase acuta. Talora si riscontrano positività del fattore reumatoide e immunocomplessi circolanti

DIAGNOSI NON INVASIVA

La malattia può essere diagnosticata in base all'anamnesi positiva per esposizione a un antigene causale con insorgenza dei classici sintomi dopo 4-12 ore. Altri criteri diagnostici possono essere il miglioramento clinico dopo la cessazione dell'esposizione, così come la recidiva di malattia dopo riesposizione. Attualmente non vi è consenso sull'utilizzo di prove specifiche di scatenamento

DIAGNOSI INVASIVA

Nelle forme in cui non si riesce a identificare una fonte antigenica o in presenza di discrepanze clinico-radiologico-funzionali è opportuno ricorrere alla fibrobroncoscopia con BAL e a biopsie transbronchiali; solo quando essi non risultassero diagnostici, è indicata la biopsia chirurgica

Lavaggio broncoalveolare

Se effettuato entro 2-3 giorni da un'esposizione, il BAL può rivelare un quadro aspecifico di neutrofilia; in seguito, invece, esso rivela un importante aumento della cellularità totale con marcata linfocitosi (spesso superiore al 50%), presenza di macrofagi schiumosi e di mastociti (> 1%). I linfociti esprimono tipicamente aspetto fenotipico T (CD3+) e citotossico-suppressor (CD8+) con ratio CD4/CD8 < 1

Un simile pattern (alveolite linfocitaria CD8+, macrofagi schiumosi, mastociti) si può osservare in caso di tossicità polmonare da farmaci (⌘ Farmaci), nella OP (⌘ OP) e nella NSIP (□ NSIP)

Costabel U. Bronchoalveolar lavage in interstitial lung disease. Curr Opin Pulm Med 2001, 7: 255

Drent M. Bronchoalveolar lavage in extrinsic allergic alveolitis: effect of time elapsed since antigen exposure. Eur Respir J 1993, 6: 1276

⌘ AIP

Definizione

Acute Interstitial Pneumonia

La Polmonite Interstiziale Acuta (AIP) è una forma rara, rapidamente progressiva di danno polmonare da causa sconosciuta che insorge acutamente in soggetti in apparente benessere. Viene classificata tra le polmoniti interstiziali idiopatiche

Sindrome di Hamman Rich, polmonite interstiziale fulminante, ARDS idiopatica

Il termine generico di Polmoniti Interstiziali Idiopatiche (PII o IIP) comprende malattie diverse, e in particolare la Polmonite Interstiziale Usuale (□ UIP iniziale, O UIP evoluta), la Polmonite Interstiziale Non Specifica (□ NSIP), la Polmonite Interstiziale Desquamativa (⌘ DIP), la Polmonite Interstiziale Acuta (⌘ AIP), la Polmonite Interstiziale Linfocitaria (● LIP) e la Polmonite Organizzativa (⌘ OP) criptogenetica

American Thoracic Society/European Respiratory Society International Multidisciplinary Consensus Classification of the Idiopathic Interstitial Pneumonias. Am J Respir Crit Care Med 2002, 165: 277

Eziopatogenesi

Epidemiologia

Fattori di rischio

DEMOGRAPHICS

L'eziopatogenesi è sconosciuta; si pensa che il danno polmonare sia causato dai polimorfonucleati neutrofili attraverso il rilascio di radicali tossici dell'ossigeno e proteasi

L'età media di insorgenza è di 50 anni. I due sessi sono colpiti con eguale frequenza e non vi è associazione con il fumo di sigaretta

Non sono conosciuti

Anamnesi

Esame obiettivo

Funzionalità respiratoria

CLINICA

L'esordio è acuto: i sintomi più comuni sono tosse (100%), dispnea (80-100%) e febbre; spesso i pazienti hanno una sintomatologia prodromica simil-virale (artralgie, mialgie, febbre, brividi e malessere)

I pazienti si presentano tachipnoici con cianosi periferica. Nel 50% dei casi sono apprezzabili rantoli crepitanti su tutto l'ambito polmonare

Tutti i soggetti presentano una ridotta D_LCO e una sindrome restrittiva; s'instaura rapidamente ipossiemia, talora refrattaria all'ossigenoterapia. L'evoluzione verso l'insufficienza respiratoria è frequente e rapida, assimilabile a quella del distress respiratorio acuto (ARDS)

Vourlekis JS. Acute interstitial pneumonitis. Case series and review of the literature. Medicine 2000, 79: 369

Lesioni elementari

ANATOMIA PATOLOGICA

Gli aspetti istologici dell'AIP sono sovrapponibili a quelli del Danno Alveolare Diffuso (DAD):
- Fase acuta (essudativa), raramente biopsiata: membrane ialine, espressione del danno acuto degli epiteli, che tappezzano le pareti alveolari. Nei setti interalveolari si osservano edema e un

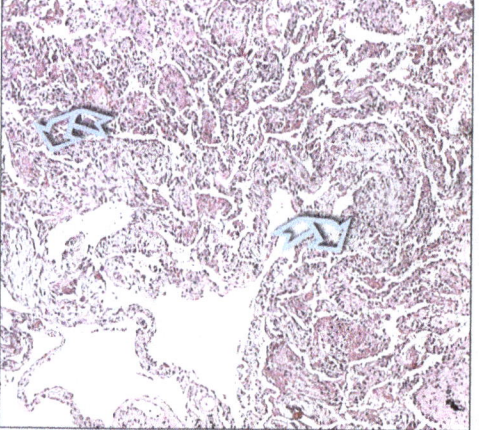
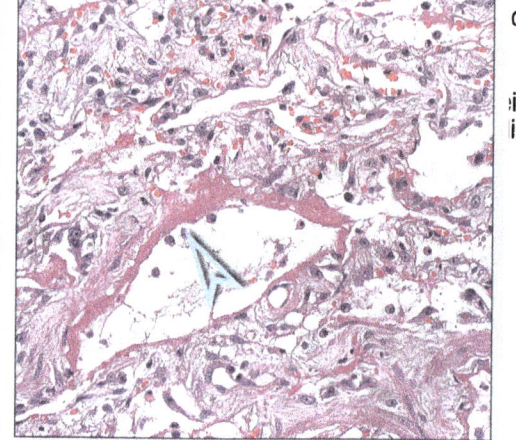

Distribuzione	Diffusa (alveoli e setti interalveolari)
Diagnosi differenziali	Diagnosi differenziali anatomopatologiche:

- DAD in corso d'infezioni: granulomi, inclusioni virali, focolai di necrosi, ascessi; dimostrazione del microrganismo con colorazioni speciali
- DAD in corso di UIP (UIP in fase accelerata): si associano lesioni riferibili alla UIP
- DAD da altre cause: semplicemente non è idiopatico ma secondario a cause diverse (shock, trauma, cause fisiche, chimiche, ecc.)
- OP: focolai di organizzazione fibroblastica prevalentemente endoalveolare, infiltrato infiammatorio intenso, interessamento bronchiolare (non costante)

Katzenstein AL. Acute interstitial pneumonia. A clinicopathologic, ultrastructural, and cell kinetic study. Am J Surg Pathol 1986, 10: 256

ALTA RISOLUZIONE - H R T C

Lesioni elementari

Segni radiologici di base, caratteristici della fase precoce (1-7 giorni):
- Addensamenti parenchimali (▷)
- Ground-glass (✪)

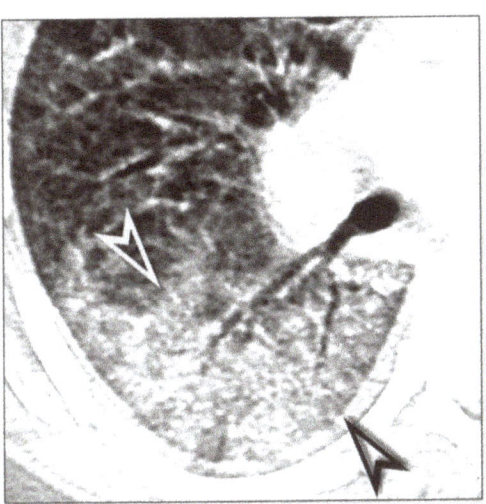
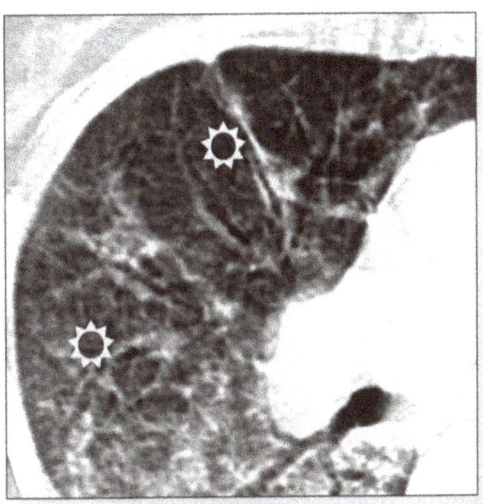

Akira M. Computed tomography and pathologic findings in fulminant forms of idiopathic interstitial pneumonia. J Thorac Imaging 1999, 14: 76

Distribuzione

 Diffusa o a chiazze, in genere bilaterale e tendenzialmente simmetrica

Le lesioni possono prevalere alla periferia e nelle zone declivi

 Variabile

 Il volume polmonare è normale o ridotto

Primack SL. Acute interstitial pneumonia: radiographic and CT findings in nine patients. Radiology 1993, 188: 817

Altri segni	Il passaggio alla fase proliferativa e fibrotica può manifestarsi con: • Pattern reticolare (▷) con distorsione dell'architettura parenchimale • Bronchiectasie da trazione (⇖) e sporadico honeycombing

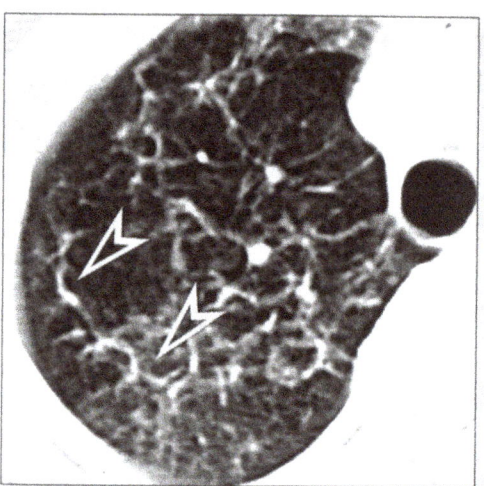
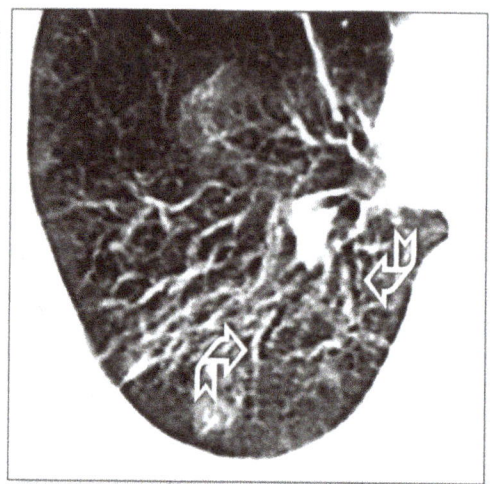

Ichikado K. Acute interstitial pneumonia: high-resolution CT findings correlated with pathology. AJR Am J Roentgenol 1997, 168: 333

Johkoh T. Idiopathic interstitial pneumonias: diagnostic accuracy of thin-section CT in 129 patients. Radiology 1999, 211: 555

Diagnosi differenziali	Diagnosi differenziali radiologiche: • Polmoniti atipiche in soggetti immunocompetenti e polmoniti opportunistiche negli immunodepressi: la diagnosi differenziale non può essere posta in modo non invasivo e richiede la biopsia chirurgica • OP: gli addensamenti, periferici e/o peribronchiali, tendono a presentare morfologia triangolariforme o poligonale; le forme accelerate hanno aspetti AIP-simili • Emorragia alveolare diffusa: gli addensamenti tendono a disporsi centralmente risparmiando il mantello • EPA alveolare: più nettamente gravitazionale e iloparailare, con franco ispessimento liscio dell'interstizio settale e periferico

Ichikado K. A case of acute interstitial pneumonia indistinguishable from bronchiolitis obliterans organizing pneumonia/cryptogenic organizing pneumonia: high-resolution CT findings and pathologic correlation. Radiat Med 1998, 16: 367

Mihara N. Can acute interstitial pneumonia be differentiated from bronchiolitis obliterans organizing pneumonia by high-resolution CT? Radiat Med 2000, 18: 299

EVOLUZIONE e COMPLICANZE

Malattie concomitanti	Nella polmonite interstiziale acuta non sono note malattie concomitanti
Evoluzione clinica	La malattia tende a evolvere verso l'insufficienza respiratoria tale da richiedere ventilazione assistita. La mortalità è del 50% e la maggior parte dei decessi avviene entro 1-2 mesi dall'esordio di malattia. I pazienti che sopravvivono possono sviluppare lesioni interstiziali croniche e progressive che evolvono verso la fibrosi
Evoluzione radiologica	In coloro che sopravvivono le opacità alveolari regrediscono mentre possono persistere definitivamente alterazioni reticolari irregolari più o meno estese e persino honeycombing

LABORATORIO

È frequente una leucocitosi neutrofila periferica. Un aumento della creatinina sierica e una riduzione dell'ematocrito sono considerati indici prognostici sfavorevoli

DIAGNOSI NON INVASIVA

Un esordio clinico acuto con insufficienza respiratoria severa e refrattaria associata a un quadro radiologico di "polmoni bianchi" dovrebbe far prendere in considerazione l'AIP

DIAGNOSI INVASIVA

L'elevato numero di diagnosi differenziali, la prognosi severa e la necessità di ricorrere a terapie immunosoppressive a dosaggi elevati, impongono una diagnosi di certezza ottenibile solo con biopsia chirurgica. La biopsia transbronchiale non è di ausilio diagnostico, come peraltro in quasi tutte le polmoniti interstiziali idiopatiche

Lavaggio broncoalveolare
Il BAL è caratterizzato da aumento della cellularità totale, alveolite emorragica (emazie e siderociti), aumento dei polimorfonucleati neutrofili e occasionalmente dei linfociti. Nel sedimento del BAL si possono osservare pneumociti di II tipo attivati e con aspetti di atipie, nonché residui di membrane ialine

Nelle unità di Terapia Intensiva, il BAL risulta di particolare utilità clinica per differenziare l'AIP da: 1. alveolite emorragica (emazie e siderofagi); 2. polmonite eosinofila acuta (spiccato incremento della popolazione eosinofila); 3. polmonite associata a ventilatore (presenza di organismi intracellulari -ICO- e carica batterica $>10^5$ cfu/mL agli esami colturali); 4. neoplasie a rapida progressione (cellule neoplastiche); 5. infezioni opportunistiche con DAD associato (dimostrazione del microrganismo infettante con colorazioni speciali)

Bonaccorsi A. Acute interstitial pneumonia: report of a series. Eur Respir J 2003, 21: 187

Adult Respiratory Distress Syndrome

Definizione

La Sindrome da Distress Respiratorio dell'Adulto (ARDS) è un'insufficienza respiratoria acuta grave caratterizzata da ipossia severa (ratio PaO2/FiO2 < 200), pressione polmonare capillare <18 mmHg e opacità polmonari diffuse al radiogramma del torace. È sempre evidenziabile un fattore scatenante (sepsi, traumi, interventi chirurgici, ustioni, infezioni, farmaci, ecc.)

Edema polmonare non cardiogenico o da danno di membrana, Acute Respiratory Distress Syndrome, malattia delle membrane ialine dell'adulto, polmone di Da Nang, polmone da shock

DEMOGRAPHICS

Eziopatogenesi

La patogenesi dell'edema è secondaria a un'alterazione della membrana alveolo-capillare: gli alveoli vengono riempiti da materiale proteinaceo-ematico e detriti cellulari; la perdita di surfattante determina atelettasia. A questa prima fase, essudativa, può seguirne una proliferativa con moltiplicazione fibroblastica sia negli spazi alveolari che nell'interstizio

La patogenesi del danno di membrana è complessa ed è legata a fenomeni infiammatori che coinvolgono citochine (IL-1, Tumor Necrosis Factor-alpha, GM-CSF), chemochine (IL-8) e mediatori dell'infiammazione (leucotriene B4). Questi, a loro volta, richiamano polimorfonucleati neutrofili che, attivati, rilasciano radicali tossici dell'ossigeno e proteasi in grado di danneggiare le cellule epiteliali e quelle endoteliali

Epidemiologia

L'incidenza varia, a seconda degli studi, da 1.5% a 13.5% casi per 100.000 abitanti per anno

Fattori di rischio

I principali fattori di rischio sono: sepsi, aspirazione di succo gastrico, trauma grave, trasfusioni multiple, annegamento, pancreatite acuta, ipotensione prolungata, polmonite grave, coagulazione intravascolare disseminata. La presenza di più fattori di rischio aumenta la probabilità di sviluppare un'ARDS

CLINICA

Anamnesi

Le manifestazioni cliniche dell'ARDS possono comparire sia insidiosamente, 8-48 ore dopo l'evento iniziale, che acutamente in coincidenza con l'episodio scatenante. I sintomi principali sono dispnea rapidamente progressiva, tosse secca, dolore toracico e agitazione. La presenza di espettorazione ematica anche abbondante è indice di malattia conclamata

Esame obiettivo

I pazienti sono marcatamente dispnoici, tachipnoici, cianotici e agitati; l'obiettività polmonare è caratterizzata da rantoli diffusi. Spesso, si associano segni clinici d'ipertensione polmonare con scompenso cardiaco destro (giugulari turgide, epatomegalia dolente, edemi periferici)

Funzionalità respiratoria

I pazienti affetti da ARDS presentano riduzione della D_LCO, della capacità funzionale residua e aumento delle resistenze delle vie aeree. Caratteristicamente, è presente ipossia severa secondaria a un effetto shunt che richiede ossigenoterapia, ventilazione meccanica con pressioni positive di fine espirazione (Positive End Expiratory Pressure - PEEP) o altre manovre rianimatorie. Il deficit dei parametri funzionali non è correlato con la prognosi

Ware LB. The acute respiratory distress syndrome. N Engl J Med 2000, 342: 1334

ANATOMIA PATOLOGICA

Lesioni elementari

L'ARDS è la sindrome clinica associata con il quadro istologico di Danno Alveolare Diffuso (DAD) secondario a diverse patologie. Il processo è caratterizzato da alterazioni istologiche variabili a seconda della fase della malattia:

- Nella fase acuta (essudativa), predominano le membrane ialine; queste sono lamine di materiale eosinofilo costituite da pneumociti di I tipo necrotici e proteine plasmatiche disposte a rivestire le superfici alveolari (▷). Si associano edema interstiziale e microtrombosi
- Nella fase organizzativa (proliferativa), si ha proliferazione di pneumociti di II tipo, fibroblasti e miofibroblasti; questi ultimi migrano dall'interstizio nell'essudato endoalveolare trasformandolo in tessuto di granulazione () che può essere completamente riassorbito alla fine del processo con "restitutio ad integrum" oppure evolvere in fibrosi
- Nella fase cronica (fibrotica), si ha deposizione di tessuto fibroso denso che provoca un rimodellamento dell'architettura polmonare

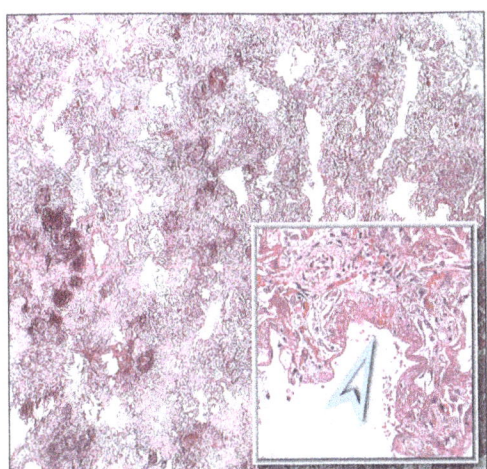
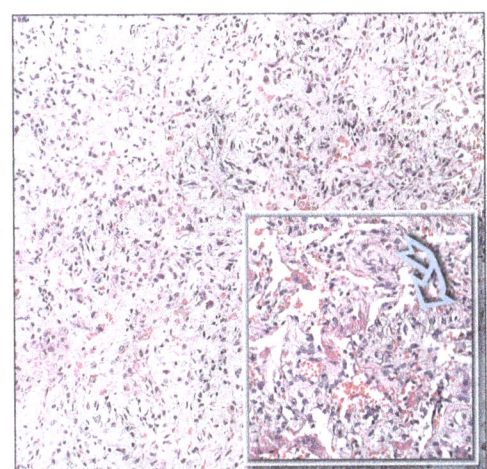

Distribuzione	Diffusa (alveoli e setti interalveolari)
Diagnosi differenziali	Diagnosi differenziali anatomopatologiche:

- DAD in corso di infezioni: granulomi, inclusioni virali, focolai di necrosi, ascessi; dimostrazione del microrganismo con colorazioni speciali
- DAD in corso di UIP (UIP in fase accelerata): si associano lesioni riferibili a UIP e cioè fibrosi a partenza subpleurica spazialmente e temporalmente non uniforme, con focolai fibroblastici all'interfaccia con il parenchima sano
- OP: focolai di organizzazione fibroblastica prevalentemente endoalveolare, infiltrato infiammatorio intenso, interessamento bronchiolare (non costante)

 È stato recentemente descritto come AFOP (Acute Fibrinous and Organizing Pneumonia) un pattern istologico caratterizzato da accumuli endoalveolari di "palle" di fibrina senza le caratteristiche membrane ialine e con associati focolai di polmonite organizzativa nei bronchioli e nei dotti alveolari. Gli Autori ipotizzano che si tratti di una variante di DAD

 Beasley MB. Acute fibrinous and organizing pneumonia: a histological pattern of lung injury and possible variant of diffuse alveolar damage. Arch Pathol Lab Med 2002, 126: 1064

ALTA RISOLUZIONE - H R T C

Lesioni elementari Segni radiologici di base:

- Addensamenti parenchimali con broncogramma aereo (⇨)
- Ground-glass associato a broncogramma aereo (✻)

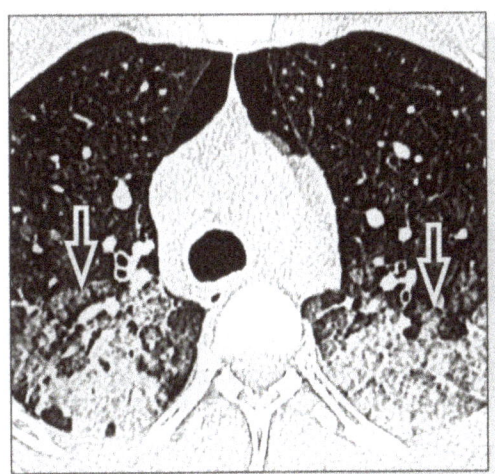
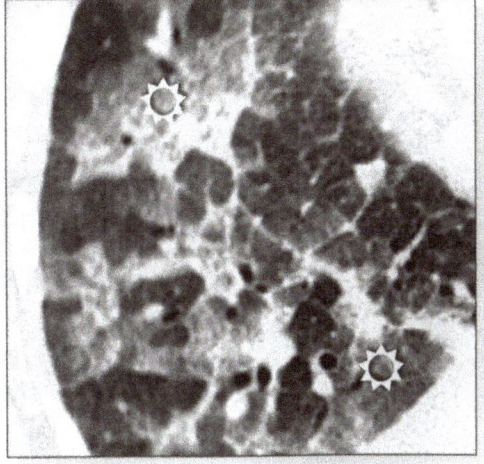

Goodman LR. Adult respiratory distress syndrome due to pulmonary and extrapulmonary causes: CT, clinical, and functional correlations. Radiology 1999, 213: 545

Distribuzione Bilaterale a chiazze, tendenzialmente simmetrica nelle ARDS da causa extrapolmonare, spesso asimmetrica invece se da causa primitivamente polmonare

 Diffusa anche se le opacità diventano più omogenee e dense gravitazionalmente, specie nelle forme da cause extrapolmonari

 Diffusa anche se alle basi gli addensamenti sono più estesi

 Il tenore dell'opacizzazione tende ad aumentare gravitazionalmente per il progressivo collasso del parenchima sotto il peso del polmone addensato soprastante

 Il volume polmonare può essere ridotto

Altri segni Altre caratteristiche radiologiche non costanti:

- Pattern reticolare liscio da ispessimento settale
- Associazione del pattern reticolare con il ground-glass (▷)(crazy paving)
- Versamento pleurico (modesto)(⇨)

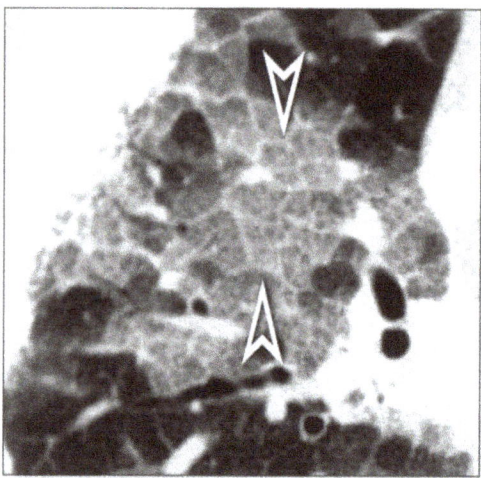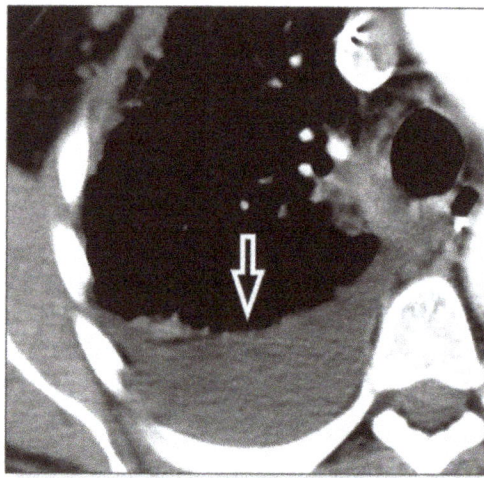

Desai SR. Acute respiratory distress syndrome: imaging of the injured lung. Clin Radiol 2002, 57: 8

Diagnosi differenziali Diagnosi differenziali radiologiche:

- AIP: l'aspetto radiologico può essere identico perché l'AIP è un'ARDS idiopatica
- EPA alveolare: opacità più omogenee con distribuzione francamente gravitazionale e senza broncogramma aereo; coesiste pressoché costantemente un pattern reticolare. Cardiomegalia e versamento pleurico frequenti
- Edema da iperidratazione (fluid overload pattern): aumento del diametro della vena cava superiore (per aumento del volume ematico circolante) e dello spessore delle parti molli laterotoraciche

Gluecker T. Clinical and radiologic features of pulmonary edema. Radiographics 1999, 19: 1507

Ketai LH. A new view of pulmonary edema and acute respiratory distress syndrome. J Thorac Imaging 1998, 13: 147

Malattie concomitanti

EVOLUZIONE e COMPLICANZE

I pazienti che necessitano di ventilazione assistita sono più predisposti a complicanze tipiche dell'ARDS (sovrapposizioni infettive nosocomiali, insufficienza multipla di organo) o legate al trattamento (barotrauma con pneumotorace, pneumomediastino ed enfisema laterotoracico)

Evoluzione clinica	La prognosi è severa e la malattia può essere fatale nel 35-40% dei soggetti colpiti; il 90% dei decessi si verifica entro le prime due settimane dall'esordio dei sintomi. La presenza d'infezioni e d'insufficienza multiorgano ha significato prognostico negativo. Nei pazienti che sopravvivono è possibile una restitutio ad integrum, ma a volte residuano anormalità funzionali di grado moderato
Evoluzione radiologica	A seconda dell'evoluzione clinica della malattia, radiologicamente si possono osservare: • Regressione progressiva delle opacità con restitutio ad integrum • Regressione delle opacità alveolari ma residue opacità reticolari con distorsione, prevalenti nelle regioni anteriori • Aumento progressivo degli addensamenti con comparsa di opacità lineari e rimaneggiamento dell'architettura polmonare (da fibrosi) e formazione d'iperdiafanie paradosse da ostruzione vascolare

 Desai SR. Acute respiratory distress syndrome: CT abnormalities at long-term follow-up. Radiology 1999, 210: 29

LABORATORIO

È frequente il riscontro di leucocitosi neutrofila a livello del sangue periferico; non è raro osservare alterazioni ematologiche ascrivibili a un fenomeno di Coagulazione Intravascolare Disseminata (CID)

DIAGNOSI NON INVASIVA

La diagnosi viene posta in base al quadro clinico (esordio acuto in assenza di segni di scompenso cardiaco sinistro), radiologico (presenza di opacità bilaterali al Radiogramma del Torace) e funzionale (PaO2/FiO2 < 200), pressione arteriosa polmonare di incuneamento (Pulmonary Capillary Wedge Pressure – PCWP < 18 mmHg)

DIAGNOSI INVASIVA

La biopsia polmonare chirurgica è raramente necessaria

Lavaggio broncoalveolare	Nella fase precoce dell'ARDS, il sedimento del BAL è caratterizzato da un marcato incremento dei neutrofili, mentre in quella tardiva predominano linfociti ed eosinofili; la persistenza di un elevato numero di neutrofili nella fase tardiva è considerato indice prognostico sfavorevole. Nel sedimento si possono osservare anche pneumociti di II tipo attivati e aggregati in clusters con atipie morfologiche simil-tumorali. Nel sovranatante sono state riscontrate concentrazioni aumentate di radicali tossici dell'ossigeno, proteasi e citochine (TNF-alpha, IL-1 e 8)

 Nelle unità di terapia intensiva, il BAL risulta di particolare utilità clinica per documentare eventuali infezioni sovrapposte quali la polmonite associata a ventilatore (presenza di organismi intracellulari -ICO- e carica batterica > 10^5 cfu/mL all'esame colturale) o infezioni opportunistiche (aspergillosi, infezioni da Cytomegalovirus, ecc.)

 Nakos G. Bronchoalveolar lavage fluid characteristics of early intermediate and late phases of ARDS. Alterations in leukocytes, proteins, PAF and surfactant components. Intensive Care Med 1998, 24: 296

BronchioloAlveolar Carcinoma

Definizione

Il Carcinoma BronchioloAlveolare (BAC) è una neoplasia polmonare primitiva che si può presentare in forma focale (più frequente) o diffusa, sia all'esordio che durante il decorso della malattia; in questo capitolo tratteremo solo la forma diffusa

Carcinoma alveolare, adenomatosi polmonare

DEMOGRAPHICS

Eziopatogenesi

S'ipotizza che il BAC origini da una cellula staminale bronchiolare in grado di differenziarsi in differenti tipi cellulari. La forma multifocale può essere dovuta alla disseminazione aerogena di una lesione unica oppure esprimere un'evoluzione sincrona di diversi cloni neoplastici indipendenti. Sulla base dell'analogia morfologica del BAC con la jaagsiekte (malattia virale contagiosa delle pecore), alcuni Autori ne hanno ipotizzato la genesi virale (retrovirus)

Epidemiologia

Il BAC costituisce l'1-9% delle neoplasie primitive polmonari. L'età dei pazienti al momento della diagnosi è compresa tra i 50 e i 70 anni, senza prevalenza di sesso o razza

Fattori di rischio

Aspetti di BAC si possono osservare su vecchi processi fibrotici focali o diffusi

CLINICA

Anamnesi

Quando presenti, i sintomi più comuni (spesso datanti da 6 mesi a 1 anno prima della diagnosi) sono: tosse (50-70%), espettorazione (20-50%), broncorrea >100 ml/die (5-25%), dolore toracico (30-50%), dispnea (25-50%), emoftoe (10-25%) e calo ponderale (25%)

Esame obiettivo

Si caratterizza per la presenza di rantoli crepitanti localizzati o diffusi; talora sono presenti segni di versamento pleurico

Funzionalità respiratoria

Le prove funzionali sono spesso normali. Può essere presente una sindrome restrittiva con deficit della diffusione e ipossiemia, talora severa per la presenza di un effetto shunt

La broncorrea è indice di malattia disseminata e può essere così abbondante da causare ipovolemia e insufficienza prerenale con iponatremia

Harpole DH. Alveolar cell carcinoma of the lung: a retrospective analysis of 205 patients. Ann Thorac Surg 1988, 46: 502

ANATOMIA PATOLOGICA

Lesioni elementari

Le alterazioni anatomopatologiche sono le seguenti:
- Adenocarcinoma con cellule neoplastiche che crescono lungo le pareti degli alveoli (crescita cosiddetta "lepidica"); per definizione, non c'è invasione stromale, vascolare o pleurica
- I setti e l'interstizio sono talora ispessiti da fibrosi o da infiltrato infiammatorio cronico
- Le cellule neoplastiche possono essere o meno mucosecernenti e, in base alla loro prevalenza, i carcinomi bronchioloalveolari vengono distinti in mucinosi (⇨), non mucinosi (▷) e misti

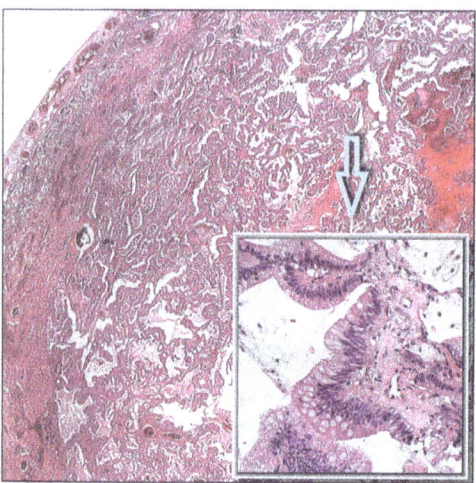
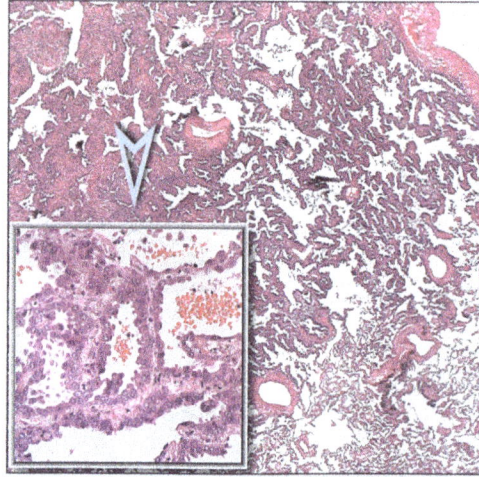

I BAC mucinosi hanno cellule cilindriche con nucleo rotondo, basale e citoplasma abbondante e chiaro, ricco di mucina; spesso formano micropapille. In questa variante, che può presentarsi sotto forma di nodulo solitario, noduli multipli o come addensamento alveolare (variante diffusa pneumonitica), è frequente la diffusione per via aerogena con formazione di noduli satelliti e sviluppo rapido di malattia diffusa intratoracica

I BAC non mucinosi mostrano i due tipi cellulari che popolano la porzione distale del lobulo: uno simile alla cellula di Clara, con citoplasma eosinofilo cubico o cilindrico con estroflessioni e granuli PAS-positivi apicali; l'altro simile ai pneumociti di II tipo, cellule squamoidi con nuclei rotondi e citoplasma con fini vescicole o addirittura schiumoso. In entrambi i tipi cellulari, i nuclei possono presentare inclusioni eosinofile circondate da un alone chiaro. In questa variante, la diffusione per via aerogena è rara

I BAC di tipo misto o indeterminato, sono costituiti da una mescolanza di cellule mucinose o non mucinose o da cellule con caratteristiche non determinabili che crescono lungo le pareti alveolari senza infiltrare lo stroma

I BAC non mucinosi si associano spesso a collasso alveolare centrale con esito in fibrosi; quest'ultima non va confusa con le cicatrici che si possono ritrovare al centro di adenocarcinomi periferici (scar cancer)

Distribuzione Diffusa lungo i setti interalveolari

 È frequente il riscontro di focolai isolati di adenocarcinoma con invasione stromale in associazione a componenti di crescita bronchioloalveolare; conseguentemente, la diagnosi anatomopatologica di BAC "puro" richiede ampi prelievi bioptici per escludere l'esistenza d'infiltrazione stromale

Recentemente è stato proposto un "grading" da 0 a 3 dell'infiltrazione stromale con implicazioni prognostiche. L'infiltrazione è assente nel BAC (grado 0) e presente in vario grado nell'adenocarcinoma (grado 1, 2, 3)

 Brambilla E. The new World Health Organization classification of lung tumours. Eur Respir J 2001, 18: 1059

Sakurai H. Grade of stromal invasion in small adenocarcinoma of the lung: histopathological minimal invasion and prognosis. Am J Surg Pathol 2004, 28: 198

Diagnosi differenziali Diagnosi differenziali anatomopatologiche:

- Iperplasia adenomatosa atipica: lesione inferiore a 5 mm, cellule in monostrato, atipie citologiche non marcate
- Metaplasia bronchiolare (lambertosi): la lesione è centrolobulare, a partenza dal bronchiolo; è possibile identificare una connessione con epitelio chiaramente benigno; le cellule sono spesso ciliate, senza evidenti aspetti di malignità né inclusioni intranucleari
- Iperplasia dei pneumociti di II tipo: mancano la monotonia cellulare e la crescita lepidica propria del BAC; la transizione con l'epitelio normale è graduale
- Adenomi a cellule di Clara, papillare, alveolare: lesioni di piccole dimensioni, a margini netti, senza atipie citologiche
- Emangioma sclerosante: lesione a margini netti, papillare, con aree di emorragia vecchia e recente e zone di sclerosi
- Metastasi: infiltrazione dei setti, atipie marcate, anamnesi positiva per neoplasia

 Sia gli adenocarcinomi primitivi che i metastatici (ad esempio del colon e del pancreas) possono mostrare in periferia un modello di crescita di tipo bronchioloalveolare ("lepidico"), ma in entrambi sono presenti infiltrazione stromale, vascolare (ematica o linfatica) o pleurica

 Travis WD. Histopathologic typing of lung and pleural tumours: World Health Organization International Histological Classification of Tumours, 3rd ed. Springer, 1999

⌘ BAC

ALTA RISOLUZIONE - HRTC

Lesioni elementari

Segni radiologici di base:
- Chiazze multiple di addensamento parenchimale (↷)
- Aree di ground-glass a margini irregolari, sfumati (▷)
- Nel contesto delle lesioni, broncogramma aereo con aspetto ad albero spoglio (⇨)

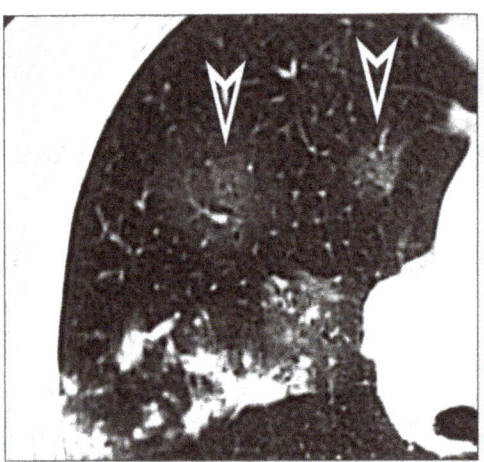
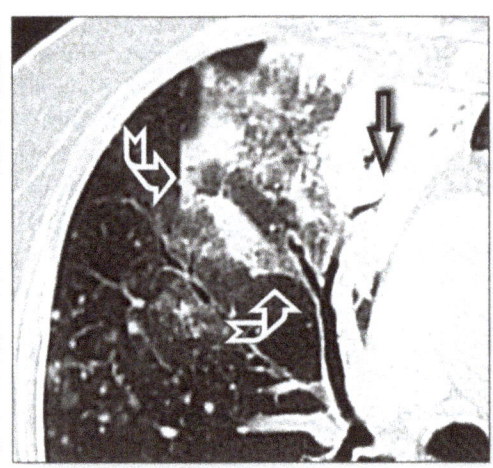

📖 Adler B. High-resolution CT of bronchioloalveolar carcinoma. AJR Am J Roentgenol 1992, 159: 275
Akira M. High-resolution CT findings of diffuse bronchioloalveolar carcinoma in 38 patients. AJR Am J Roentgenol 1999, 173: 1623

Distribuzione

✓ Di solito, una delle opacità parenchimali presenta un aspetto dominante per densità o estensione

Monolaterale o bilaterale, solitamente asimmetrica, spesso a chiazze

◆▶ Periferica e subpleurica (50%)

◆ Basale (50%)

🫁 Il volume polmonare è normale; negli addensamenti lobari estesi, però, localmente si può riconoscere un aspetto bombato della limitante scissurale (bulging)

Altri segni

Altre caratteristiche radiologiche:
- Noduli a margini sfumati (↷) o vere e proprie grandi opacità (● Grandi Opacità Rotondeggianti)
- Iperdiafanie di aspetto pseudocavitario o similcistico all'interno degli addensamenti
- Bassa densità degli addensamenti dopo mdc con vasi che spiccano, iperdensi (angiogram sign)
- Strie lineari d'ispessimento settale associato al ground-glass (crazy paving)(▷)
- Adenopatie, versamento pleurico, calcificazioni (della matrice mucoide)

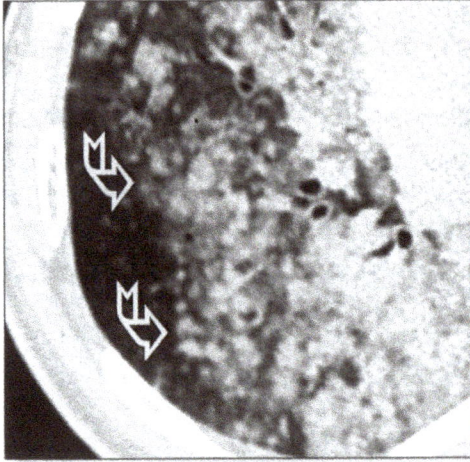
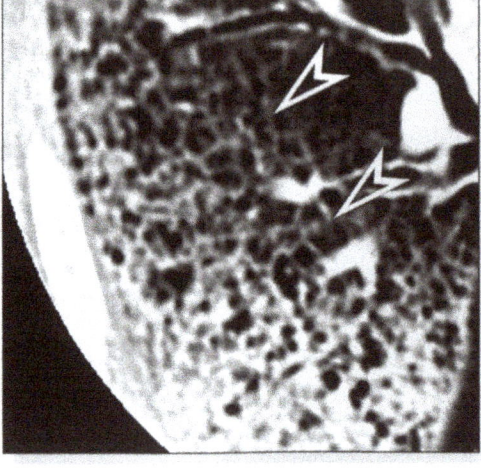

Im JG. Lobar bronchioloalveolar carcinoma: "angiogram sign" on CT scans. Radiology 1990, 176: 749

Le conoscenze più recenti sul BAC fanno pensare che gli aspetti nodulari a margini netti, un tempo considerati possibili in questa malattia, siano invece riconducibili a diffusione ematogena metastatica secondaria a componenti di adenocarcinoma classico

Le iperdiafanie pseudocavitarie sono legate a fenomeni di bronchiolo-ostruzione, anche se sono possibili (raramente) cavitazioni vere

Gaeta M. Radiolucencies and cavitation in bronchioloalveolar carcinoma: CT-pathologic correlation. Eur Radiol 1999, 9: 55

Diagnosi differenziali

Tutte le malattie responsabili di addensamenti parenchimali cronici vanno in diagnosi differenziale; in particolare:

- Infezioni a lenta risoluzione: la storia clinica e l'involuzione delle opacità in radiogrammi successivi sono la chiave della diagnosi
- OP: gli addensamenti, periferici e/o peribronchiali, tendono a presentare morfologia triangolariforme o poligonale
- PA: bilaterale, simmetrica, più estesa sul piano assiale; crazy paving esteso
- CEP: gli addensamenti sono più rigorosamente mantellari e prevalgono ai campi polmonari superiori
- Linfomi MALT: possono essere indistinguibili, salvo un'evoluzione più lenta; la diagnosi differenziale è bioptica
- Polmonite lipoidea esogena: storia clinica; talora densità negativa in TC

Aquino SL. Distinction of consolidative bronchioloalveolar carcinoma from pneumonia: do CT criteria work? AJR Am J Roentgenol 1998, 171: 359

EVOLUZIONE e COMPLICANZE

Malattie concomitanti

Non è stato a tutt'oggi identificato un precursore per il BAC mucinoso, mentre quello non mucinoso potrebbe insorgere da foci d'iperplasia adenomatosa atipica. Non è dimostrato un significativo rapporto con il fumo

Evoluzione clinica

L'evoluzione clinica della forma diffusa del BAC è molto rapida; talvolta, l'exitus si verifica a distanza di poche settimane dalla diagnosi. Le più frequenti cause di morte sono insufficienza respiratoria, embolia polmonare, tamponamento cardiaco, pneumotorace e polmonite

Evoluzione radiologica

Gli addensamenti esistenti diventano più compatti e omogenei e ne compaiono altri da diffusione broncogena, anche controlateralmente, in una progressione inarrestabile

LABORATORIO

Nella metà circa dei pazienti, si osserva un aumento dell'antigene carcinoembrionario (CEA) nel siero; meno frequentemente un aumento dell'amilasemia e del CA 19-9. I pazienti con broncorrea possono presentare aumento dell'azotemia da insufficienza prerenale e disturbi elettrolitici

DIAGNOSI NON INVASIVA

In un contesto clinico suggestivo, il riscontro ripetuto di cellule neoplastiche ben differenziate nell'espettorato, in presenza di aspetti HRTC suggestivi è da ritenersi diagnostico

DIAGNOSI INVASIVA

Talora, per fare diagnosi è necessario un campione istologico che può essere ottenuto con biopsia transbronchiale e transtoracica; la certezza di trovarsi di fronte a un BAC "puro", però, richiede campioni ampi e dunque, talvolta, la biopsia chirurgica

Lavaggio broncoalveolare

L'analisi del sedimento del BAL consente spesso d'identificare cellule alveolari neoplastiche ben differenziate; tale reperto non consente però di differenziare il BAC dall'adenocarcinoma primitivo o metastatico

Nel sedimento del BAL in corso di AIP o ARDS, si possono osservare pneumociti di II tipo attivati con aspetti simil tumorali

Sprigmeyer SC. Bronchioloalveolar cell carcinoma diagnosed by bronchoalveolar lavage. Chest 1983, 83: 278

Bronchiolite Costrittiva

Definizione

Le bronchioliti sono un gruppo eterogeneo di patologie genericamente caratterizzate da infiammazione delle piccole vie aeree. In questo capitolo, dedicato alle forme in cui l'alterazione anatomopatologica dominante è il restringimento dei bronchioli distali, si descriverà prevalentemente la bronchiolite costrittiva idiopatica

Bronchiolite obliterante

Alterazioni istologicamente costrittive e, dunque, una clinica ed una radiologia conformi, si possono trovare anche secondariamente ad altre patologie, e precisamente:

- Infezioni (ad esempio, da adenovirus, virus respiratorio sinciziale, micoplasma, influenza)
- Collagenopatie (ad esempio, artrite reumatoide)
- Esposizione a fumi o vapori tossici
- Danno da Sauropus androgynus, un vegetale della famiglia delle Euforbiacee assunto a scopo dimagrante
- Trapianto di polmone, di cuore-polmone, allogenico di midollo osseo (Graft Versus Host Disease - GVHD)
- Iperplasia diffusa idiopatica delle cellule neuroendocrine polmonari
- Asma bronchiale
- Sarcoidosi
- AAE

DEMOGRAPHICS

Eziopatogenesi

Agente eziologico non identificato e patogenesi sconosciuta

Epidemiologia

Si tratta di una rara sindrome clinico-patologica osservabile soprattutto in soggetti adulti (mezza età), più frequentemente di sesso femminile; costituisce il 4% della patologia ostruttiva polmonare

Fattori di rischio

Non conosciuti; nemmeno il fumo di sigaretta

CLINICA

Anamnesi

Il paziente si presenta al medico con una sindrome ostruttiva a carico delle piccole vie aeree, da causa sconosciuta. I sintomi principali sono costituiti da dispnea, tosse secca e, raramente, respiro sibilante; possono coesistere poi sintomi sistemici quali malessere e astenia. La comparsa dei sintomi può precedere la diagnosi anche di alcuni mesi

Esame obiettivo

In genere non è orientativo; raramente sono stati descritti sibili o rantoli a piccole bolle

Funzionalità respiratoria

È caratteristicamente presente una sindrome disventilatoria ostruttiva non reversibile; spesso, l'ostruzione è grave ed è accompagnata da deficit della D_LCO

Kraft M. Cryptogenic constrictive bronchiolitis. A clinicopathologic study. Am Rev Respir Dis. 1993, 148: 1093

ANATOMIA PATOLOGICA

Lesioni elementari

La BC è di solito una lesione isolata dei bronchioli; eventuali alterazioni associate del parenchima circostante sono minime. Le lesioni elementari comprendono:

- Stenosi e distorsione del lume delle piccole vie aeree dovute a fibrosi sottomucosa o avventiziale (✤), sino all'eventuale completa obliterazione (≻)
- Ipertrofia del tessuto muscolare liscio della parete bronchiolare
- Ectasia bronchiolare con mucostasi
- Metaplasia bronchiolare degli epiteli alveolari ("bronchiolizzazione" o "lambertosi")

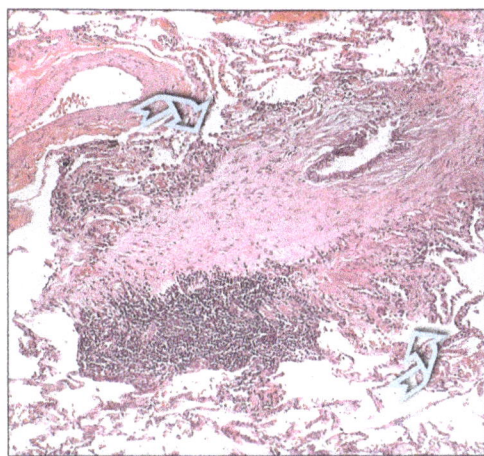 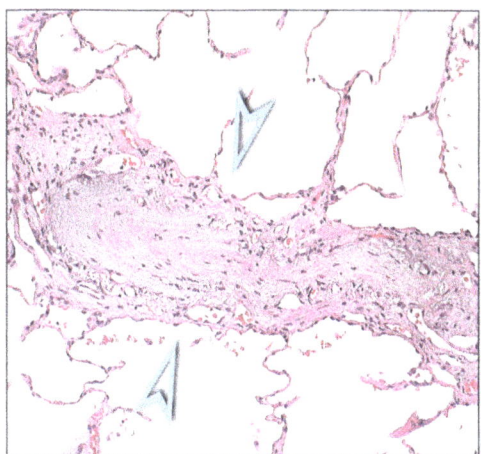

Distribuzione	Centrolobulare
Diagnosi differenziali	Diagnosi differenziali anatomopatologiche: • Polmone normale: il bronchiolo e il ramo dell'arteria polmonare che lo accompagna hanno calibro paragonabile; assenza di fibrosi nella parete bronchiolare • Istiocitosi X iniziale: noduli e cisti peribronchiolari costituiti da tessuto fibroso contenente elementi infiammatori tra cui cellule di Langerhans ed eosinofili • Bronchiolite respiratoria: macrofagi pigmentati negli spazi alveolari peribronchiolari associati a lievi alterazioni della parete bronchiolare • OP: il lume dei bronchioli distali e respiratori è obliterato da gettoni di tessuto di granulazione

Colby TV. Bronchiolitis. Pathologic considerations. Am J Clin Pathol 1998, 109: 101

Il bronchiolo e il ramo arterioso polmonare che lo accompagna hanno calibro paragonabile e sono distribuiti uniformemente nel parenchima periferico; ogni variazione da questa condizione suggerisce una malattia delle piccole vie aeree. Il bronchiolo normale ha inoltre un anello di tessuto connettivo lasso subito al di sotto dell'epitelio e sopra il tessuto muscolare liscio peribronchiolare; nei pazienti con malattia delle piccole vie aeree, in questa zona si deposita tessuto fibroso

ALTA RISOLUZIONE - H R T C

Lesioni elementari	Segni radiologici di base: • Chiazze d'iperdiafania (⇒), a margini netti, che spiccano nel contesto di tessuto polmonare normale • Povertà (riduzione del numero e del calibro) delle strutture vascolari nel contesto delle aree patologiche senza distorsione dell'architettura lobulare (mosaic pattern) • Intrappolamento aereo espiratorio (↧) (air trapping)

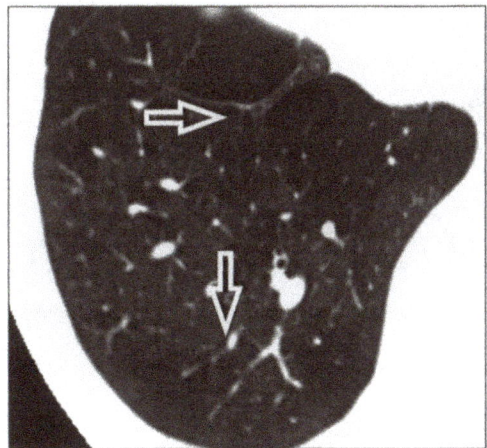 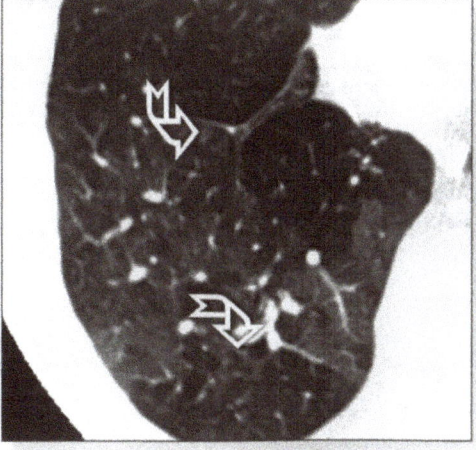

In 1/3 circa dei casi, le zone malate s'individuano solo nelle scansioni espiratorie

 Le zone oligoemiche sono dovute alla vasocostrizione riflessa in corrispondenza di aree polmonari meno ventilate per la stenosi bronchiolare; quest'ultima determina nelle stesse un intrappolamento aereo ben documentabile in TC mediante scansioni in fase espiratoria

 Hansell DM. HRCT of obliterative bronchiolitis and other small airways diseases. Semin Roentgenol 2001, 36: 51

Stern EJ. Small-airway diseases of the lungs: findings at expiratory CT. AJR Am J Roentgenol 1994, 163: 37

Distribuzione In genere bilaterale, asimmetrica e a chiazze

 Le lesioni possono predominare a carico di un solo polmone o lobo in alcune forme secondarie di BC localizzate, come in quella post-infettiva della sindrome di Swyer-James (MacLeod)

Casi gravi ed estesi (rari) possono presentare invece una distribuzione quasi omogenea, simil-enfisematosa

 La Sindrome di Swyer-James è l'effetto di una BC postinfettiva da infezioni, solitamente virali, contratte nella primissima infanzia. Il danno bronchiolare porta a uno sviluppo incompleto delle strutture respiratorie a valle e, prossimalmente, alla formazione di bronchiectasie; la vascolarizzazione polmonare è conseguentemente ridotta

 Non vi è una distribuzione preferenziale

 Non vi è una distribuzione preferenziale

 Il volume polmonare è normale o aumentato, con l'eccezione della sindrome di Swyer-James in cui il volume delle aree colpite è ridotto

Altri segni Altre manifestazioni radiologiche:
- Iperdensità delle zone normalmente ventilate (✪) dove i vasi sono aumentati di calibro (➢) (da iperperfusione), talora a tal punto da simulare patologia (pseudo-ground-glass)
- Segni diretti di patologia delle vie aeree (ispessimento di pareti bronchiali (⇘), bronchiolectasie, ecc.)

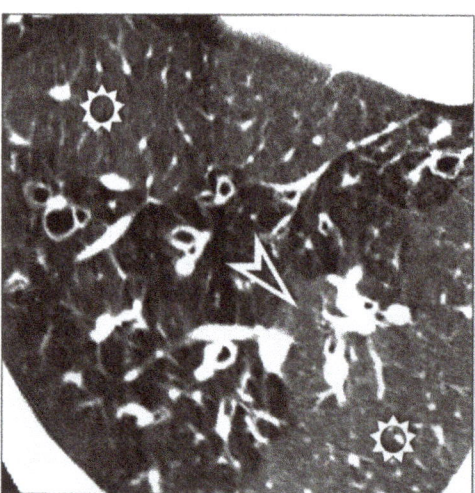 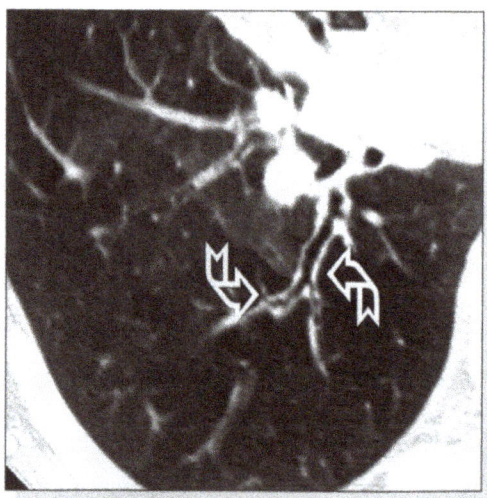

 In alcune malattie, come ad esempio l'alveolite allergica estrinseca e alcune infezioni delle vie aeree (mycoplasma), si possono alternare chiazze di tre diverse densità (head-cheese pattern): aree vere di ground-glass, zone di parenchima normalmente aerato, altre ancora di iperdiafania con air trapping

 Waitches GM. High-resolution CT of peripheral airways diseases. Radiol Clin North Am 2002, 40: 21

Diagnosi differenziali

Diagnosi differenziali radiologiche:

- Tromboembolia polmonare cronica: le aree oligoemiche mostrano povertà vascolare, ma non intrappolamento aereo espiratorio; ci può essere ectasia delle arterie polmonari centrali da ipertensione arteriosa cronica
- Malattie responsabili di ground-glass a chiazze: i vasi polmonari sono ugualmente rappresentati e hanno calibro simile sia nelle zone ipodense che in quelle iperdense; non c'è air trapping espiratorio
- Enfisema panlobulare: l'iperdiafania è diffusa e non a chiazze e inoltre è bilateralmente simmetrica con prevalenza ai lobi inferiori; c'è distorsione con rettilineizzazione e rigidità dei reperi vascolari
- Enfisema postostruttivo: l'iperdiafania è omogenea e non a chiazze, anche se in ambito limitato; di solito è identificabile la causa dell'ostruzione

Globalmente, la BC può essere differenziata con HRTC rispetto alle altre cause di perfusione a mosaico in più del 70% dei casi

Copley SJ. Thin-section CT in obstructive pulmonary disease: discriminatory value. Radiology 2002, 223: 812

Worthy SA. Mosaic attenuation pattern on thin-section CT scans of the lung: differentiation among infiltrative lung, airway, and vascular diseases as a cause. Radiology 1997, 205: 465

EVOLUZIONE e COMPLICANZE

Malattie concomitanti

Sono possibili, e anzi frequenti, le infezioni bronchiali ricorrenti con riacutizzazioni periodiche clinicamente evidenti

Evoluzione clinica

L'evoluzione clinica è variabile; alcuni pazienti hanno lunghi periodi di stabilità funzionale. Non esistono trattamenti sicuramente efficaci

Evoluzione radiologica

L'evoluzione radiologica è variabile. Tra le BC secondarie, quelle da artrite reumatoide, da graft versus host disease in trapianto di midollo, da rigetto cronico in polmone trapiantato sono evolutive e rispondono scarsamente alla terapia; quelle su base microgranulomatosa (sarcoidosi, alveolite allergica estrinseca) possono regredire completamente o parzialmente con la regressione della malattia

LABORATORIO

Il laboratorio fornisce di solito elementi aspecifici non significativi per la diagnosi

DIAGNOSI NON INVASIVA

Il sospetto diagnostico di una BC di tipo idiopatico viene posto in presenza di una sindrome ostruttiva non reversibile senza evidenza anamnestica e clinica di patologie associate; esso trova conferma HRTC nella maggior parte dei casi

DIAGNOSI INVASIVA

La biopsia transbronchiale difficilmente risulta diagnostica e la biopsia chirurgica può diventare indispensabile per la diagnosi nei casi dubbi, in quelli con possibile eziologia multifattoriale o in previsione di un eventuale trapianto polmonare

Lavaggio broncoalveolare

Il sedimento del BAL è caratterizzato da marcata neutrofilia (> 25%) e dall'aumento di prodotti di derivazione neutrofila quali collagenasi e mieloperossidasi. La neutrofilia del BAL tenderebbe a ridursi nei pazienti che rispondono al trattamento

Dorinsky PM. Adult bronchiolitis. Evaluation by bronchoalveolar lavage and response to prednisone therapy. Chest 1985, 88: 58

Chronic Eosinophilic Pneumonia

Definizione

La Polmonite Cronica Eosinofila (CEP) è una malattia idiopatica caratterizzata da un abnorme accumulo di eosinofili nel polmone; il decorso clinico è superiore ai 3 mesi

Polmonite cronica eosinofila, eosinofilia polmonare prolungata, polmonite di Carrington

DEMOGRAPHICS

Eziopatogenesi

L'eziologia è sconosciuta; occasionalmente è stata segnalata un'associazione con infezione aspergillare, artrite reumatoide e vasculite cutanea. La frequente associazione con atopia e alti livelli di IgE, suggerisce un meccanismo immunopatogenetico di I tipo secondo Gell e Coombs. Nei polmoni di questi pazienti è presente un alto numero di eosinofili attivati che producono Proteina Cationica Eosinofila (ECP) e un aumento dei linfociti helper (CD4+) attivati che producono interleuchine (IL): IL-5, IL-6 e IL-10

Epidemiologia

La malattia è rara e l'esatta epidemiologia non è conosciuta. Il sesso femminile è colpito più frequentemente (2:1), con un picco d'incidenza tra i 20 e i 50 anni. Raramente sono stati descritti casi familiari

Fattori di rischio

Atopia, trattamento desensibilizzante per allergeni

CLINICA

Anamnesi

L'esordio della malattia è insidioso; prima della diagnosi, i pazienti riferiscono disturbi da almeno 2-3 mesi. I sintomi più comuni sono: tosse (80-90%), febbre fino a 40°C (80-90%), dispnea progressiva, calo di peso, sudorazioni notturne e malessere. Manifestazioni asmatiche accompagnano o precedono circa il 50% dei casi. Raramente si osservano emottoe, dolore toracico e mialgie

Esame obiettivo

L'obiettività polmonare non è specifica: sono presenti sibili, rantoli e segni di addensamento polmonare

Funzionalità respiratoria

I test di funzionalità respiratoria evidenziano spesso un pattern restrittivo o misto con deficit della D_LCO. Nelle fasi acute può essere presente severa ipossiemia. Dopo la remissione, è comune un deficit ostruttivo talora associato a danno irreversibile a carico delle piccole vie aeree

Allen JN. Eosinophilic lung diseases. Am J Respir Crit Care Med 1994, 150: 1423

Naughton M. Chronic eosinophilic pneumonia. A long-term follow-up of 12 patients. Chest 1993, 103: 162

ANATOMIA PATOLOGICA

Lesioni elementari

La polmonite cronica eosinofila è caratterizzata da:

- Aggregati di granulociti eosinofili (▷) e macrofagi (↳) che riempiono gli spazi aerei (⇨)
- Iperplasia dei pneumociti di II tipo
- Aumento degli eosinofili interstiziali

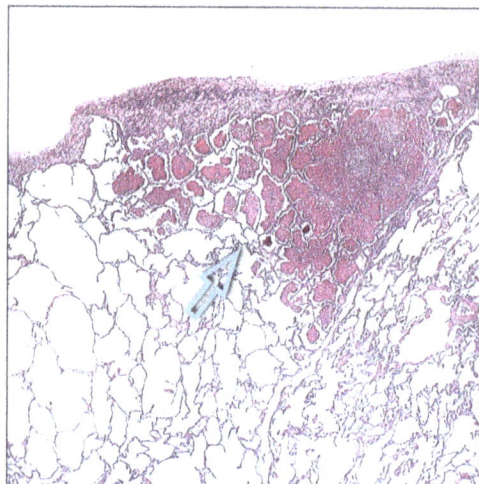
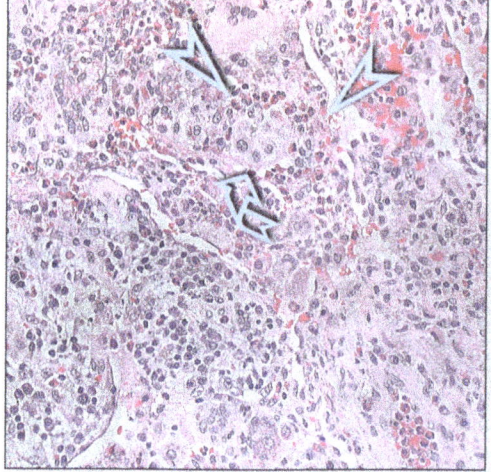

Gli aggregati endoalveolari di eosinofili contengono spesso focolai di necrosi (cosiddetti ascessi eosinofili). I macrofagi e i pneumociti hanno caratteristicamente citoplasma denso ed eosinofilo. Possono essere presenti numerosi focolai di organizzazione fibroblastica endoalveolare tipo OP, come pure un infiltrato linfoplasmacellulare interstiziale. Talora si osservano cellule giganti e una lieve vasculite non necrotizzante di arteriole e venule

Distribuzione Endoalveolare diffusa

Diagnosi differenziali Diagnosi differenziali anatomopatologiche:

- DIP: negli spazi alveolari gli eosinofili sono rari, mentre prevalgono i macrofagi. L'iperplasia dei pneumociti di II tipo è meno marcata; non si osserva necrosi negli aggregati endoalveolari
- Istiocitosi X: cicatrici stellate e piccole cisti con cellule di Langerhans. Gli eosinofili sono spesso meno numerosi e a sede interstiziale
- Sindrome di Churg-Strauss: granulomi necrotizzanti ricchi di eosinofili (necrosi "rossa"); è presente anche una vasculite necrotizzante
- Granulomatosi di Wegener, variante eosinofila: necrosi contenente granulociti neutrofili ("blu") a carta geografica e vasculite intensa; l'infiltrato eosinofilo è a sede interstiziale, frammisto alla flogosi granulomatosa

 Jederlinic PJ. Chronic eosinophilic pneumonia. A report of 19 cases and a review of the literature. Medicine 1988, 67: 154

Olopade CO. Chronic eosinophilic pneumonia and idiopathic bronchiolitis obliterans organizing pneumonia: comparison of eosinophil number and degranulation by immunofluorescence staining for eosinophil-derived major basic protein. Mayo Clin Proc 1995, 70 : 137

ALTA RISOLUZIONE - H R T C

Lesioni elementari Segni radiologici di base:

- Addensamenti (⇨) multipli a distribuzione non segmentaria
- Aree di ground-glass (▷)
- Chiazze di ground-glass associato a ispessimento settale liscio (crazy paving)(⇒)

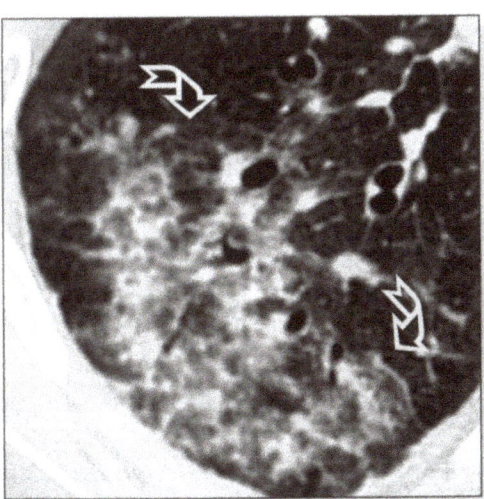
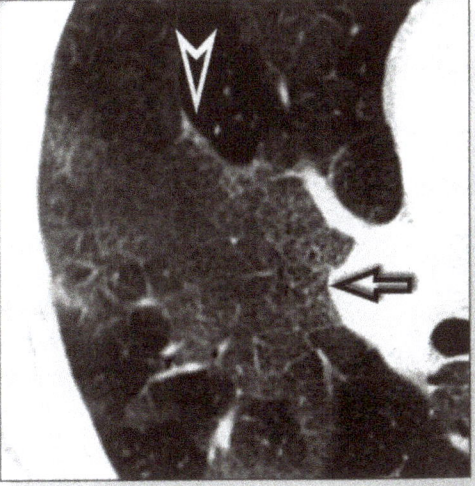

Distribuzione Monolaterale o bilaterale, a chiazze

 Periferica subpleurica

 Spesso predomina alle regioni polmonari superiori o centrali

✓ L'aspetto classico è il "negativo" fotografico dell'edema alveolare "ad ali di farfalla"

Altri segni

Johkoh T. Eosinophilic lung diseases: diagnostic accuracy of thin-section CT in 111 patients. Radiology 2000, 216: 773

Il volume polmonare è conservato

Altre caratteristiche radiologiche:

- Opacità nodulari a margini sfumati ()(20%)
- Aree di atelettasia
- Adenopatie mediastiniche (⇒)
- Versamento pleurico (raro)

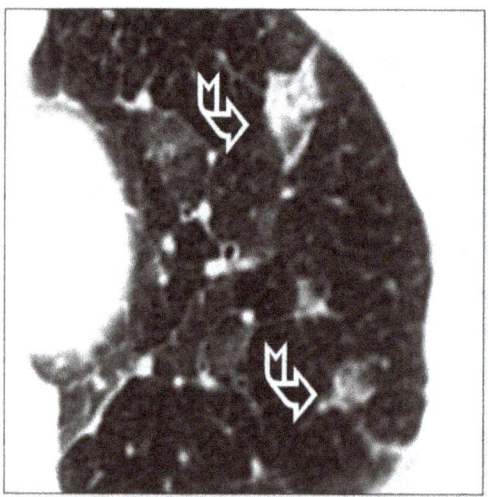
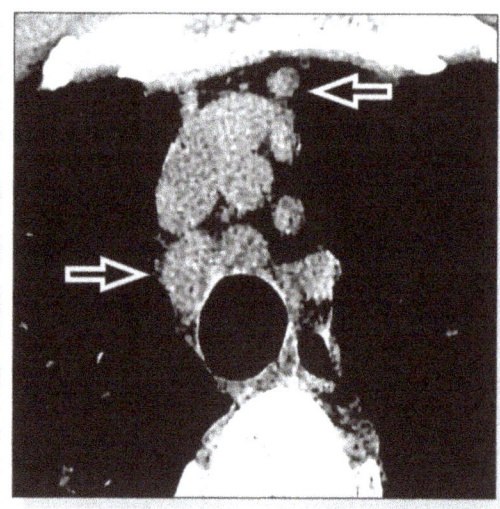

Jederlinic PJ. Chronic eosinophilic pneumonia. A report of 19 cases and a review of the literature. Medicine 1988, 67: 154

Mayo JR. Chronic eosinophilic pneumonia: CT findings in six cases. AJR Am J Roentgenol 1989, 153: 727

Diagnosi differenziali

Diagnosi differenziali radiologiche:

- OP: le lesioni presentano una distribuzione non solo periferica, ma anche broncocentrica, e predominano ai lobi inferiori; è poi frequente l'aspetto macronodulare o tipo opacità rotondeggianti. È possibile un air trapping a chiazze; raro l'ispessimento settale o la presenza di bande parenchimali
- Infezioni batteriche a lenta risoluzione: la distribuzione non è quella classica della CEP; il quadro clinico è in genere suggestivo
- Sindrome di Churg-Strauss: gli addensamenti possono avere una distribuzione random ed essere migranti; la diagnosi differenziale è comunque difficile
- Farmaci (pneumopatia da amiodarone): gli addensamenti parenchimali sono spesso iperdensi e si localizzano preferenzialmente ai lobi inferiori; frequentemente coesiste iperdensità di fegato e milza e talvolta anche del miocardio

Arakawa H. Bronchiolitis obliterans with organizing pneumonia versus chronic eosinophilic pneumonia: high-resolution CT findings in 81 patients. AJR Am J Roentgenol 2001, 176: 1053

Bain GA. Pulmonary eosinophilia. Eur J Radiol 1996, 23: 3

Worthy SA. Churg-Strauss syndrome: the spectrum of pulmonary CT findings in 17 patients. AJR Am J Roentgenol 1998, 170: 297

EVOLUZIONE e COMPLICANZE

Malattie concomitanti

I pazienti sono affetti da asma in circa il 50% dei casi

Evoluzione clinica

La risposta al trattamento steroideo è, in genere, drammatica con miglioramento nel giro di 24 ore e remissione clinico-radiologica completa nell'arco di 3 settimane. Raramente si osserva evoluzione verso la fibrosi diffusa. La malattia tende a recidivare frequentemente alla sospensione della terapia steroidea

La mancata risposta al trattamento steroideo deve porre forti dubbi sulla diagnosi di CEP

Evoluzione radiologica

Nella fase di regressione, gli addensamenti tendono a scomparire in senso centrifugo e possono essere seguiti temporaneamente da opacità curvilinee subpleuriche a banda. Se non trattata, si assiste a un aumento progressivo delle opacità che possono anche migrare

Ebara H. Chronic eosinophilic pneumonia: evolution of chest radiograms and CT features. J Comput Assist Tomogr 1994, 18: 737

LABORATORIO

Nell'85% dei pazienti è riscontrabile eosinofilia periferica (10-40% dei globuli bianchi o superiore ai 500 eosinofili/mmc). La VES può superare i 100 mm la prima ora; possono essere presenti anemia ipocromica e trombocitosi

La persistenza per più di 6 mesi di un'eosinofilia periferica >1500 cellule/mmc, deve suggerire l'ipotesi diagnostica di sindrome ipereosinofila

DIAGNOSI NON INVASIVA

L'associazione di un quadro clinico-laboratoristico e radiologico tipico è ritenuto diagnostico

Oltre alla CEP, esistono altre condizioni responsabili di eosinofilia polmonare (Tabella "Malattie eosinofile del polmone", presente a fine malattia). La diagnostica differenziale tra le varie forme è complessa; comunque valgono le seguenti considerazioni: 1. un valore normale di IgE totali in un paziente con polmonite eosinofila esclude come cause l'aspergillosi broncopolmonare allergica e le infestazioni elmintiche; 2. l'asma è generalmente presente in soggetti con aspergillosi broncopolmonare allergica, nel 50% dei casi di CEP ed è un elemento peculiare della sindrome di Churg-Strauss; 3. l'atopia non è comune, invece, in corso di polmonite eosinofila da farmaci, da infestazioni elmintiche e in corso di polmonite eosinofila acuta

DIAGNOSI INVASIVA

La biopsia polmonare, spesso solo transbronchiale e/o il BAL, è indicata laddove non vi sia un quadro clinico-radiologico o laboratoristico tipico e in particolare in mancanza di eosinofilia periferica

Nel caso si decida di procedere a indagine bioptica, occorre eseguire un accertamento radiologico nell'immediatezza della manovra, in quanto gli addensamenti possono facilmente e rapidamente migrare da una zona all'altra dei polmoni

La biopsia va eseguita prima della somministrazione di cortisone, poiché esso può ridurre drasticamente il numero di eosinofili endoalveolari e interstiziali

Lavaggio broncoalveolare

Il sedimento del BAL si caratterizza per la presenza di un'eosinofilia superiore al 25-40%. Gli eosinofili appaiono spesso degranulati. È frequente la presenza di macrofagi alveolari in disfacimento. Nel sovranatante è possibile evidenziare livelli significativamente elevati di ECP

La CEP e la sindrome di Churg-Strass sono le patologie caratterizzate dalla più elevata percentuale di eosinofili nel BAL

Allen JN. Diagnostic significance of increased bronchoalveolar lavage fluid eosinophils. Am Rev Respir Dis 1990, 142: 642

Olivieri D. Eosinophilic alveolitis in immunologic interstitial lung disorders. Lung 1990, 168 Suppl: 964

TABELLA DI APPROFONDIMENTO

Nella pagina seguente viene presentata la tabella di approfondimento:
- Malattie eosinofile del polmone

MALATTIE EOSINOFILE DEL POLMONE

CEP	Malattia caratterizzata da febbre, dispnea, calo ponderale e malessere, presenti da diverse settimane. Usualmente si osserva eosinofilia e IgE ematiche elevate
Infezioni parassitarie	Numerose infestazioni parassitarie possono causare polmonite eosinofila; tra queste l'Ascaris lumbricoides, lo Strongyloides stercoralis, la Toxocara canis, etc.
Sindrome ipereosinofila	È una malattia in cui eosinofili maturi infiltrano diversi organi; il cuore e il sistema nervoso sono quelli più frequentemente colpiti, mentre il polmone lo è nel 30-40% dei casi
Sindrome di Churg-Strauss	È una vasculite sistemica che può colpire diversi organi; gli elementi più caratteristici sono asma, rinosinusite e eosinofilia periferica. Infiltrati polmonari sono presenti in circa 2/3 dei pazienti
Reazione da farmaci	Molti farmaci possono causare polmonite eosinofila, ad esempio agenti antinfettivi, antinfiammatori, citotossici e L-triptofano
Aspergillosi broncopolmonare allergica	È una sindrome clinica in asmatici cronici che sviluppano ipersensibilità ad antigeni fungini, in primis l'Aspergillus fumigatus. Circa 1/3 dei pazienti può manifestare infiltrati eosinofili polmonari
Polmonite eosinofila acuta idiopatica	Malattia febbrile acuta (< 7 giorni) associata a insufficienza respiratoria che spesso richiede ventilazione meccanica. Non è presente eosinofilia ematica

⌘ DIP

Desquamative Interstitial Pneumonia

Definizione

La Polmonite Interstiziale Desquamativa (DIP) è una distinta entità clinico-patologica caratterizzata da abnorme e uniforme accumulo di macrofagi intraalveolari. Patologia rara, è classificata nel gruppo delle polmoniti interstiziali idiopatiche

 Polmonite desquamativa interstiziale, polmonite alveolare macrofagica

 Il termine generico di Polmoniti Interstiziali Idiopatiche (PII o IIP) comprende malattie diverse, e in particolare la Polmonite Interstiziale Usuale (□ UIP iniziale, O UIP evoluta), la Polmonite Interstiziale Non Specifica (□ NSIP), la Polmonite Interstiziale Desquamativa (⌘ DIP), la Polmonite Interstiziale Acuta (⌘ AIP), la Polmonite Interstiziale Linfocitaria (● LIP) e la Polmonite Organizzativa (⌘ OP) criptogenetica

 American Thoracic Society/European Respiratory Society International Multidisciplinary Consensus Classification of the Idiopathic Interstitial Pneumonias. Am J Respir Crit Care Med 2002, 165: 277

DEMOGRAPHICS

Eziopatogenesi

L'eziopatogenesi è sconosciuta; le analogie con la RB-ILD (● RB-ILD) permettono d'ipotizzare che le due entità costituiscano gli estremi di una gamma di malattie dovute al fumo di sigaretta. È stato chiarito, infatti, che le cellule che si accumulano negli spazi alveolari non sono cellule epiteliali desquamate, ma macrofagi alveolari richiamati in loco da stimoli chemiotattici (probabilmente una sostanza contenuta nel fumo di sigaretta)

Epidemiologia

La malattia colpisce in genere fumatori nella quarta-quinta decade di vita, con rapporto tra maschi e femmine di 2:1

Fattori di rischio

Il fumo di sigaretta

CLINICA

Anamnesi

La malattia esordisce insidiosamente con una sintomatologia caratterizzata da tosse secca e dispnea, che può precedere la diagnosi di settimane o mesi

Nella metà circa dei pazienti è presente ippocratismo digitale

Esame obiettivo

Rantoli crepitanti bibasali

Funzionalità respiratoria

Il disturbo funzionale più precoce è un'alterazione della D_LCO nel contesto di una sindrome restrittiva di lieve entità

I volumi polmonari possono però essere anche normali

ANATOMIA PATOLOGICA

Lesioni elementari

Le alterazioni anatomopatologiche sono le seguenti:

- Abbondante e diffuso accumulo di macrofagi negli spazi alveolari (✪). I setti interalveolari possono essere lievemente ispessiti da fibrosi e da uno scarso infiltrato linfoplasmacellulare con rari eosinofili
- I macrofagi endoalveolari hanno citoplasma denso ed eosinofilo (≻) che contiene particelle di pigmento di fumo; essi tendono a formare aggregati monotoni. Di solito, mancano necrosi, fibrina, organizzazione endoalveolare e un infiltrato interstiziale cospicuo

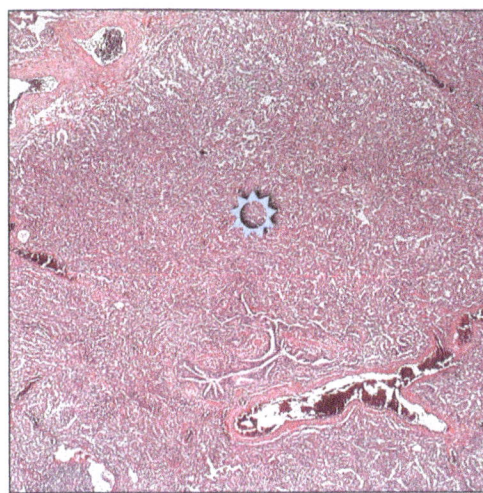
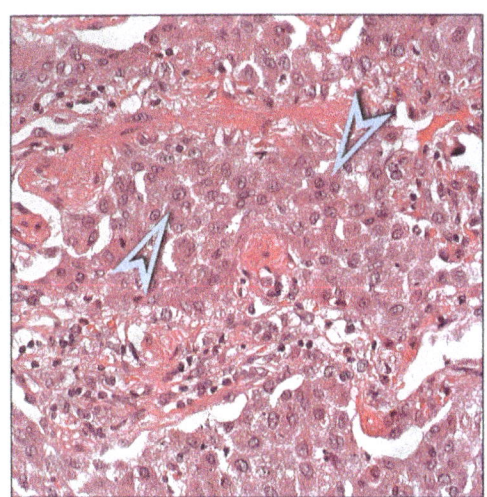

✓	L'architettura polmonare è sostanzialmente conservata
Distribuzione	Diffusa endoalveolare
Diagnosi differenziali	Diagnosi differenziali anatomopatologiche:

- Reazione "DIP-like": associata ad altre lesioni, ad esempio patologia da farmaci o da asbesto, polmonite eosinofila, infezioni o semplice conseguenza del fumo
- RB-ILD: la proliferazione non è diffusa, ma bronchiolocentrica con risparmio degli alveoli interposti
- NSIP: i setti sono più ispessiti per flogosi e fibrosi e c'è minore interessamento degli spazi alveolari
- Istiocitosi X iniziale: noduli centrolobulari a contorni stellati associati a cisti, infiltrato interstiziale comprendente eosinofili e cellule di Langerhans

American Thoracic Society/European Respiratory Society International Multidisciplinary Consensus Classification of the Idiopathic Interstitial Pneumonias. Am J Respir Crit Care Med 2002, 165: 277

ALTA RISOLUZIONE - HRTC

Lesioni elementari Segni radiologici di base:

- Ground-glass a chiazze ()

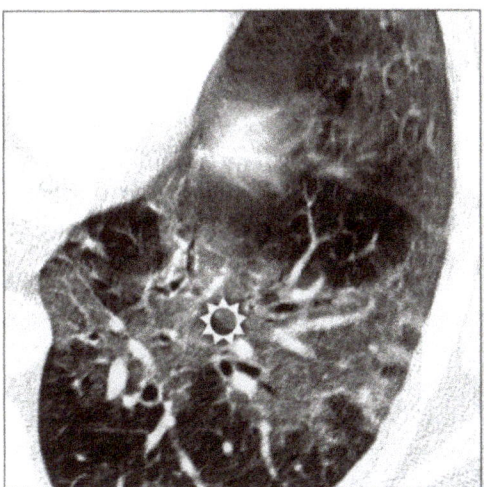
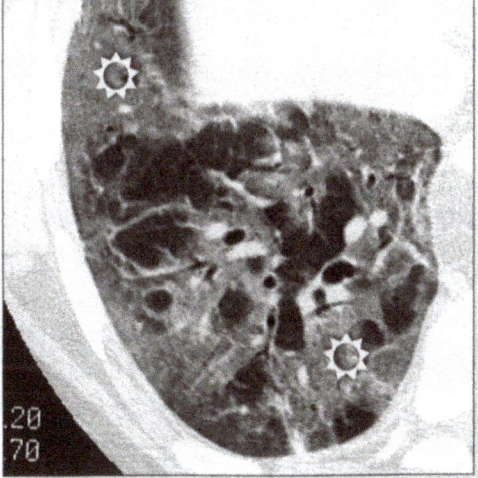

Distribuzione Bilaterale, in genere simmetrica

 Diffusa, talora con tendenza periferica e subpleurica

 Basale

 Il volume polmonare è normale o lievemente ridotto

📖 Hartman TE. Desquamative interstitial pneumonia: thin-section CT findings in 22 patients. Radiology 1993, 187: 787

Altri segni Altre caratteristiche non costanti:
- Opacità reticolari basali (▷)
- Modesta distorsione dell'architettura polmonare e bronchiolectasie da trazione
- Piccole cisti a contenuto aereo nel contesto del ground-glass (⇒)

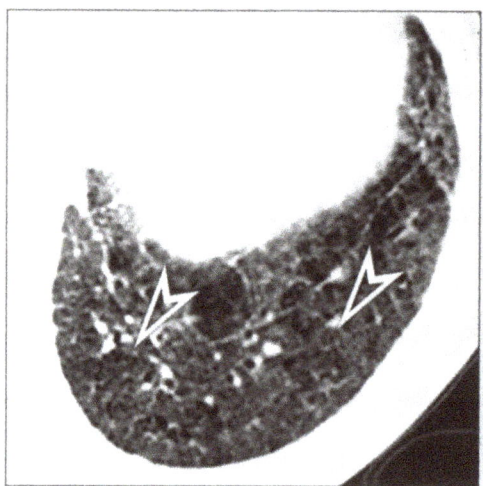 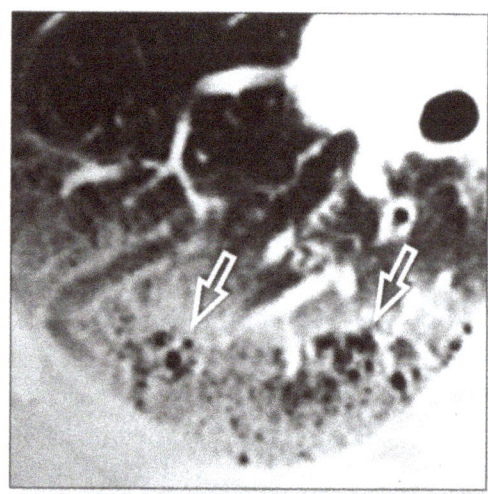

✓ Le cisti, dovute a dilatazione dei dotti alveolari e dei bronchioli respiratori, sono più piccole di quelle della UIP; inoltre, manca la distorsione fibrotica!

📖 Lee KH. The radiologic differential diagnosis of diffuse lung diseases characterized by multiple cysts or cavities. J Comput Assist Tomogr 2002, 26: 5

Diagnosi differenziali Le principali diagnosi differenziali radiologiche sono:
- NSIP: alterazioni reticolari più evidenti, bronchiectasie e bronchiolectasie da trazione
- PCP: esordio acuto in immunodepressi, frequente localizzazione alle regioni medio-superiori
- AAE acuta e subacuta: le chiazze di ground-glass hanno una distribuzione più random; spesso coesistono noduli centrolobulari

📖 Heyneman LE. Respiratory bronchiolitis, respiratory bronchiolitis-associated interstitial lung disease, and desquamative interstitial pneumonia: different entities or part of the spectrum of the same disease process? AJR Am J Roentgenol 1999, 173: 1617

EVOLUZIONE e COMPLICANZE

Malattie concomitanti La malattia può presentarsi in concomitanza con altre patologie da fumo di sigaretta quali la bronchiolite respiratoria e l'enfisema centrolobulare

Evoluzione clinica In genere, la prognosi è buona. La maggior parte dei pazienti migliora con la sospensione dell'abitudine tabagica e con la terapia corticosteroidea. La sopravvivenza a dieci anni è del 70%; sono però descritti, anche se raramente, casi di malattia progressiva nonostante la terapia

Evoluzione radiologica Le lesioni possono stabilizzarsi o addirittura regredire dopo cessazione del fumo; le piccole cisti aeree all'interno del ground-glass possono scomparire spontaneamente

LABORATORIO

Il laboratorio è aspecifico

DIAGNOSI NON INVASIVA

In fumatori con dispnea cronica, tosse secca, deficit funzionale restrittivo e riduzione della D_LCO, l'HRTC consente di porre il sospetto diagnostico. Non è possibile, tuttavia, prescindere dalla conferma istologica che va ottenuta su biopsia polmonare chirurgica. La diagnosi differenziale va posta principalmente con le altre polmoniti interstiziali idiopatiche, in particolare la **NSIP** (□ NSIP) e la **RB-ILD** (● RB-ILD)

DIAGNOSI INVASIVA

La biopsia polmonare chirurgica è indispensabile per una diagnosi di certezza. L'utilità di BAL e biopsia transbronchiale è limitata all'esclusione di forme infettive o neoplastiche

Lavaggio broncoalveolare — Sono caratteristicamente presenti numerosi macrofagi alveolari con inclusioni bronzo-dorate e antracotiche (presenti peraltro anche nei fumatori sani); comunque, l'assenza di queste cellule rende la diagnosi di DIP improbabile. Può essere presente un aumento percentuale dei neutrofili, degli eosinofili e talora dei linfociti

Nagai S. Classification and recent advances in idiopathic interstitial pneumonia. Curr Opin Pulm Med 1998, 4: 256

Edema Polmonare Acuto

Definizione L'Edema Polmonare Alveolare (EPA) è una sindrome clinica provocata dall'accumulo di liquidi extravascolari negli alveoli

 Edema cardiogenico, idrostatico, emodinamico

DEMOGRAPHICS

Eziopatogenesi La distribuzione dei liquidi a livello polmonare dipende dall'equilibrio delle pressioni idrostatica e osmotica intra- ed extravascolari e dalla permeabilità della membrana alveolocapillare; l'alterazione del primo di questi fattori provoca un aumento del passaggio di liquido dal microcircolo verso il compartimento extravascolare con successivo accumulo dapprima nell'interstizio e poi negli spazi aerei

 La causa più frequente di EPA è quella cardiogenica (insufficienza ventricolare sinistra, malattia mitralica, mixoma o trombosi atriale sinistra, cor triatriatum); meno frequenti quelle che determinano una diminuzione della pressione osmotica capillare (malattia renale, cirrosi, sovraccarico di fluidi), alterazioni neurologiche (trauma cranico, aumento della pressione intracranica, post-ictus) o una malattia delle vene polmonari (malattia veno-occlusiva idiopatica, mediastinite fibrosante)

Epidemiologia L'EPA è causa frequente di ricovero ospedaliero

Fattori di rischio Cirrosi epatica, insufficienza renale, cardiopatia, valvulopatia

CLINICA

Anamnesi La sintomatologia è spesso acuta e drammatica. Il paziente appare ortopnoico e in evidente stato di distress respiratorio (utilizzo dei muscoli respiratori accessori). Sono presenti cianosi periferica e centrale, tachicardia, pallore, cute fredda e sudata, stato ansioso e spesso un aumento della pressione sistemica. Nei casi più severi, il paziente presenta tosse produttiva con espettorazione schiumosa di colorito rosato fino all'emoftoe franca. Spesso, il paziente riferisce ortopnea e/o crisi dispnoiche parossistiche notturne che datano da tempo

Esame obiettivo L'esame obiettivo permette di rilevare segni indiretti di aumentato ritorno venoso quali giugulari turgide, epatosplenomegalia dolente ed edemi periferici. L'obiettività polmonare è caratterizzata da rantoli e sibili espiratori diffusi; in caso di disfunzione valvolare, l'auscultazione cardiaca può evidenziare un ritmo di galoppo. Nelle fasi terminali, vi è perdita di coscienza e collasso cardiocircolatorio

Funzionalità respiratoria Difficilmente si eseguono prove funzionali in un paziente in EPA conclamato; comunque, si può osservare riduzione della compliance, della capacità vitale e della capacità polmonare totale nonché un aumento acuto delle resistenze polmonari e del volume di chiusura

In taluni pazienti è stata osservata iperreattività bronchiale. Sono presenti severa ipossiemia e normo-ipercapnia

 Le patologie che entrano più frequentemente in diagnosi differenziale con l'EPA sono la polmonite fulminante, l'asma acuta, l'esacerbazione acuta della COPD e l'alveolite emorragica acuta

 Gandhi SK. The pathogenesis of acute pulmonary edema associated with hypertension. N Engl J Med 2001, 344: 17

Gropper MA. Acute cardiogenic pulmonary edema. Clin Chest Med 1994, 15: 501

ANATOMIA PATOLOGICA

Lesioni elementari In questa fase, le alterazioni sono le seguenti:

- Accumulo endoalveolare di liquido (⇨): i polmoni sono più pesanti del normale e dalla superficie di taglio e dai bronchi fuoriesce liquido schiumoso sia spontaneamente che alla spremitura
- Alveoli distesi e spesso otticamente vuoti (▷) in quanto il contenuto viene facilmente eliminato durante la processazione dei tessuti
- Più raramente, materiale debolmente eosinofilo, granulare, proteinaceo all'interno degli spazi alveolari (✺)
- Edema interstiziale associato con capillari congesti nei setti interalveolari (✋)

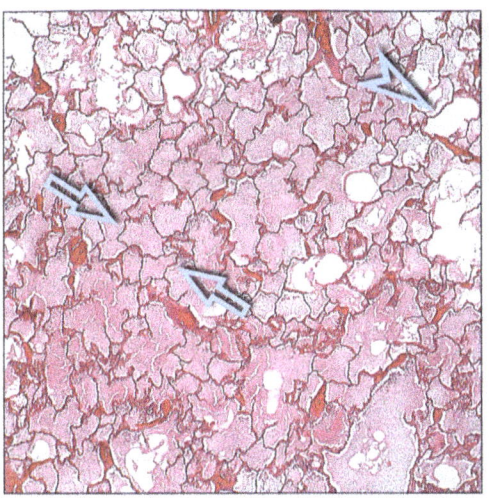 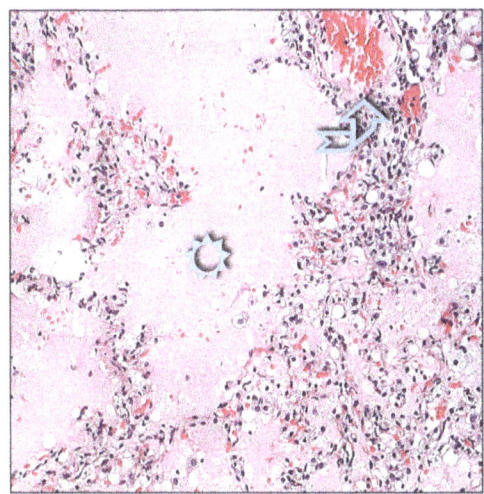

Distribuzione   Endoalveolare

Diagnosi differenziali   Diagnosi differenziali anatomopatologiche:
- Parenchima normale: i polmoni sono di peso normale con alveoli otticamente vuoti; l'interstizio non è edematoso
- DAD in fase precoce: l'edema si associa alla formazione di membrane ialine
- PA: il materiale che riempie gli alveoli è granulare e PAS-positivo

Colby TV. Pulmonary histology for the surgical pathologist. Am J Surg Pathol 1988, 12: 223

ALTA RISOLUZIONE - H R T C

Lesioni elementari   Segni radiologici di base:
- Addensamenti parenchimali (⇨)
- Aree di ground-glass associato (↯)
- Broncogramma aereo scarso o assente

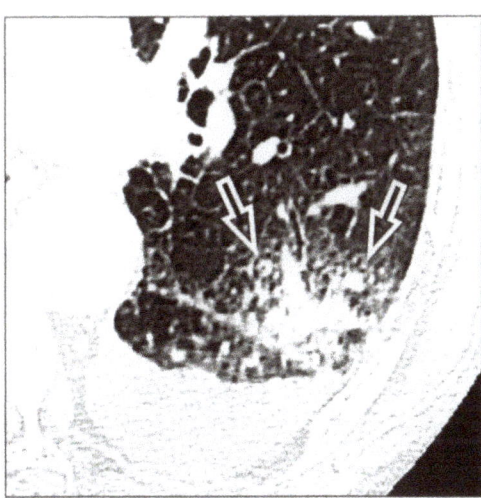 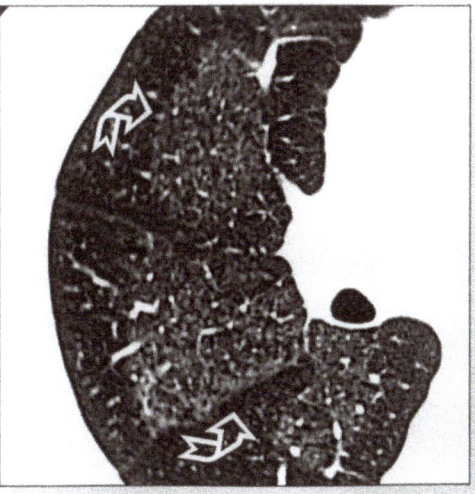

Distribuzione   Bilaterale e simmetrica

Sono possibili edemi monolaterali, ad esempio nei pazienti in decubito obbligato, oppure asimmetrici e di forma bizzarra, ad esempio nei pazienti con enfisema distrettuale (perché qui l'edema non si forma)

 In caso di tromboembolia polmonare acuta, le zone risparmiate possono andare incontro ad edema emodinamico da iperperfusione

◆▶ Prevalentemente mantellare e gravitazionale, ma anche diffuso

 La distribuzione periferica è più tipica dell'edema cardiogeno perché il movimento ilipeto del liquido, mediato dai linfatici, è ostacolato dalla pressione venosa centrale elevata; la distribuzione ilare sarebbe invece più tipica dell'edema ipervolemico, data la relativa normalità delle pressioni centrali

◆ Prevalentemente basale

 Il volume polmonare è modicamente ridotto

Altri segni Altre caratteristiche radiologiche:

- Pattern reticolare liscio (), pattern prevalente in fase iniziale di malattia (□ EPA interstiziale)
- Ispessimento subpleurico e versamento pleurico (▷)
- Cardiomegalia

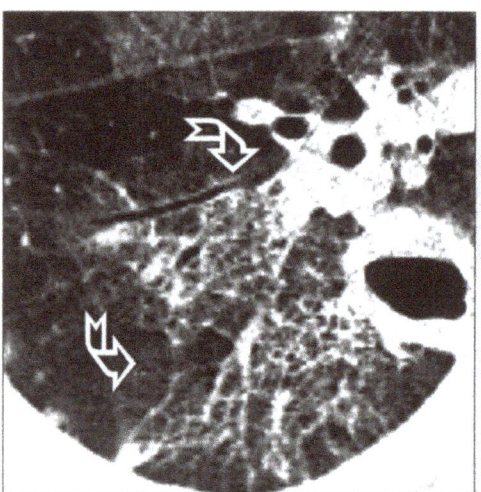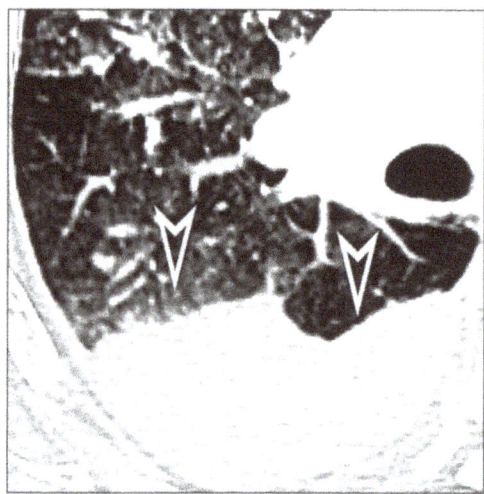

 Un aumento dello spessore della parete toracica può testimoniare l'accumulo di liquido nel cosiddetto "terzo spazio"; l'allargamento del peduncolo vascolare, invece, depone per l'aumento del volume ematico circolante nel distretto venoso

 Gluecker T. Clinical and radiologic features of pulmonary edema. Radiographics 1999, 19: 1507

Storto ML. Hydrostatic pulmonary edema: high-resolution CT findings. AJR Am J Roentgenol 1995, 165: 817

Diagnosi differenziali Le diverse cause di addensamenti parenchimali acuti:

- ARDS: opacità a chiazze con broncogramma aereo distribuite con minor rigore gravitazionale, pattern reticolare assente, peduncolo vascolare e volume cardiaco normali, versamento pleurico assente
- AIP: mancano i segni cardiovascolari dell'edema emodinamico
- Polmonite eosinofila acuta: l'aspetto è simile a quello dell'edema lesionale (AIP con DAD o ARDS)
- AAE acuta: distribuzione a chiazze; associazione con noduli centrolobulari sfumati, oligoemia a mosaico con air trapping
- Vasculite emorragica: distribuzione "ad ali di farfalla" periilari con tendenza al risparmio del mantello; cardiomegalia assente
- PCP: crazy paving, cisti con parete, regioni polmonari medio-superiori

Desai SR. Acute respiratory distress syndrome: imaging of the injured lung. Clin Radiol 2002, 57: 8

Primack SL. Diffuse pulmonary hemorrhage: clinical, pathologic, and imaging features. AJR Am J Roentgenol 1995, 164: 295

EVOLUZIONE e COMPLICANZE

Malattie concomitanti
Cardiopatie diverse, valvolari e non

Evoluzione clinica
L'edema polmonare alveolare è una condizione drammatica che può diventare fatale se non trattata con tempestività

Evoluzione radiologica
La rapida insorgenza e la rapida regressione dopo terapia sono caratteristiche di questo edema e aiutano nella diagnosi differenziale

La regressione dell'edema e ancor più quella del versamento pleurico, possono avvenire più lentamente rispetto al ritorno alla norma della pressione capillare (time lag)

LABORATORIO

Gli esami di base sono utili per escludere un'infezione o un'anemia che possono rappresentare dei fattori precipitanti. La normalità degli enzimi cardiaci permette di escludere un infarto miocardico sottostante, così come gli indici di funzionalità renale permettono di evidenziare un'eventuale insufficienza renale concomitante

I livelli di peptide atriale natriuretico sono utili per dirimere fra EPA cardiogeno e lesionale: nel primo sono aumentati

DIAGNOSI NON INVASIVA

La diagnosi è clinica e può essere supportata dal reperto di esami strumentali quali radiogramma toracico, elettrocardiogramma ed ecocardiografia

DIAGNOSI INVASIVA

Lavaggio broncoalveolare
Non vi è indicazione elettiva a eseguire un BAL in corso di edema polmonare; gli sporadici dati della letteratura segnalano aspetti condivisi con le alveoliti emorragiche

Nakos G. Proteins and phospholipids in BAL from patients with hydrostatic pulmonary edema. Am J Respir Crit Care Med 1997, 155: 945

Pneumopatia da amiodarone

Definizione

Numerosi farmaci possono provocare danno polmonare che si estrinseca attraverso pattern anatomo-patologici diversi (Tabella "Danno polmonare da farmaci: pattern anatomopatologici", presente a fine malattia). In questo capitolo tratteremo la tossicità polmonare da amiodarone come esempio paradigmatico di danno alveolare da farmaci

Va comunque sottolineato che uno stesso farmaco può causare diversi tipi di reazione tissutale polmonare, anche in sequenza. Proprio l'amiodarone, ad esempio, può essere responsabile di una OP (⌘ OP) o di un Danno Alveolare Diffuso (DAD) tipo quello dell'AIP (⌘ AIP) e dell'ARDS (⌘ ARDS) e persino una polmonite cronica interstiziale (☐ Farmaci)

Rosenow EC 3rd. Drug-induced pulmonary disease. An update. Chest 1992, 102: 239

DEMOGRAPHICS

Eziopatogenesi

Si ipotizza che il meccanismo responsabile del danno da amiodarone sia ascrivibile in parte a un effetto tossico diretto del farmaco (alterato turnover dei fosfolipidi, radicali tossici dell'ossigeno) e in parte a un fenomeno immunologico (polmonite da ipersensibilità). L'inibizione della degradazione dei fosfolipidi all'interno dei lisosomi è responsabile del caratteristico aspetto "schiumoso" delle cellule coinvolte

Epidemiologia
Fattori di rischio

L'amiodarone provoca tossicità polmonare nel 5-10% dei pazienti trattati

Un maggior rischio di complicanze polmonari è associato a: 1. posologia giornaliera (terapia di mantenimento) ≥ 400 mg; 2. durata del trattamento superiore a due mesi; 3. età superiore ai 60 anni; 4. lesioni polmonari preesistenti; 5. chirurgia (toracica e non); 6. indagini angiografiche. Non vi sono correlazioni tra durata del trattamento o dose cumulativa del farmaco e danno polmonare

CLINICA

Anamnesi

L'esordio della malattia è insidioso con tosse secca e dispnea che insorgono dopo alcuni mesi dall'inizio del trattamento. È in genere presente una sintomatologia sistemica caratterizzata da febbricola, calo ponderale e astenia. In un terzo dei pazienti l'esordio è acuto e simula un processo infettivo polmonare

Esame obiettivo

I pazienti sono tachipnoici e all'auscultazione si possono apprezzare rantoli crepitanti e, anche se più raramente, sfregamenti pleurici. Non è descritto ippocratismo digitale

Funzionalità respiratoria

I test di funzionalità respiratoria evidenziano una sindrome restrittiva con riduzione della D_LCO. È sempre presente ipossiemia

Martin WJ 2nd. Amiodarone pulmonary toxicity. Recognition and pathogenesis (Part I). Chest 1988, 93: 1067
Martin WJ 2nd. Amiodarone pulmonary toxicity. Recognition and pathogenesis (Part 2). Chest 1988, 93: 1242

ANATOMIA PATOLOGICA

Lesioni elementari

La lesione più frequentemente associata alla tossicità da amiodarone è la seguente:

- Polmonite interstiziale cronica con iperplasia linfoide e accumulo di macrofagi schiumosi (✥) con citoplasma finemente vacuolato, prevalentemente negli alveoli, ma anche nell'interstizio (▷)

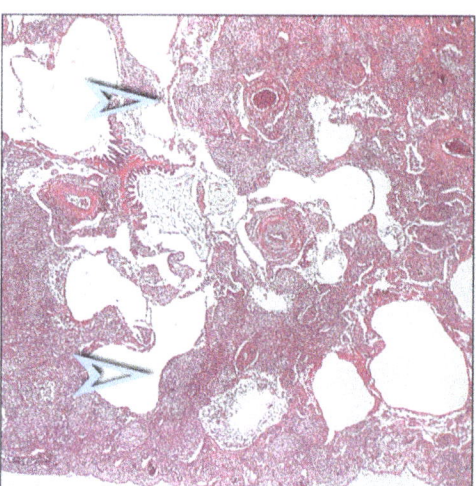
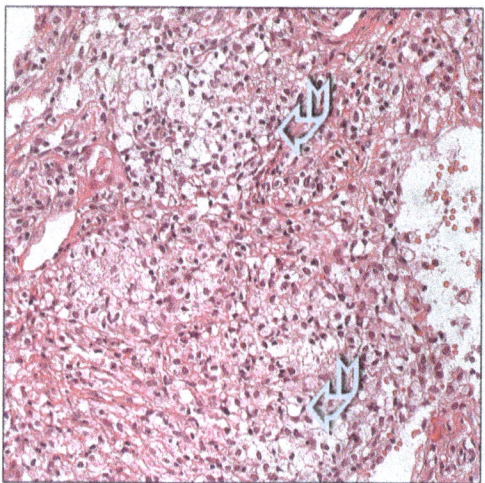

A piccolo ingrandimento, l'aspetto è simile a una Polmonite Desquamativa Interstiziale (DIP)

Si può osservare infiltrato infiammatorio pleurico aspecifico, con o senza versamento

Oltre alla polmonite interstiziale cronica, l'amiodarone può dare più rari quadri di OP o di DAD con presenza di macrofagi schiumosi

La presenza di macrofagi schiumosi non è esclusiva della polmonite da amiodarone; essi infatti si possono osservare in altre condizioni associate ad ostruzione delle vie aeree

Distribuzione Alveolare e, in minor misura, settale

Diagnosi differenziali Diagnosi differenziali anatomopatologiche:

- Polmonite ostruttiva: c'è dunque ostruzione nelle grandi e piccole vie aeree
- Panbronchiolite diffusa (DPB) e pattern DPB-like (ad esempio associata a malattia infiammatoria idiopatica del grosso intestino): lesioni centrolobulari con bronchiolite cellulata comprendente numerosi macrofagi schiumosi endoalveolari, ma soprattutto interstiziali
- Malattia di Erdheim-Chester: infiltrato interstiziale di macrofagi schiumosi lungo le vie linfatiche, associato a fibrosi
- TB e micobatteriosi: presenza di micobatteri spesso numerosi nei pazienti immunodepressi
- NSIP: fibrosi e flogosi interstiziale più marcate

Bedrossian CW. Amiodarone pulmonary toxicity: cytopathology, ultrastructure, and immunocytochemistry. Ann Diagn Pathol 1997, 1: 47

Ott MC. Pulmonary toxicity in patients receiving low-dose amiodarone. Chest 2003, 123: 646

ALTA RISOLUZIONE - HRTC

Lesioni elementari Segni radiologici di base:

- Addensamenti parenchimali (⇒) spesso iperdensi rispetto ai muscoli (80-180 UH)
- Chiazze di ground-glass (▷)

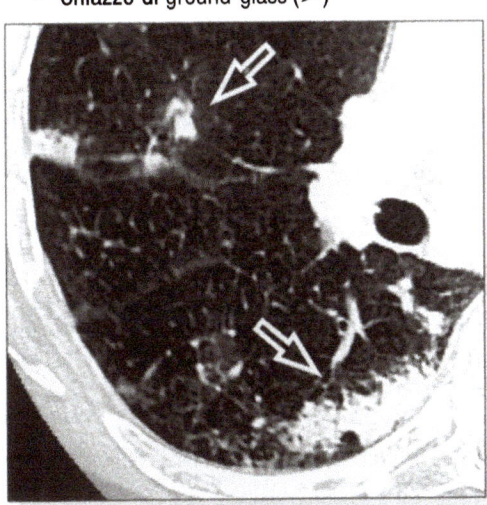
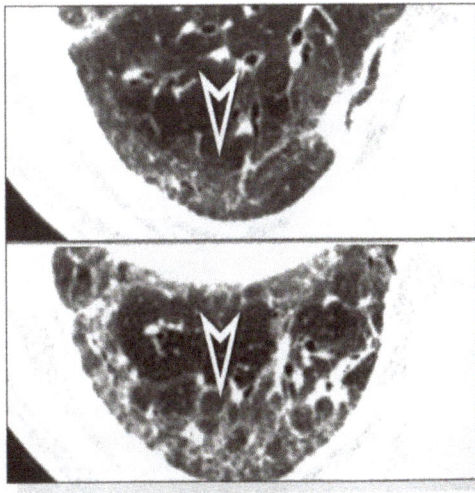

Questi reperti corrispondono a NSIP eventualmente associata a OP: i due pattern possono infatti coesistere nello stesso paziente. L'iperdensità delle lesioni è dovuta all'accumulo di amiodarone (contenente iodio) nei macrofagi e nei pneumociti di II tipo

Talvolta l'addensamento può essere unico simil-pneumonitico o presentarsi come massa isolata pseudo-neoplastica

Kuhlman JE. Amiodarone pulmonary toxicity: CT findings in symptomatic patients. Radiology 1990, 177: 121

Padley SP. High-resolution computed tomography of drug-induced lung disease. Clin Radiol 1992, 46: 232

Polverosi R: Radiografia del torace e TC ad alta risoluzione nella diagnosi delle alterazioni polmonari da amiodarone. Radiol Med 1996, 92: 58

Distribuzione	Bilaterale e simmetrica, a chiazze
	Per lo più periferica
	Più frequentemente basale
	Il volume polmonare è normale o ridotto
Altri segni	Altre caratteristiche radiologiche: • Opacità reticolari e micronoduli (⇨) • Ispessimento pleurico iperdenso (▷) • Versamento pleurico • Iperdensità di fegato e milza (80%) e miocardio (20%)

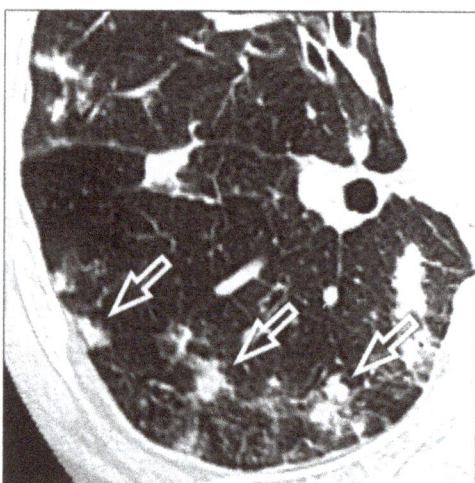
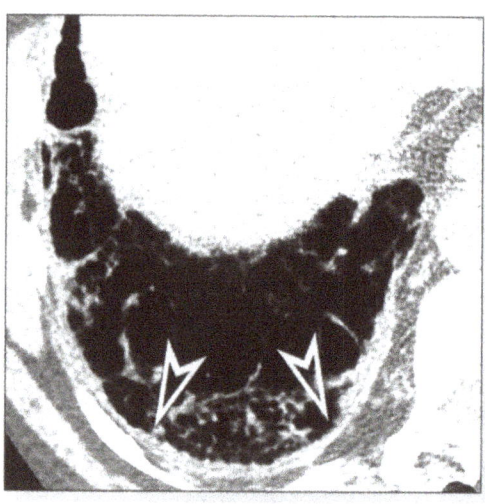

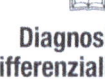

Rossi SE. Pulmonary drug toxicity: radiologic and pathologic manifestations. Radiographics 2000, 20: 1245

Diagnosi differenziali

La presenza d'iperdensità all'interno degli addensamenti pone la tossicità da amiodarone in diagnosi differenziale con:

- Amiloidosi: negli addensamenti, ma soprattutto nei noduli, eventuali iperdensità più marcate, da calcificazioni

La diagnosi differenziale radiologica comprende anche altre entità responsabili di addensamenti ad evoluzione subacuta o cronica:

- Infezioni a lenta regressione: la diagnosi differenziale si basa sui dati clinici e broncologici
- CEP: gli addensamenti si localizzano alle regioni superiori e sono sempre periferici ("negativo fotografico" dell'edema a farfalla)
- OP: il quadro è sovrapponibile
- Sindrome di Churg-Strauss: la diagnosi differenziale è difficile; gli addensamenti possono essere non solo periferici, ma anche random e migranti
- BAC e MALToma: la diagnosi è broncologica e bioptica

Leung AN. Parenchymal opacification in chronic infiltrative lung diseases: CT-pathologic correlation. Radiology. 1993, 188: 209

EVOLUZIONE e COMPLICANZE

Malattie concomitanti

L'amiodarone è un farmaco utilizzato in pazienti cardiopatici affetti da aritmie sopraventricolari refrattarie alle comuni terapie

Evoluzione clinica — La sospensione del farmaco e il trattamento con corticosteroidi si è dimostrato molto efficace. Sono segnalate ricadute alla sospensione del trattamento steroideo. La tossicità polmonare da amiodarone ha una mortalità inferiore al 10% che aumenta però fino al 50% nei casi complicati da ARDS

Evoluzione radiologica — Gli addensamenti parenchimali si risolvono dopo terapia steroidea e solo in pochi casi evolvono verso la fibrosi

Ellis SJ. Drug-induced lung disease: high-resolution CT findings. AJR Am J Roentgenol 2000, 175: 1019

LABORATORIO

Gli esami di laboratorio evidenziano alterazioni aspecifiche: leucocitosi, >LDH, >VES. I livelli sierici di amiodarone non sono predittivi di danno polmonare. È stato ipotizzato che le concentrazioni sieriche della glicoproteina KL-6 possano essere predittive di danno polmonare

DIAGNOSI NON INVASIVA

La diagnosi è di esclusione, sulla base dei dati clinici, radiologici e, quando possibile, del BAL

DIAGNOSI INVASIVA

In presenza di un contesto clinico suggestivo, non è necessaria la conferma istologica, anche perché fornirebbe reperti aspecifici

Lavaggio broncoalveolare — Un reperto comune del BAL in pazienti trattati con amiodarone, con interessamento polmonare o meno, è la presenza di numerosi macrofagi "schiumosi". Nei pazienti con interessamento polmonare si riscontra, poi, un aumento dei linfociti, dei neutrofili e degli eosinofili (alveolite mista). I linfociti risultano essere a prevalente fenotipo CD8+. Tali reperti possono supportare la diagnosi, ma non hanno significato prognostico Nella Tabella "Danno polmonare da farmaci: reperti BAL" sono sintetizzate le principali caratteristiche di questa indagine in relazione al danno polmonare da farmaci diversi

Il reperto del BAL di alveolite mista in corso di danno polmonare da amiodarone, è del tutto simile a quello osservato nelle AAE, nella OP idiopatica e talora nella NSIP

Coudert B. Amiodarone pneumonitis. Bronchoalveolar lavage findings in 15 patients and review of the literature. Chest 1992, 102: 1005

TABELLE DI APPROFONDIMENTO

Nelle pagine a seguire vengono presentate tabelle di approfondimento:
- Danno polmonare da farmaci: pattern anatomopatologici
- Danno polmonare da farmaci: reperti BAL

DANNO POLMONARE DA FARMACI: PATTERN ANATOMOPATOLOGICI

Polmonite Cronica Interstiziale	Amiodarone, BCNU, busulfan, chinidina, ciclofosfamide, clorambucile, cocaina, fenitoina, fluoxetina, melphalan, metil-CCNU, metotrexate, mostarda azotata, nilutamide, nitrofurantoina, pindololo, procarbazina, sali d'oro, sulfasalazina, tocainamide, triptofano
Danno Alveolare Diffuso (DAD)	Amiodarone, amitriptilina, azatioprina, BCNU, bleomicina, busulfan, CCNU, ciclofosfamide, citosina-arabinoside, cocaina, colchicina, esametonio, melphalan, metotrexate, mitomicina, nitrofurantoina, penicillamina, procarbazina, sali d'oro, streptochinasi, sulfasalazina, sulfatiazolo, teniposide, vinblastina, zinostatina
OP	Amiodarone, bleomicina, ciclofosfamide, clorozotocina, cocaina, disodiocromoglicato, esametonio, interferone, mecamilamina, metotrexate, mitomicina, nilutamide, fenitoina, sali d'oro, sulfasalazina, tocainide
BO	CCNU, penicillamina
CEP	Acetaminofene, ampicillina, bleomicina, carbamazepina, clorpropamide, cocaina, disodiocromoglicato, fenilbutazone, imipramina, mefenesina, nabumetone, naprossene, nitrofurantoina, PAS, pirimetamina, procarbazina, prontosil, propranololo, sulfasalazina, tetraciclina, trazodone
Alveolite Emorragica	Amfotericina B, aloperidolo, anticoagulanti, ciclofosfamide, cocaina, idralazina, mitomicina, nitrofurantoina, penicillamina, propiltiouracile, streptokinasi, sulfonamide, urokinasi
EPA	Aloperidolo, buprenorfina, citosina-arabinoside, clordiazepossido, cocaina, codeina, epinefrina, eroina, idroclorotiazide, isossisuprina, lidocaina, magnesio solfato, metadone, metotrexate, mitomicina, nalbufina, naloxone, nifedipina, paraldeide, penicillina, propoxifene, propranololo, ritodrina, salbutamolo, salicilati, sulindac, terbutalina
Infiammazione Granulomatosa	Acebutololo, BCG, cocaina, disodiocromoglicato, fluoxetina, metotrexate, nitrofurantoina, procarbazina

DANNO POLMONARE DA FARMACI: REPERTI BAL

Farmaci	Danno Indotto	Aspetto del BAL
Bleomicina, busulfan, ciclofosfamide, metotrexate, nitrosourea	Reazione citotossica	Atipia cellulare Frammenti lipoproteinacei Aumento eosinofili
Acebutololo, amiodarone, azatioprina, bleomicina, busulfan, ciclofosfamide, metotrexate, nitrofurantoina, propranololo, sali d'oro, sulfasalazina	Alveolite linfocitaria	Linfocitosi > 40% Aumento linfociti T CD8+ Riduzione ratio CD4/CD8
Bleomicina, busulfan	Alveolite neutrofila	Aumento neutrofili
Ampicillina, bleomicina, nitrofurantoina, penicillina, sulfasalazina, tetraciclina	Alveolite eosinofila	Aumento eosinofili
Amfotericina B, penicillamina	Alveolite emorragica	Emazie e siderofagi
Amiodarone	Tesaurismosi	Macrofagi con aspetto schiumoso
Olio minerale	Polmonite lipidica	Macrofagi alveolari con inclusioni citoplasmatiche otticamente vuote (Oil Red +)

Micobatteriosi atipiche

Definizione

Le infezioni polmonari che possono diffondere con disseminazione endobronchiale riconoscono agenti patogeni diversi; tra essi, i micobatteri non tubercolari distinti dal Mycobacterium (M.) tuberculosis: di essi si parlerà in questo capitolo. Il pattern radiologico caratteristico di questo tipo di diffusione è chiamato "tree-in-bud" (Tabella "Malattie con aspetto radiologico tree-in-bud", presente a fine malattia)

DEMOGRAPHICS

Eziopatogenesi

Gli agenti eziologici più importanti sono il M. avium-intracellulare, M. Kansasii, M. fortuitum e M. chelonei, classificati in 4 gruppi: fotocromogeni, scotocromogeni, noncromogeni e a rapida crescita. Questi micobatteri sono ubiquitari e l'infezione si contrae, in genere, per contaminazione ambientale piuttosto che per contagio tra persona e persona

Epidemiologia

In uno studio eseguito negli USA in era pre-AIDS (inizio anni '80), il 65% dei micobatteri isolati risultava essere M. Tuberculosis, il 21% M. Avium Intracellulare (MAI) (noncromogeno), il 6.5% M. fortuitum e M. chelonei (a rapida crescita), il 3.5% M. Kansasii (fotocromogeno) e il 2.3% M. scrofulaceum (scotocromogeno). L'incidenza totale di queste malattie era allora di 1.78 casi per 100.000 con variazioni dovute a differenze geografiche dell'habitat micobatterico

L'avvento dell'AIDS ha determinato un aumento dell'incidenza del M. avium-intracellulare. Le micobatteriosi atipiche sono più frequenti nei soggetti bianchi di sesso maschile con più di 50 anni, rare nei bambini

Fattori di rischio

Stati d'immunodepressione quali l'AIDS o condizioni quali l'alcoolismo, l'artrite reumatoide, la gastroresezione, il trapianto di organi e il diabete mellito favoriscono l'infezione da M. atipici. La maggioranza dei pazienti è già affetta da altre patologie polmonari quali bronchite cronica ostruttiva, bronchiectasie, fibrosi cistica, cancro del polmone, silicosi, polmonite lipoidea o ha avuto una tubercolosi nel passato

È stata descritta anche una forma di polmonite interstiziale granulomatosa diffusa in individui immunocompetenti che avevano inalato per aerosol acqua contaminata da MAI (hot tub lung): in questi casi, si osservano piccoli granulomi con o senza necrosi che interessano la parete e, talora, il lume bronchiolare

Khoor A. Diffuse pulmonary disease caused by nontuberculous mycobacteria in immunocompetent people (hot tub lung). Am J Clin Pathol 2001, 115: 755

CLINICA

Anamnesi

Le manifestazioni cliniche polmonari sono del tutto simili a quelle della tubercolosi (TB); in soggetti immunocompetenti con micobatteriosi atipica da MAI, all'esordio vi sono tosse, febbricola, malessere e talora emoftoe. Le manifestazioni sistemiche sono rare nel paziente immunocompetente, mentre sono frequenti in quello HIV+ dove viceversa l'interessamento polmonare è raro

Esame obiettivo

L'obiettività clinica è spesso insignificante; talora possono essere presenti rumori bronchiolari (rantoli a piccole bolle o squeach)

Funzionalità respiratoria

Le micobatteriosi colpiscono prevalentemente i lobi superiori; la compromissione funzionale è spesso lieve perché i lobi superiori sono poco importanti funzionalmente. Eventuali alterazioni funzionali sono dunque ascrivibili ad altra patologia sottostante

Griffith DE. Nontuberculous mycobacteria. Curr Opin Pulm Med 1997, 3: 139

ANATOMIA PATOLOGICA

Lesioni elementari

Le alterazioni anatomopatologiche sono le seguenti:

- Granulomi nodulo-epitelioidi (✋) con cellule giganti di tipo Langhans associati a necrosi caseosa, distribuiti lungo le vie aeree (⇒)(bronchi, bronchioli e dotti alveolari); la necrosi caseosa è meno abbondante nelle micobatteriosi atipiche rispetto a quella tipica
- Nei pazienti con AIDS, spesso mancano granulomi ben formati e l'infiltrato è costituito da macrofagi schiumosi con citoplasma zeppo di micobatteri

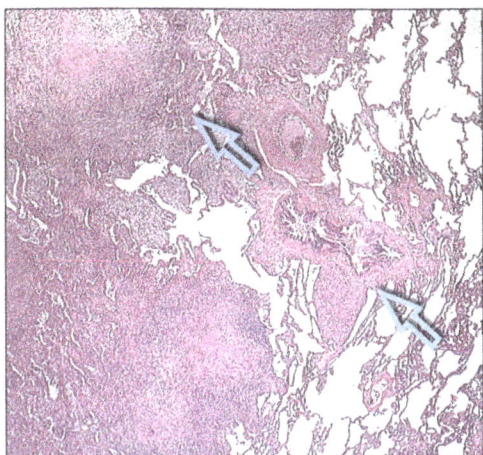 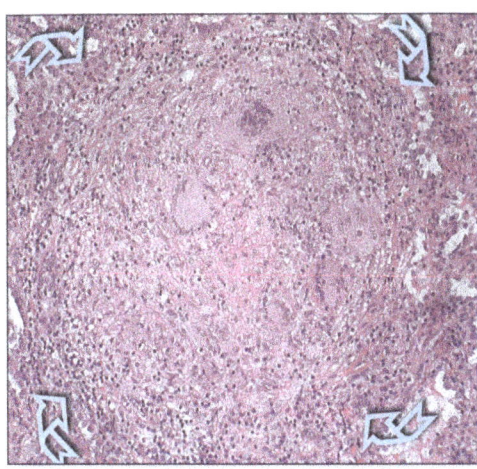

Distribuzione	Lungo le vie aeree
✓	Spesso non è possibile distinguere i micobatteri tubercolari dai non tubercolari in base alla sola morfologia: per la diagnosi differenziale sono necessarie colorazioni speciali (PAS), esami colturali o metodiche di biologia molecolare
Diagnosi differenziali	Diagnosi differenziali anatomopatologiche: • Sarcoidosi: piccoli granulomi nodulo-epitelioidi non necrotizzanti; la ricerca di micobatteri è negativa con tutte le metodiche • Infezioni fungine: presenza di miceti • Granulomatosi di Wegener (endobronchiale): la necrosi è "blu" perché ricca di detriti di granulociti neutrofili e "a carta geografica"; l'infiltrato è più intenso; i granulomi non si associano a fibrosi marcata • AAE: granulomi mal formati, associati a intensa flogosi linfoplasmacellulare interstiziale. Sono presenti cellule giganti contenenti cristalli aghiformi colesterinici. Non si osserva necrosi
📖	Fujita J. Pathological and radiological changes in resected lung specimens in Mycobacterium avium intracellulare complex disease. Eur Respir J 1999, 13: 535

ALTA RISOLUZIONE - HRTC

Lesioni elementari

Micobatteriosi, forma classica (70% dei casi):
- Noduli centrolobulari a margini sfumati, spesso raggruppati a "rosette" (▷)
- Opacità ramificate con aspetto a tree-in-bud
- Ispessimento delle pareti bronchiali (⇨) senza o con bronchiectasie
- Multipli addensamenti di dimensioni acinari o lobulari; frequente l'escavazione

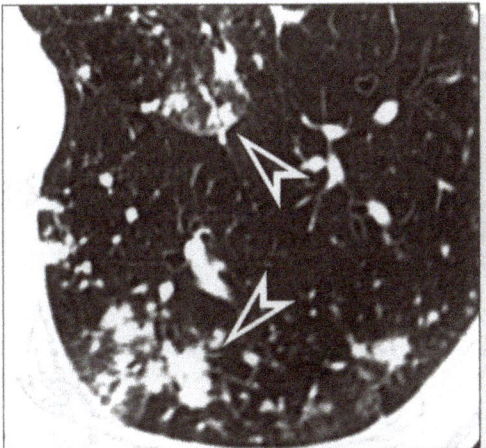 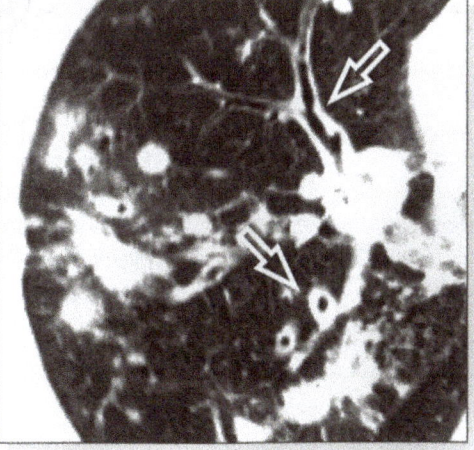

Infezioni endobronchiali

Accanto alla presentazione classica (70%), sostanzialmente identica a quella della tubercolosi a diffusione endobronchiale, si può trovare un'espressione relativamente meno frequente (non classica, 30%) tipica delle donne anziane (80%); in essa dominano le bronchiectasie e le bronchiolectasie, i noduli centrolobulari e chiazze di oligoemia a mosaico (S. di Lady Windermere). Più raramente, le micobatteriosi possono dare quadri addensativi simil-pneumonici oppure un vetro smerigliato nodulare centrolobulare da alveolite allergica estrinseca suscitata dalla micobatteriosi

Erasmus JJ. Pulmonary nontuberculous mycobacterial infection: radiologic manifestations. Radiographics 1999, 19: 1487

Reich JM. Mycobacterium avium complex pulmonary disease presenting as an isolated lingular or middle lobe pattern. The Lady Windermere syndrome. Chest 1992, 101: 1605

Distribuzione Monolaterale o bilaterale, a chiazze

Variabile con maggior visibilità periferica, di solito in evidente rapporto con i bronchi

Nella forma classica, gravità decrescente in senso craniocaudale delle lesioni a partenza da focolaio apicale; nelle forme non classiche, prevalenza al lobo medio-lingula

Il volume polmonare è globalmente conservato, ma sono frequenti fenomeni locali di retrazione in corrispondenza degli addensamenti

Altri segni Altre possibili manifestazioni radiologiche:

- Addensamenti cavitati (⇨), specie dorsali come nella TB post-primaria
- Fenomeni di retrazione sulle limitanti pleuriche in prossimità degli addensamenti (▷)
- Versamento pleurico e adenopatie ilomediastiniche (rari)
- Miliare ematogena sovrapposta

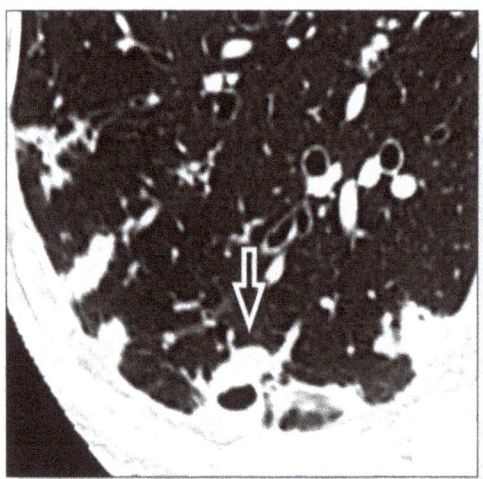
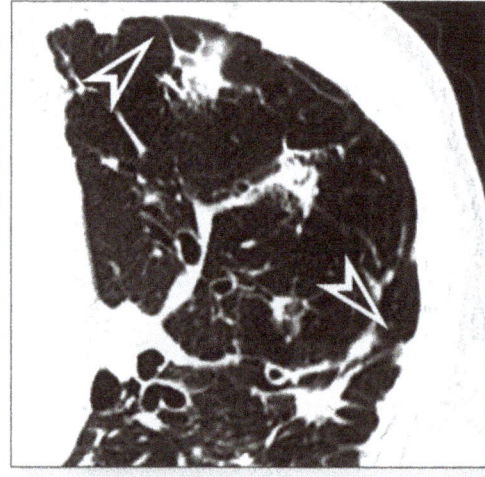

Levin DL. Radiology of pulmonary Mycobacterium avium-intracellulare complex. Clin Chest Med 2002, 23: 603

Miller WT Jr. Spectrum of pulmonary nontuberculous mycobacterial infection. Radiology 1994, 191: 343

Diagnosi differenziali Le diagnosi differenziali radiologiche sono quelle con:

- Malattie responsabili di tree-in-bud (vedi Tabella alla fine della malattia)
- Micosi: rara in soggetti non immunodepressi; in questi ultimi, le forme invasive hanno noduli o masse escavate ed è frequente l'"halo sign" perilesionale
- Micrometastasi ramificanti nei vasi: segno del vaso a corona di rosario (beaded vessel sign)

Goo JM. CT of tuberculosis and nontuberculous mycobacterial infections. Radiol Clin North Am 2002, 40: 73

Worthy SA. Small airway diseases. Radiol Clin North Am 1998, 36: 163

EVOLUZIONE e COMPLICANZE

Malattie concomitanti
Bronchite cronica ostruttiva, bronchiectasie, fibrosi cistica, pregressa tubercolosi, cancro del polmone, silicosi, polmonite lipoidea

Evoluzione clinica
Se non trattate, le micobatteriosi tendono a progredire con evoluzione variabile anche in base alle malattie concomitanti; anche dopo la guarigione dei processi parenchimali, può persistere un'infezione bronchiale attiva che costituisce una persistente sorgente d'infezione. L'avvento di nuove terapie che prevedono l'uso dei macrolidi e della rifabutina ha migliorato sensibilmente la prognosi di questi pazienti

Evoluzione radiologica
Se la malattia regredisce, le opacità scompaiono progressivamente; se evolve, invece, tendono a peggiorare soprattutto le alterazioni bronchiectasiche, generalmente più pronunciate rispetto alla TB, soprattutto nella micobatteriosi da MAI

LABORATORIO

Gli esami microbiologico e colturale dell'espettorato permettono di evidenziare il micobatterio colonizzante o patogeno. Le tecniche di coltura, colorazione e identificazione dei M. atipici sono simili a quelle del M. tuberculosis. L'avvento di sonde genetiche permetterà una diagnosi più rapida e specifica, mentre gli esami di laboratorio sono aspecifici

DIAGNOSI NON INVASIVA

In un paziente immunocompetente, la diagnosi viene posta sulla base di criteri radiologici (malattia polmonare cavitaria in assenza di altra patogenesi identificabile e/o aspetto radiologico tree-in-bud) e microbiologici (isolamento dell'agente micobatterico nello sputo in almeno 3 campioni). La diagnostica differenziale va condotta principalmente verso le altre granulomatosi necrotizzanti infettive quali la tubercolosi e le infezioni fungine

L'isolamento del microorganismo (anche ripetuto) in assenza di cavitazioni polmonari è indice di colonizzazione piuttosto che d'infezione; in questo caso, il paziente non va trattato ma strettamente monitorato

DIAGNOSI INVASIVA

La biopsia transbronchiale può fornire materiale per la ricerca morfologica diretta dell'agente microbico o per l'esame microbiologico colturale; la necessità di ricorrere alla biopsia chirurgica per confermare la diagnosi è rara

Lavaggio broncoalveolare
La ricerca dei M. atipici, quando non è disponibile l'espettorato, può essere eseguita sul BAL. Tale ricerca deve essere condotta con estrema attenzione (in particolare per il M. avium-intracellulare) perché spesso i germi sono presenti solo all'interno dei macrofagi alveolari; questi ultimi possono assumere una morfologia pseudo-Gaucher dovuta al numero massivo di germi che ne distendono il citoplasma

MALATTIE CON ASPETTO RADIOLOGICO TREE-IN-BUD

L'aspetto radiologico detto "tree-in-bud" si può trovare in diverse malattie accomunate dal fatto di avere i bronchioli centrolobulari distesi con lume pieno di muco o pus e, spesso, un'infiammazione degli spazi aerei peribronchiolari. Esse sono:
- Tubercolosi a diffusione endobronchiale
- Micobatteriosi atipiche
- Broncopolmoniti e bronchioliti infettive
- Fibrosi Cistica (FC)
- Bronchiectasie, qualsiasi causa
- Panbronchiolite asiatica
- Aspergillosi BroncoPolmonare Allergica (ABPA)
- Carcinoma BronchioloAlveolare (BAC)

Mucosa-Associated Lymphatic Tissue lymphoma

Definizione

Il MALToma (tumore del Tessuto Linfatico Associato alla Mucosa bronchiale) è un linfoma B polmonare extranodale a basso grado di malignità. Le cellule derivano dalla zona marginale (cellule centrocito-like) del Tessuto Linfoide Bronco-Associato (BALT), normale o iperplastico

Linfoma MALT, linfoma BALT, BALToma (Bronchus-Associated Lymphoid Tissue), linfoma B della zona marginale

Questi tumori sono negativi per il CD5, il CD10 e non presentano riarrangiamenti genici per il bcl-1 e bcl-2

DEMOGRAPHICS

Eziopatogenesi

L'eziopatogenesi è sconosciuta: si ipotizza che alcuni stimoli (fumo di sigaretta, infezioni, esposizione all'amianto, connettiviti diverse) siano in grado di provocare un'iperplasia del BALT con successiva trasformazione neoplastica

Contrariamente ad altri linfomi polmonari, nel caso del MALToma non è descritta un'associazione con il virus di Epstein-Barr

Epidemiologia

Il MALToma colpisce prevalentemente gli adulti nella quinta decade di vita, senza predilezione di sesso. Si tratta del linfoma polmonare primitivo più frequente (60-80%)

Fattori di rischio

Connettiviti come l'AR, la sindrome di Sjögren e il LES

CLINICA

Anamnesi

I pazienti sono asintomatici nella metà dei casi. Quando presenti, i sintomi più frequenti sono la tosse e la dispnea; più rari il dolore pleurico e l'emoftoe. Sintomi sistemici quali iperpiressia, sudorazione notturna o calo ponderale sono presenti nel 20-40% dei casi

Esame obiettivo

In caso di massa linfomatosa di notevoli dimensioni, l'obiettività può testimoniare un addensamento polmonare; più raro il riscontro di versamento pleurico (10%)

Funzionalità respiratoria

La maggioranza dei pazienti ha prove funzionali ventilatorie normali, ma si può trovare anche una sindrome restrittiva o ostruttiva

La presenza di sintomi sistemici è indice d'interessamento extrapolmonare; in questo caso la prognosi è peggiore (sopravvivenza a cinque anni del 55%)

Koss MN. Pulmonary lymphoid disorders. Semin Diagn Pathol 1995, 12: 158

ANATOMIA PATOLOGICA

Lesioni elementari

Le alterazioni anatomopatologiche sono le seguenti:
- Infiltrato linfoide denso e monotono che forma manicotti o micronoduli lungo le vie linfatiche (⇨)
- Complessi linfoepiteliali costituiti da linfociti neoplastici nello spessore dell'epitelio bronchiale e bronchiolare (↳)

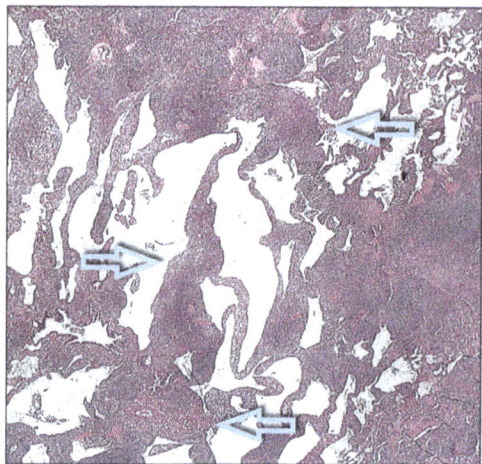
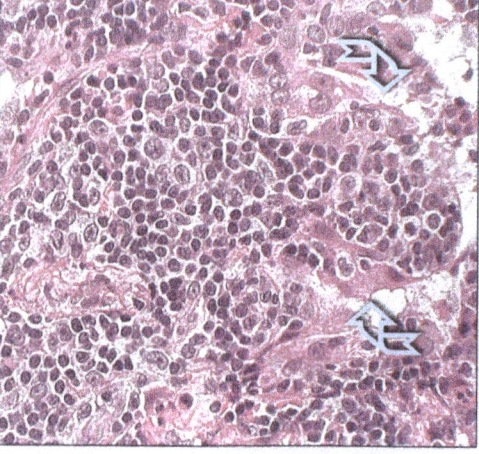

La popolazione neoplastica è costituita da vari tipi cellulari in diverse proporzioni: 1. piccoli linfociti con nucleo rotondo; 2. linfociti "monocitoidi" con nucleo leggermente più voluminoso e irregolare e citoplasma abbondante e pallido; 3. linfociti ad abito plasmocitoide e plasmacellule; 4. rari linfociti grandi "trasformati", con nucleo rotondo e vescicoloso, nucleolato, e citoplasma abbondante. Si associano spesso una componente linfoplasmacellulare reattiva, non neoplastica (policlonale) e, nel 70% dei casi, centri germinativi anche numerosi. Si possono poi osservare depositi di amiloide, bande di sclerosi densa e granulomi

I complessi linfoepiteliali sono caratteristici dei linfomi MALT, anche se non specifici. L'infiltrazione della pleura e della cartilagine bronchiale è rara, ma, quando presente, fortemente suggestiva per linfoma

Molti casi ora interpretati come linfoma MALT erano in precedenza classificati come pseudolinfomi o LIP (● LIP) a seconda che si trattasse di lesioni localizzate o diffuse

Distribuzione Lungo le vie linfatiche. Nelle lesioni macronodulari, l'architettura polmonare è sovvertita al centro del nodulo e la distribuzione linfatica è riconoscibile dunque solo alla periferia

Diagnosi differenziali Diagnosi differenziali anatomopatologiche:

- LIP, iperplasia linfoide diffusa, pseudolinfoma: la popolazione linfocitaria è eterogenea e policlonale; attorno ai centri germinativi e nei setti manca il denso infiltrato linfocitario monoclonale che caratterizza i linfomi. L'infiltrazione della pleura e della cartilagine bronchiale è rara; rari anche i complessi linfoepiteliali
- Leucemia linfatica cronica: può associarsi a infiltrati neoplastici lungo le vie linfatiche, istologicamente indistinguibili da quelli del MALToma, ma mancano i complessi linfoepiteliali

Begueret H. Primary lung small B-cell lymphoma versus lymphoid hyperplasia: evaluation of diagnostic criteria in 26 cases. Am J Surg Pathol 2002, 26: 76

Kurtin PJ. Pathologic and clinical features of primary pulmonary extranodal marginal zone B-cell lymphoma of MALT type. Am J Surg Pathol 2001, 25: 997

ALTA RISOLUZIONE - H R T C

Lesioni elementari Segni radiologici di base:

- Addensamenti parenchimali (60%) con broncogramma aereo (↴)(50-90%); i bronchi risultano stirati e ristretti
- Masse con diametro variabile fino a diversi centimetri (▷)
- Noduli a margini sfumati (⇨) da riempimento degli spazi aerei (60%)

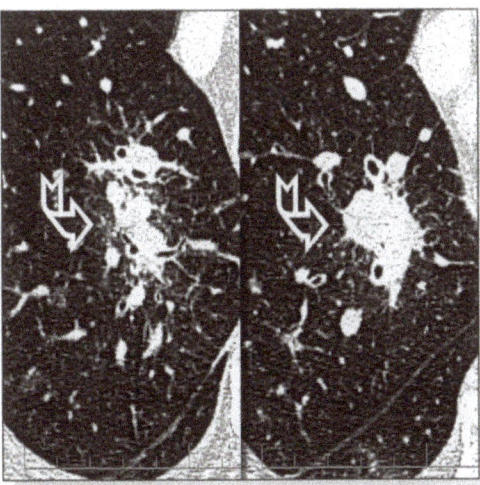
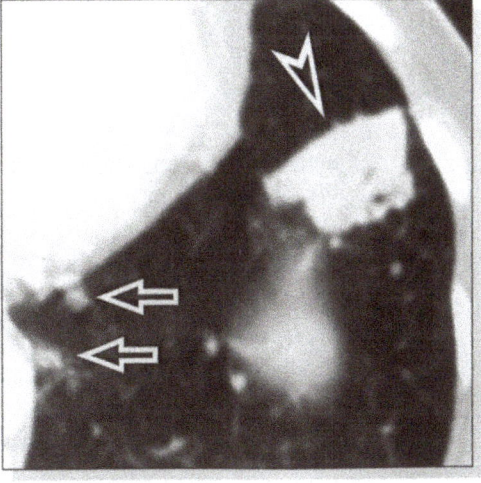

Distribuzione È frequente l'associazione dei vari segni HRTC sopra riportati

Più spesso bilaterale (60%), ma anche monolaterale, diffusa o a chiazze anche molto estese (80%)

MALToma

◆▶ Tendenza alla distribuzione peribronchiale

◆ Variabile

🫁 Il volume polmonare è normale

📖 Kinsely BL. Pulmonary mucosa-associated lymphoid tissue lymphoma: CT and pathologic findings. AJR Am J Roentgenol 1999, 172: 1321

Lee DK. B-cell lymphoma of bronchus-associated lymphoid tissue (BALT): CT features in 10 patients. J Comput Assist Tomogr 2000, 24: 30

Altri segni Frequenti:

- Halo sign perinodulare (✸)
- Alveologramma aereo e piccole cisti (▷) all'interno degli addensamenti (da dilatazione bronchiolare)
- Angiogram sign dopo mdc
- Ispessimento delle pareti bronchiali, stenosi del lume o segni di fibrosi con bronchiectasie (50%)

Rari:

- Versamento pleurico (10-25%), in genere associato alle lesioni parenchimali
- Adenopatie ilomediastiniche (10%)
- Ispessimento settale simil-linfangitico

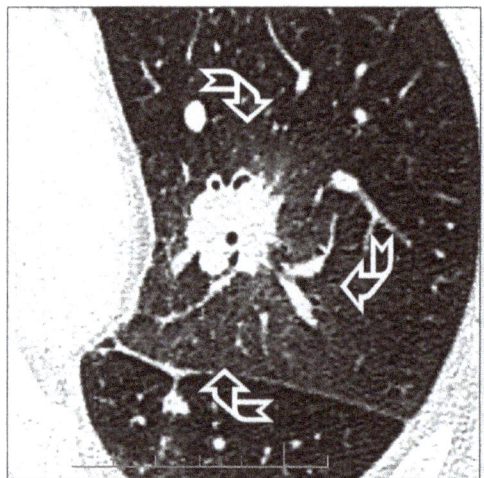 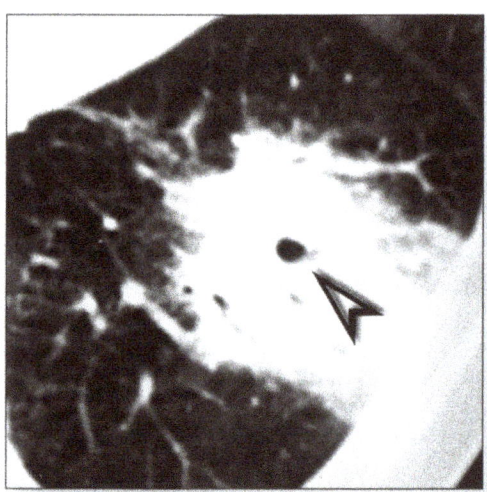

📖 King LJ. Pulmonary MALT lymphoma: imaging findings in 24 cases. Eur Radiol 2000, 10: 1932

Rodallec M. Imaging of MALT lymphomas. Eur Radiol 2002, 12: 348

Diagnosi differenziali Diagnosi differenziali radiologiche:

- OP: gli addensamenti sono basali e periferici, talora migranti, e rispondono prontamente agli steroidi
- BAC: la diagnosi differenziale è istologica; la progressione della forma a disseminazione endobronchiale, comunque, è più rapida
- Metastasi: gli aspetti addensativi sono limitati a casi rari (metastasi emorragiche, da angiosarcoma o da corioncarcinoma)
- Micosi angioinvasiva: noduli o masse associate con tendenza alla cavitazione
- Granulomatosi linfomatoide: noduli o masse senza broncogramma aereo, con tendenza a confluire; la forma addensativa è rara

EVOLUZIONE e COMPLICANZE

Malattie concomitanti
Versamento pleurico (10%), linfoadenopatia (5%). In alcuni soggetti, la malattia può manifestarsi con segni e sintomi d'interessamento di altri distretti quali il tratto respiratorio superiore o lo stomaco; i segni del coinvolgimento polmonare possono comparire in un secondo tempo. Oltre all'associazione con le connettiviti sopra citate, è stata descritta una rara associazione con l'istiocitosi X e la sarcoidosi

Evoluzione clinica
Se adeguatamente trattati, i pazienti con linfoma polmonare B a basso grado, hanno una prognosi ottima (sopravvivenza a 5 anni dell'84%); l'evoluzione della malattia in linfoma polmonare B ad alto grado è rara

Evoluzione radiologica
La progressione delle lesioni è molto lenta; essa può avvenire nel corso di mesi e persino anni dalla diagnosi

LABORATORIO

In caso di differenziazione plasmocitoide del tumore, a livello del sangue periferico si rileva una gammopatia monoclonale, tipicamente IgM. Nelle urine si possono riscontrare catene leggere libere, compresa la proteina di Bence-Jones. La conta leucocitaria è generalmente normale, solo raramente si osserva linfocitosi. In caso di versamento pleurico, il liquido risulta essere un essudato con sedimento linfocitario a prevalenza B

DIAGNOSI NON INVASIVA

Di solito, la diagnosi necessita d'indagini invasive

DIAGNOSI INVASIVA

La diagnosi può essere posta in base all'analisi istologica-immunoistochimica di tessuto polmonare prelevato con biopsia transbronchiale o chirurgica, più raramente in base alla tipizzazione dei linfociti del BAL o del liquido pleurico

Lavaggio broncoalveolare
Il reperto del BAL può essere patognomonico laddove vi sia la dimostrazione citofluorimetrica di un aumento della popolazione B linfocitaria (> 5%) con aspetti di monoclonalità (catene k o λ); in tal caso, l'utilizzo della Polymerase Chain Reaction (PCR) consente un'analisi del riarrangiamento genico delle cellule tumorali

Betsuyaku T. Establishing diagnosis of pulmonary malignant lymphoma by gene rearrangement analysis of lymphocytes in bronchoalveolar lavage fluid. Am J Respir Crit Care Med 1994, 149: 526

⌘ OP

Organizing Pneumonia

Definizione

La Polmonite Organizzativa (OP) è un'entità nosologica che viene classificata nell'ambito delle polmoniti interstiziali idiopatiche e che si presenta clinicamente con aspetti simil-pneumonitici

 Bronchiolitis Obliterans Organizing Pneumonia (BOOP), Cryptogenic Organizing Pneumonia (COP), polmonite in organizzazione

 Il termine generico di Polmoniti Interstiziali Idiopatiche (PII o IIP) comprende malattie diverse, e in particolare la Polmonite Interstiziale Usuale (☐ UIP iniziale, ◯ UIP evoluta), la Polmonite Interstiziale Non Specifica (☐ NSIP), la Polmonite Interstiziale Desquamativa (⌘ DIP), la Polmonite Interstiziale Acuta (⌘ AIP), la Polmonite Interstiziale Linfocitaria (● LIP) e la Polmonite Interstiziale Linfocitaria (⌘ OP) criptogenetica

📖 American Thoracic Society/European Respiratory Society International Multidisciplinary Consensus Classification of the Idiopathic Interstitial Pneumonias. Am J Respir Crit Care Med 2002, 165: 277

✓ Un identico pattern istologico e radiologico (BOOP-reaction pattern) può essere presente in molteplici malattie nelle quali è espressione di una modalità peculiare di risposta del polmone a noxae diverse (Tabella "BOOP-reaction pattern", presente a fine malattia)

📖 Katzenstein AL. Katzenstein and Askin's surgical pathology of non-neoplastic lung disease. WB Saunders, 1997

DEMOGRAPHICS

Eziopatogenesi

L'eziopatogenesi della OP idiopatica è sconosciuta. S'ipotizza che la malattia sia ascrivibile a un danno dell'epitelio alveolare da causa sconosciuta, in grado di scatenare una risposta riparativa abnorme da parte dei fibroblasti

Epidemiologia

L'età media d'insorgenza varia tra i 50 e i 60 anni; i due sessi sono interessati in egual misura con una prevalenza di non fumatori (2:1). La sua incidenza sui ricoveri ospedalieri è di 6-7 per 100.000

Fattori di rischio

Sono sconosciuti fattori di rischio specifici

CLINICA

Anamnesi

Al momento della diagnosi, il 75% circa dei pazienti riferisce sintomi da meno di 3 mesi. La presentazione più frequente è quella di una polmonite acquisita in comunità, talora preceduta da una sintomatologia simil-influenzale. I sintomi più comuni sono la tosse e la dispnea da sforzo; talora c'è anche espettorazione mucosa. Frequentemente si osservano sintomi sistemici quali calo ponderale (57%), brividi, sudorazione, febbre intermittente e mialgie

Esame obiettivo

Nel 74% dei casi ci sono rantoli crepitanti, localizzati o diffusi. Non è presente ippocratismo digitale

Funzionalità respiratoria

Il riscontro più frequente è quello di un quadro disventilatorio di tipo restrittivo (da lieve a moderato) con modesta riduzione della D_LCO; solo in una piccola percentuale di pazienti (20%), in genere fumatori, coesiste un deficit ostruttivo. Più dell'80% dei soggetti colpiti, presenta lieve ipossiemia a riposo

 Il quadro clinico pone problemi di diagnosi differenziale soprattutto con la polmonite infettiva e la CEP (⌘ CEP)

📖 Nagai S. Bronchiolitis obliterans with organizing pneumonia. Curr Opin Pulm Med 1996, 2: 419

ANATOMIA PATOLOGICA

Lesioni elementari

Le alterazioni anatomopatologiche sono le seguenti:

- "Polipi" di tessuto connettivo lasso (≻) all'interno dei bronchioli terminali o respiratori (Bronchiolite Obliterativa, BO), nei dotti alveolari e negli alveoli circostanti (Polmonite in Organizzazione, OP)
- I setti interalveolari sono spesso espansi da infiltrato infiammatorio cronico linfoistiocitario e plasmacellulare più o meno intenso e talora rivestiti da pneumociti di II tipo iperplastici
- Intenso infiltrato di macrofagi schiumosi e altre modificazioni proprie della polmonite ostruttiva

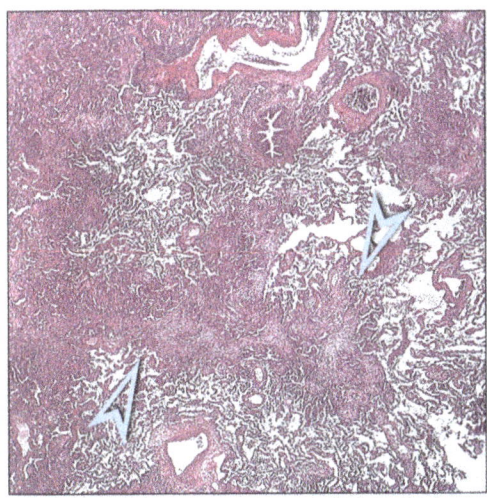 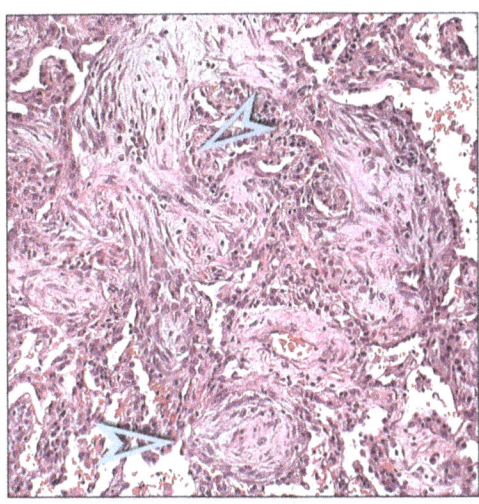

 Poiché la componente bronchiolare può mancare, si tende a sostituire oggi l'acronimo BOOP (Bronchiolitis Obliterans Organizing Pneumonia) con quello di Organizing Pneumonia (OP); BOOP, però, è entrato nell'immaginario collettivo

 Il processo è a focolai multipli temporalmente uniformi (il tessuto connettivo è ovunque giovane nella stessa fase di maturazione); l'architettura polmonare è conservata

 All'ematossilina/eosina, i "polipi" appaiono come gettoni pallidi e serpiginosi che riproducono la forma delle vie aeree in cui si formano; essi sono costituiti da fibroblasti disposti parallelamente tra loro e immersi in una matrice ricca di mucopolisaccaridi contenente elementi infiammatori

Nell'evoluzione della malattia, i "polipi" vengono ricoperti da epitelio bronchiolare o alveolare e incorporati nei setti con conseguente risoluzione della lesione

Distribuzione Bronchiolare e peribronchiolare

Diagnosi differenziali Diagnosi differenziali anatomopatologiche:

- Infezioni: flogosi ascessuale o granulomatosa, presenza di necrosi, identificazione dell'agente infettivo
- Polmonite ostruttiva: nell'infiltrato infiammatorio prevalgono macrofagi schiumosi
- DAD in organizzazione: il processo è diffuso e non a focolai multipli, la fibrosi è interstiziale con setti uniformemente espansi ed edematosi, l'infiltrato settale è più scarso e l'iperplasia dei pneumociti di II tipo più marcata; inoltre, manca la componente bronchiolare
- Granulomatosi di Wegener (variante BOOP-like): sono presenti vasculite e necrosi con infiltrato infiammatorio spesso ricco di eosinofili
- AAE: microgranulomi mal formati, infiltrato interstiziale molto intenso
- CEP: intenso infiltrato eosinofilo interstiziale ed endoalveolare
- UIP: fibrosi subpleurica con focolai fibroblastici ai bordi delle aree di fibrosi; eterogeneità temporale e rimodellamento con "honeycombing"; manca l'interessamento bronchiolare

 American Thoracic Society/European Respiratory Society International Multidisciplinary Consensus Classification of the Idiopathic Interstitial Pneumonias. Am J Respir Crit Care Med 2002, 165: 277

Colby TV. Pathologic aspects of bronchiolitis obliterans organizing pneumonia. Chest 1992, 102: 38S

Lesioni elementari

ALTA RISOLUZIONE - H R T C

Segni radiologici di base:
- Aree di addensamento parenchimale a chiazze (⇨), spesso triangolariformi (▷) o poligonali, a margini sfumati (80%)
- Aree di ground-glass a chiazze (60%) o con disposizione perilobulare (↯)
- Broncogramma aereo nel contesto di addensamenti, talvolta con bronchi lievemente dilatati

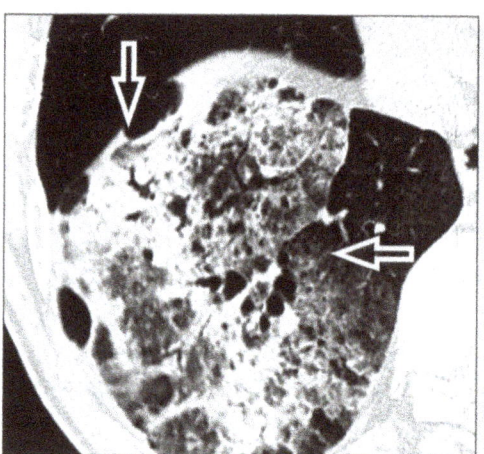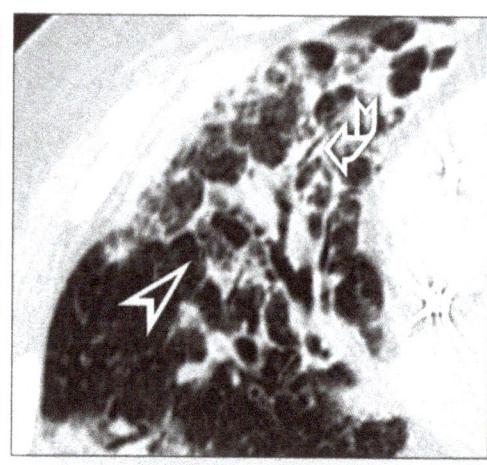

 Nei soggetti immunocompromessi, il ground-glass è il segno prevalente e si può associare a noduli di origine infiammatoria

 Johkoh T. Perilobular pulmonary opacities: high-resolution CT findings and pathologic correlation. J Thorac Imaging 1999, 14: 172

Muller NL. Bronchiolitis obliterans organizing pneumonia: CT features in 14 patients. AJR Am J Roentgenol 1990, 154: 983

Distribuzione

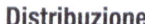 Più spesso bilaterale (ma possibile anche monolaterale), tipicamente a chiazze

Periferica subpleurica, ma anche peribronchiale

 Più spesso alle basi

 Il volume polmonare è normale

Altri segni

Altre manifestazioni radiologiche:
- Noduli centrolobulari a margini mal definiti, spesso peribronchiali (↯)(50%)
- Ispessimento delle pareti bronchiali e bronchiectasie cilindriche entro le aree addensative
- Uno o più macronoduli o masse (⇨)(● Grandi Opacità Rotondeggianti)
- Versamento pleurico di modesta entità

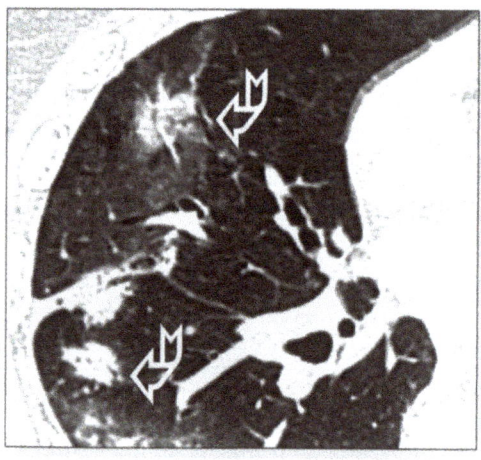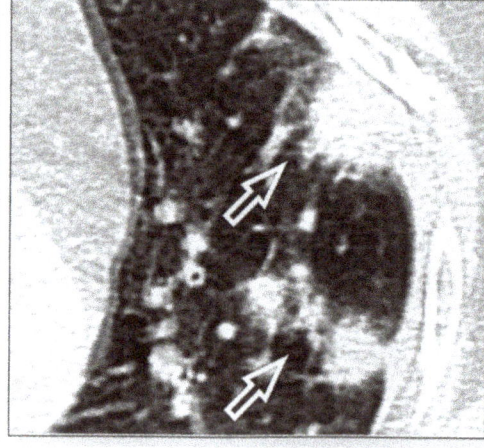

Diagnosi differenziali

Lee KS. Cryptogenic organizing pneumonia: CT findings in 43 patients. AJR Am J Roentgenol 1994, 162: 543

La diagnosi differenziale del pattern tipico (chiazze di addensamento e ground-glass) si pone con:
- Infezioni batteriche a lenta risoluzione: la storia clinica e l'involuzione delle opacità in radiogrammi successivi sono la chiave della diagnosi
- BAC: la presentazione radiologica può essere simile
- Tubercolosi: la diagnosi differenziale deve affidarsi allo studio broncologico, specie in pazienti anziani, diabetici, defedati o lievemente immunodepressi
- Sarcoidosi "alveolare": nodulazione subpleurica associata, adenopatie ilomediastiniche
- CEP: gli addensamenti prevalgono ai campi polmonari superiori e sono rigorosamente mantellari

La diagnosi differenziale delle forme dell'immunocompromesso (ground-glass e noduli) va invece posta con:
- Infezioni opportunistiche: la diagnosi differenziale è bioptica

Arakawa H. Bronchiolitis obliterans with organizing pneumonia versus chronic eosinophilic pneumonia: high-resolution CT findings in 81 patients. AJR Am J Roentgenol 2001, 176: 1053

Johkoh T. Idiopathic interstitial pneumonias: diagnostic accuracy of thin-section CT in 129 patients. Radiology 1999, 211: 555

EVOLUZIONE e COMPLICANZE

Malattie concomitanti

Si tratta delle diverse patologie nel cui decorso il paziente può sviluppare un pattern BOOP-like (vedi Tabella "BOOP-reaction pattern", presente a fine malattia)

Evoluzione clinica

In 2/3 dei soggetti trattati con terapia cortisonica, si osserva una remissione completa della malattia: la maggior parte migliora nell'arco di alcune settimane o pochi mesi e qualcuno ha una risposta drammatica con miglioramento addirittura nel giro di 1 o 2 settimane. Pochi pazienti, però, migliorano spontaneamente e tra quelli trattati circa la metà manifesta almeno una ricaduta alla riduzione o alla sospensione del trattamento

In 1/3 dei casi si osserva una malattia persistente che però porta raramente all'insufficienza respiratoria o a morte; all'opposto, si possono incontrare rare forme iperacute, capaci di portare velocemente a morte (BOOP accelerata)

Evoluzione radiologica

Le opacità possono risolversi spontaneamente e poi riformarsi altrove, spesso più cranialmente, magari nel polmone controlaterale (opacità migranti). In assenza di trattamento, è possibile l'evoluzione verso un danno permanente con fibrosi e bronchiectasie

LABORATORIO

Si riscontra frequentemente un aumento della VES, spesso superiore ai 100 mm alla prima ora (70-80%) e della PCR. Nel 50% dei casi c'è leucocitosi. Autoanticorpi sono in genere assenti o presenti a basso titolo

DIAGNOSI NON INVASIVA

Non è possibile porre una diagnosi di certezza sulla base del solo quadro clinico; gli aspetti HRTC, però, consentono d'includere la diagnosi corretta tra le prime 3 nel 50% dei casi e, nell'adatto contesto clinico, fanno fare diagnosi nell'80% dei casi

Si pensi alla BOOP nel caso di un paziente con addensamenti parenchimali etichettati come polmonite ma che non si risolvono o migrano dopo terapia antibiotica

DIAGNOSI INVASIVA

In presenza di un quadro clinico-radiologico tipico di OP, la conferma istologica può avvenire anche solo con biopsia transbronchiale; il reperto del BAL può supportare ulteriormente la diagnosi. La diagnosi di OP idiopatica è comunque sempre una diagnosi di esclusione, dopo avere eliminato altre patologie responsabili di BOOP-reaction patten

Nel caso si decida di procedere ad accertamenti bioptici, occorre eseguire un accertamento radiologico nell'immediatezza della manovra, in quanto gli addensamenti possono migrare anche rapidamente da una zona all'altra del polmone

Lavaggio broncoalveolare

Il BAL è caratterizzato da un aumento della cellularità totale, con riduzione percentuale dei macrofagi e aumento dei linfociti (> 40%), dei neutrofili e degli eosinofili (pattern misto). Il rapporto CD4/CD8 è ridotto. Sono presenti tipicamente macrofagi schiumosi e si rileva un aumento dei mastociti e delle plasmacellule

 Il riscontro di un pattern misto (aumento dei linfociti CD8+, neutrofili e talora eosinofili) non è un reperto specifico di OP: lo si può infatti osservare anche in corso di AAE (⌘ AAE acuta), NSIP (☐ NSIP) e polmonite da farmaci (☐ Farmaci)

 Costabel U. Bronchiolitis obliterans organizing pneumonia (BOOP): the cytological and immunocytological profile of bronchoalveolar lavage. Eur Respir J 1992, 5: 791

Pesci A. Mast cells in bronchiolitis obliterans organizing pneumonia. Mast cell hyperplasia and evidence for extracellular release of tryptase. Chest 1996, 110: 383

TABELLA DI APPROFONDIMENTO

Nella pagina a seguire vengono presentate tabella di approfondimento:
- BOOP-reaction pattern

BOOP-REACTION PATTERN

Il pattern istologico e radiologico chiamato "BOOP-reaction pattern" è espressione di una modalità peculiare di risposta aspecifica del polmone a noxae diverse; conseguentemente, lo si trova in molteplici malattie nelle quali si esprime con variabile entità e importanza

BOOP come malattia:	• Artrite reumatoide • Tossici respiratori • Droghe e farmaci • Altre connettiviti • Infezioni, sia virali che batteriche • Radioterapia
BOOP come reazione associata in concomitanza di:	• Neoplasie • Granulomi infettivi • Vasculiti • Infarto polmonare
BOOP come elemento minore d'accompagnamento a:	• AAE • NSIP • Istiocitosi X • Trapianto di midollo allogenico • Trapianto polmonare

Proteinosi Alveolare

Definizione

La Proteinosi Alveolare (PA) è una malattia cronica da causa sconosciuta, caratterizzata dall'accumulo di materiale amorfo lipoproteinaceo PAS-positivo negli alveoli

Lipoproteinosi alveolare, fosfolipidosi alveolare

DEMOGRAPHICS

Eziopatogenesi

L'eziologia della malattia è sconosciuta; aspetti istopatologici simili sono stati però segnalati in corso di silicosi acuta, di esposizione a polveri contenenti alluminio, titanio o silicone, d'infezione da Pneumocystis carinii, di neoplasie ematologiche e di malattie immunologiche. La patogenesi della malattia è legata a un'alterata produzione o degradazione del surfactant, dovuta a un'alterata funzione macrofagica e/o a una diminuita presenza o inibizione della citochina GM-CSF (Granulocyte-Macrophage Colony Stimulating Factor)

Epidemiologia

La malattia è rara e la sua vera incidenza è sconosciuta. Colpisce prevalentemente soggetti tra i 20 e 50 anni, con prevalenza del sesso maschile (2:1), senza predilezione razziale o geografica

Fattori di rischio

Esposizione a polveri minerali e fumo di sigaretta

CLINICA

Anamnesi

Circa un terzo dei pazienti è asintomatico. All'esordio, i sintomi principali sono dispnea da sforzo progressiva, mentre meno comuni sono tosse produttiva con espettorato gelatinoso, febbricola, affaticamento, emoftoe, dolore toracico e calo ponderale

Esame obiettivo

L'obiettività polmonare è spesso normale, mentre in circa il 50% dei pazienti si possono auscultare rantoli crepitanti. Più raramente si possono osservare ippocratismo digitale, cianosi ed epatosplenomegalia

Funzionalità respiratoria

L'alterazione funzionale più frequente è una sindrome restrittiva associata a riduzione della D_LCO. L'ipossiemia a riposo è presente solo in un terzo dei pazienti, mentre la desaturazione sotto sforzo in più del 50%

Shah PL. Pulmonary alveolar proteinosis: clinical aspects and current concepts on pathogenesis. Thorax 2000, 55: 67

ANATOMIA PATOLOGICA

Lesioni elementari

Le alterazioni anatomopatologiche sono caratterizzate da:

- Spazi aerei ripieni di materiale granulare eosinofilo (▷) PAS-positivo, comprendente cristalli aghiformi di materiale colesterinico, globuli eosinofili (⇒), sparsi macrofagi schiumosi e detriti cellulari
- Minimo coinvolgimento interstiziale sotto forma di lieve ispessimento dei setti

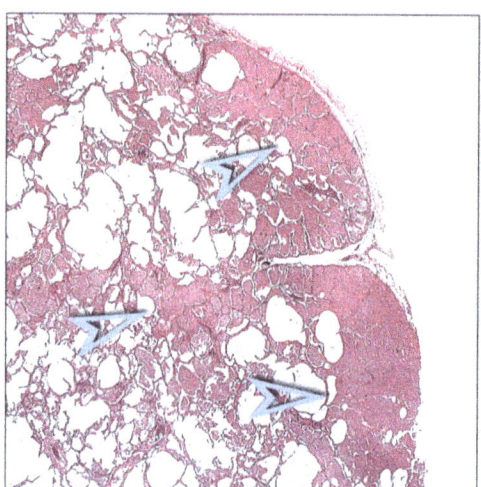
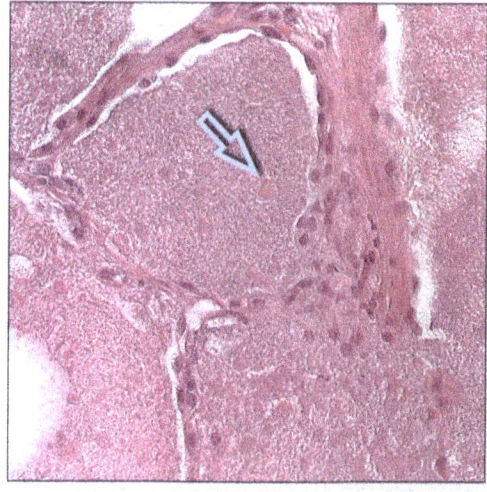

Distribuzione

Diffusa negli spazi alveolari, talora estesa ai bronchioli e ai dotti alveolari

Le lesioni sono più abbondanti alla periferia del polmone e in sede subpleurica, ma possono interessare anche gli spazi aerei peribronchiali per cui la diagnosi è spesso possibile su biopsia transbronchiale

Nella proteinosi alveolare secondaria a infezione e in quella di vecchia data, l'interstizio mostra alterazioni già accentuate rappresentate, rispettivamente, da infiltrato infiammatorio cospicuo o fibrosi dei setti

Diagnosi differenziali

Diagnosi differenziali anatomopatologiche:
- Edema polmonare: il materiale non è granulare; l'edema non è PAS positivo; mancano i macrofagi e i cristalli colesterinici
- Infezioni: nella PCP, presenza dell'agente infettivo
- DAD: nella fase essudativa, presenza di fibrina sotto forma di membrane ialine e iperplasia dei pneumociti di II tipo; nella fase proliferativa, focolai di organizzazione fibroblastica endoalveolare

Seymour JF. Pulmonary alveolar proteinosis: progress in the first 44 years. Am J Respir Crit Care Med 2002, 166: 215

ALTA RISOLUZIONE - H R T C

Lesioni elementari

Segni radiologici di base:
- Ground-glass (▷)
- Chiazze di ground-glass associate a ispessimento settale liscio (⇘)(crazy paving)

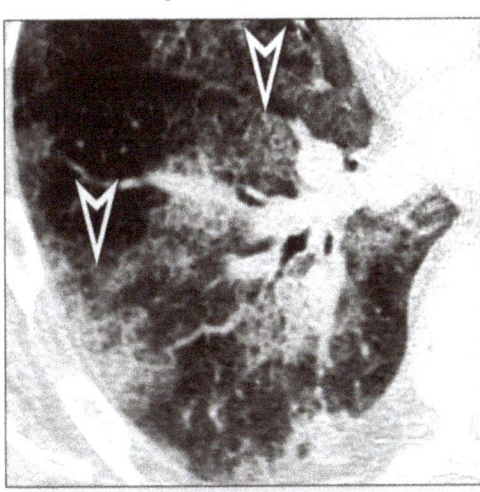
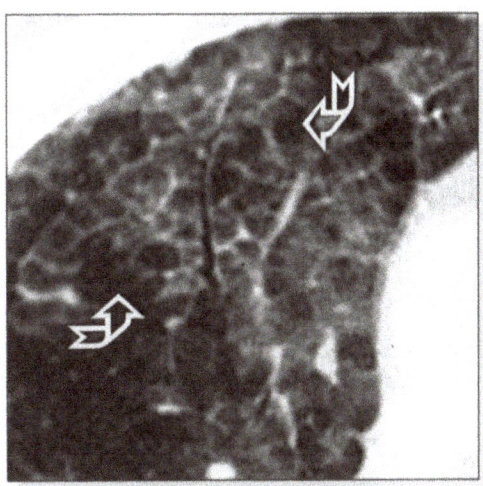

L'ispessimento reticolare dei setti si osserva esclusivamente nelle aree di ground-glass

Holbert JM. CT features of pulmonary alveolar proteinosis. AJR Am J Roentgenol 2001, 176: 1287

Murch CR. Computed tomography appearances of pulmonary alveolar proteinosis. Clin Radiol 1989, 40: 240

Distribuzione

Bilaterale, a chiazze e a margini netti nei confronti d'interi lobuli o gruppi di lobuli del tutto normali

Variabile, senza nette predilezioni

Variabile

Il volume polmonare è normale

Lee KN. Pulmonary alveolar proteinosis: high-resolution CT, chest radiographic, and functional correlations. Chest 1997, 111: 989

Wang BM. Diagnosing pulmonary alveolar proteinosis. A review and an update. Chest 1997, 111: 460

Altri segni

Altre caratteristiche radiologiche:

- Aree di addensamento parenchimale diffuse (✋) o focali (⇒)

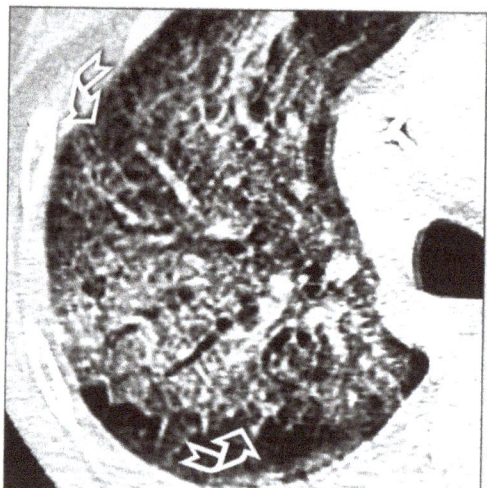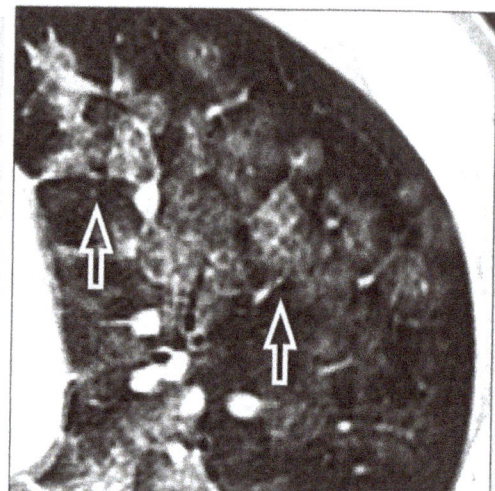

 Gli addensamenti parenchimali possono essere riconducibili sia alla malattia di base che a infezioni opportunistiche sovrapposte; quest'ultima evenienza è sospettabile se l'addensamento è focale

 Godwin JD. Pulmonary alveolar proteinosis: CT findings. Radiology 1988, 169: 609

Diagnosi differenziali

La diagnosi differenziale comprende altre malattie addensative croniche che presentano crazy paving:

- BAC: il crazy paving non è dominante, coesistono noduli sfumati, la distribuzione delle lesioni è asimmetrica, spesso periferica e basale; possibili versamento pleurico e adenopatie
- Polmonite batterica a lenta risoluzione: prevalgono addensamenti franchi; crazy paving raro
- Polmonite lipoidea: densità negativa in TC
- CEP: distribuzione periferica alle regioni medie e superiori; crazy paving non sempre presente e poco esteso; possibile associazione di opacità nodulari a margini sfumati ed adenopatie mediastiniche

 Johkoh T. Crazy-paving appearance at thin-section CT: spectrum of disease and pathologic findings. Radiology 1999, 211: 155

Zompatori M. Crazy paving. Radiol Med 1999, 98: 432

EVOLUZIONE e COMPLICANZE

Malattie concomitanti

Neoplasie ematologiche nell'8% dei casi (leucemia mieloblastica acuta, leucemia mielocitica cronica, paraproteinemia). Una proteinosi alveolare secondaria è stata descritta anche in corso di AIDS, dermatomiosite e tubercolosi polmonare

Evoluzione clinica

La malattia risulta fatale se non viene trattata in circa un terzo dei pazienti, a causa dell'insufficienza respiratoria o di sovrainfezioni polmonari. La risoluzione spontanea può avvenire nel 20-30% dei casi. Rara l'evoluzione in fibrosi. Nel 15% dei casi, il decorso può complicarsi con infezioni opportunistiche (Nocardia, Aspergillus, Cryptococcus, Histoplasma, Mucor, Mycobacterium, Pneumocystis, Cytomegalovirus)

Evoluzione radiologica

Nei casi trattati con ripetuti broncolavaggi, i controlli radiologici dimostrano regressione o miglioramento delle opacità che possono tuttavia recidivare. Rara l'evoluzione fibrotica. Immediatamente dopo il broncolavaggio, le opacità alveolari transitorie possono essere una conseguenza dello stesso

 Clague HW. Pulmonary interstitial fibrosis associated with alveolar proteinosis. Thorax 1983, 38: 865

LABORATORIO

Tipicamente, vi è un aumento dell'LDH serico e, meno frequentemente, policitemia e ipergammaglobulinemia. Nel siero vi sono inoltre livelli aumentati delle proteine A e D del surfactant (SP-A e SP-D)

L'aumento delle SP-A e SP-D non è specifico in quanto si osservano livelli sierici aumentati anche nella fibrosi polmonare idiopatica

DIAGNOSI NON INVASIVA

Il sospetto diagnostico può essere posto in base al quadro clinico-radiologico e in particolare in presenza di aree estese di crazy paving. Nei pazienti con espettorato, la diagnosi può essere confermata in base al riscontro nello sputo di macrofagi PAS-positivi e corpi lamellari. Più spesso, si ricorre a indagine broncoscopica con BAL e biopsia transbronchiale. Recentemente è stata segnalata la possibilità di porre diagnosi di proteinosi alveolare idiopatica nei soggetti che presentano nel siero anticorpi contro il GM-CSF

Kitamura T. Serological diagnosis of idiopathic pulmonary alveolar proteinosis. Am J Respir Crit Care Med 2000, 162: 658

DIAGNOSI INVASIVA

La necessità di ricorrere a biopsia polmonare chirurgica è rara

Lavaggio broncoalveolare

Il liquido del BAL si presenta fortemente opaco o lattescente. La cellularità totale è ridotta e sono presenti grossi corpi acellulari eosinofilici in un background di materiale amorfo granulare eosinofilico. Il materiale proteinaceo è tipicamente positivo alla colorazione PAS e negativo a quella Alcian blue. I macrofagi presenti sono ingolfati da materiale PAS-positivo. Sono presenti livelli elevati di SP-A. Infine, l'esame in microscopia elettronica rivela la presenza di strutture lamellari concentriche (corpi lamellari). Tali caratteristiche risultano diagnostiche

Milleron BJ. Bronchoalveolar lavage cell data in alveolar proteinosis. Am Rev Respir Dis 1991, 144: 1330

Pneumocystis Carinii Pneumonia

Definizione

La polmonite da Pneumocystis carinii è un'infezione polmonare clinicamente significativa solo nei soggetti immunodepressi

Polmonite da Pneumocystis Carinii (PCP), pneumocistosi

DEMOGRAPHICS

Eziopatogenesi

La modalità di trasmissione del germe responsabile non è conosciuta: secondo alcuni Autori, si tratterebbe di un'infezione esogena contratta per inalazione; secondo altri la malattia sarebbe ascrivibile a una riattivazione di un'infezione latente contratta nell'infanzia

Lo stato d'immunodepressione del paziente è sicuramente un fattore favorente, e in particolare lo sono il deficit dei linfociti T CD4+ (una conta dei CD4+ circolanti al di sotto di 200/mm^3), il deficit di attività battericida dei macrofagi alveolari e dei neutrofili

Epidemiologia

Il 15% dei pazienti HIV+ in profilassi e il 45% di quelli non in profilassi sviluppa una PCP; questi ultimi ne sviluppano anche più di un episodio durante il decorso di malattia

Fattori di rischio

Stati di immunodeficienza: HIV+, trapiantati, neoplasie del sistema linfatico, vasculiti in trattamento

CLINICA

Anamnesi

La PCP ha in genere un esordio subdolo; in soggetti affetti da AIDS conclamato può manifestarsi invece acutamente con febbre ed ipossiemia. Il sintomo più comune è la dispnea (95%), spesso associata a tosse secca (90%). Sintomi meno frequenti sono brividi, malessere, calo ponderale e dolore toracico. Il 25% dei pazienti presenta espettorazione; raramente si osserva emoftoe. Il 7% circa dei soggetti è asintomatico

Esame obiettivo

I pazienti si presentano piretici (84%) e tachipnoici (62%). Il reperto auscultatorio più frequente è caratterizzato da rantoli crepitanti disomogeneamente distribuiti su tutto l'ambito polmonare. Talora si rilevano ronchi e sibili. L'esame obiettivo del torace può essere normale (50% dei casi). Possono essere presenti splenomegalia e lesioni cutanee. Raramente si osserva ippocratismo digitale

Funzionalità respiratoria

La maggioranza dei pazienti ha una ridotta D_LCO (< 70% del valore predetto) con aumento del gradiente alveolo-arterioso per l'ossigeno. La normalità di questi due parametri ha un forte potere predittivo negativo per infezione da Pneumocystis carinii

Santamauro JT. Pneumocystis carinii pneumonia. Med Clin North Am 1997, 81: 299

ANATOMIA PATOLOGICA

Le alterazioni anatomopatologiche sono caratterizzate da:

Lesioni elementari

- Colonie di Pneumocystis carinii che appaiono sotto forma di ammassi eosinofili endoalveolari di aspetto schiumoso perché costituiti da microcisti delle dimensioni all'incirca di un globulo rosso (⇨); al loro interno è presente un piccolo punto grigio-bluastro centrale, mal apprezzabile in ematossilina/eosina, ma ben evidenziabile con colorazioni argentiche (Silver metenamina). Le pareti delle microcisti sono PAS-positive
- Nell'interstizio si osservano di solito scarsi elementi infiammatori associati a iperplasia dei pneumociti di II tipo

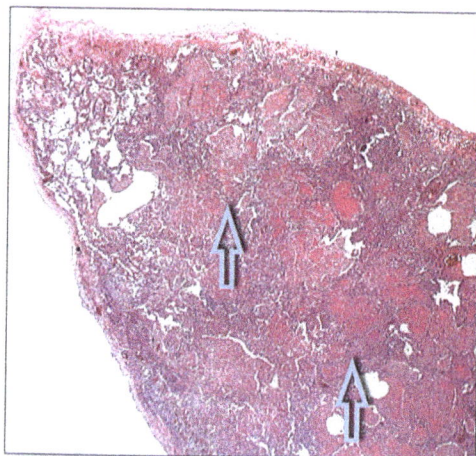
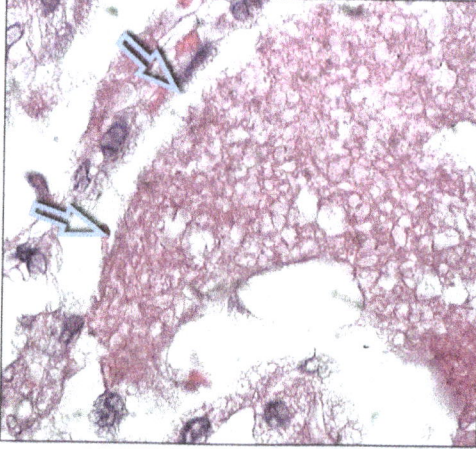

Altre possibili presentazioni sono: 1. DAD con membrane ialine; 2. polmonite interstiziale non specifica cellulata, granulomatosa o desquamativa; 3. emorragia endoalveolare; 4. fibrosi e microcalcificazioni; 5. quadri simil-proteinosi alveolare. Si possono addirittura trovare colonie di Pneumocystis nel contesto di un polmone normale

Distribuzione
Endoalveolare

Diagnosi differenziali
Diagnosi differenziali anatomopatologiche:

- Fibrina o edema endoalveolare: materiale endoalveolare non schiumoso, negativo al PAS e alle colorazioni argentiche
- Proteinosi alveolare: materiale endoalveolare non schiumoso che non si colora con colorazioni argentiche. Il PAS può essere positivo, ma non colora selettivamente le pareti delle microcisti

Travis WD. Atypical pathologic manifestations of Pneumocystis carinii pneumonia in the acquired immune deficiency syndrome. Review of 123 lung biopsies from 76 patients with emphasis on cysts, vascular invasion, vasculitis, and granulomas. Am J Surg Pathol 1990, 14: 615

ALTA RISOLUZIONE - H R T C

Lesioni elementari
Segni radiologici di base:

- Aree più o meno estese di ground-glass (✪)
- Addensamenti parenchimali associati

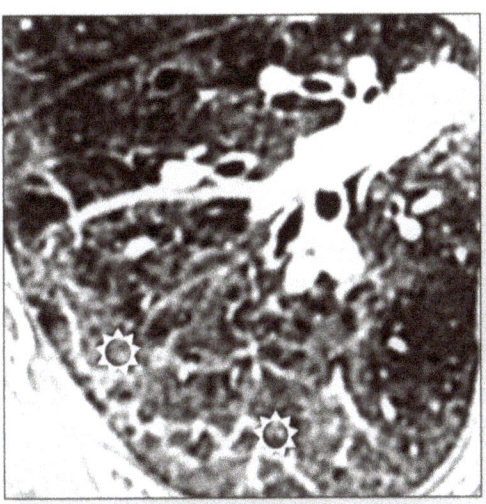
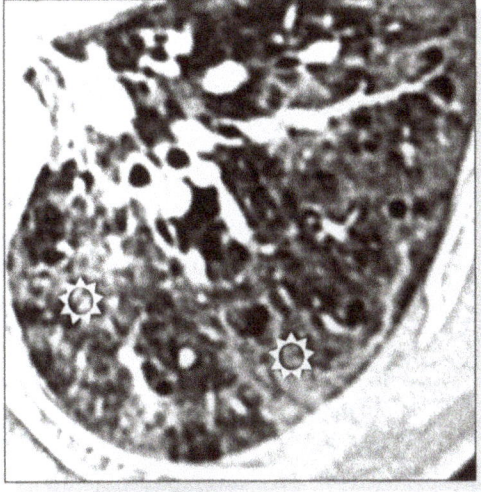

Kuhlman JE. Pneumocystis carinii pneumonia: spectrum of parenchymal CT findings. Radiology 1990, 175: 711

Distribuzione

Bilaterale e simmetrica, diffusa o a chiazze

Spesso centrale parailare

Regioni polmonari e medio-superiori

Le lesioni tendono a localizzarsi preferenzialmente ai lobi superiori nei soggetti sottoposti ad aerosol di pentamidina

Il volume polmonare è normale o moderatamente ridotto nelle forme estese

Altri segni

Altre caratteristiche radiologiche:

- Cisti (✤) inscritte nelle aree di ground-glass (35% dei casi)
- Opacità reticolari (✪) da ispessimento settale interlobulare, liscio, eventualmente anche associate al ground-glass con risultante crazy paving
- Noduli: piccoli e sfumati, diffusi o parailari (da reazione granulomatosa); più raramente grandi sino a vere e proprie masse (pneumocistomi)
- Adenopatie mediastiniche o ilari
- Versamento pleurico (5% circa dei casi)
- Talvolta, segni di bronchiolite infettiva con opacità tree-in-bud, ispessimento delle pareti bronchiali, bronchiectasie

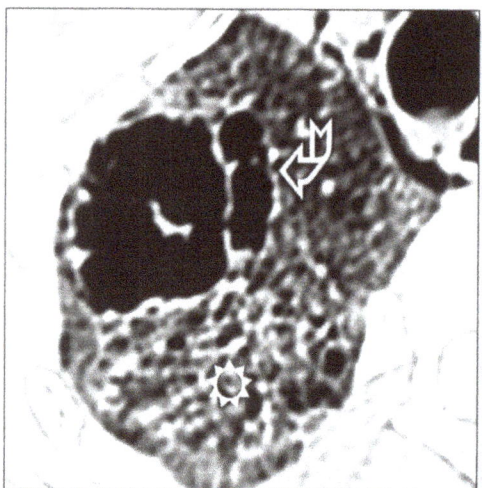
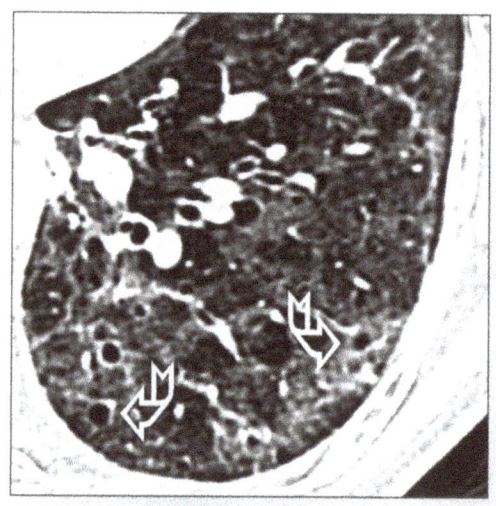

Le cisti, spesso disposte a grappolo nei lobi superiori, presentano pareti spesse e morfologia bizzarra; talora sono settate e possono raggiungere anche grandi dimensioni

Un pattern reticolare associato al ground-glass è spesso presente in fase subacuta di malattia; esso è conseguente all'organizzazione interstiziale di pregresso essudato endoalveolare

Moskovic E. High resolution computed tomography of Pneumocystis carinii pneumonia in AIDS. Clin Radiol 1990, 42: 239

Diagnosi differenziali

Le diagnosi differenziali comprendono altre malattie con pattern alveolare acuto:

- Infezioni virali: possono essere radiologicamente simili; non coesistono cisti
- Vasculite emorragica: la distribuzione longitudinale è variabile; nel Wegener possono coesistere grandi opacità rotondeggianti cavitate
- EPA alveolare: distribuzione prevalentemente basale, cardiomegalia e versamento pleurico frequenti

EVOLUZIONE e COMPLICANZE

Malattie concomitanti

Infezioni in altri organi, in particolare da Cytomegalovirus, o malattie neoplastiche (sarcoma di Kaposi, linfomi). Pneumotorace da rottura di cisti nel cavo pleurico nel 5-10% dei casi

La comparsa di dispnea grave in un paziente affetto da PCP deve far sospettare l'insorgenza di un pneumotorace

Feurestein IM. Thin-walled cavities, cysts, and pneumothorax in Pneumocystis carinii pneumonia: further observations with histopathologic correlation. Radiology 1990, 174: 697

Evoluzione clinica La PCP è un'infezione grave che può essere fatale se trascurata; viceversa, se trattata tempestivamente, ha prognosi favorevole (50-95% di sopravvivenza). Nel 50-75% dei pazienti affetti da AIDS, si verificano ricadute se non è stata instaurata una chemioprofilassi adeguata

Evoluzione radiologica Se la terapia è efficace, gli aspetti addensativi possono regredire anche completamente; solo in alcuni casi residuano segni di fibrosi lieve sotto forma di strie retraenti. Le cisti possono persistere per settimane o mesi anche dopo la risoluzione della polmonite; in questa fase presentano pareti sottili

Nei casi non responsivi alla terapia, il quadro addensativo può evolvere in un pattern clinico-radiologico di ARDS (⌘ ARDS)

 Chow C. Lung cysts associated with Pneumocystis carinii pneumonia: radiographic characteristics, natural history, and complications. AJR Am J Roentgenol 1993, 161: 527

LABORATORIO

Nella maggior parte dei pazienti, è presente modesta leucocitosi con linfopenia; nel 50% dei casi c'è una riduzione del rapporto CD4/CD8 (spesso, la conta assoluta delle T cellule CD4+ è < 200/mm^3). Frequentemente si rilevano elevati livelli sierici di lattico-deidrogenasi (LDH)(90%). Anche i livelli sierici di enzima convertitore dell'angiotensina (ACE) sono aumentati

 Il riscontro di elevati livelli di LDH è un fattore prognostico negativo

Secondo alcuni Autori, la LDH sarebbe più un marker di estensione della polmonite che un indicatore di infezione da PCP

DIAGNOSI NON INVASIVA

Gli aspetti clinico-radiologici sono spesso fortemente evocativi, tuttavia va sempre ricercata la presenza di Pneumocystis carinii nelle secrezioni respiratorie (in primis nell'escreato indotto)

La sensibilità dell'HRTC è vicina al 100% e la specificità supera l'80%, con buon accordo interosservatore

 Il valore predittivo negativo dell'HRTC è così elevato che un esame negativo consente di escludere la PCP dalle possibilità diagnostiche. L'HRTC ha sostituito l'esame scintigrafico con radioGallio

DIAGNOSI INVASIVA

Considerata l'elevata resa diagnostica dell'espettorato indotto e del BAL, solo raramente è necessaria la conferma istologica che si ottiene per lo più con biopsia transbronchiale. A questo riguardo, va sempre tenuto presente l'elevato rischio di sanguinamento dopo biopsia dei pazienti HIV+, perché tipicamente piastrinopenici

Lavaggio broncoalveolare Reperto caratteristico del BAL è il riscontro di essudato "schiumoso": l'effetto schiumoso è ascrivibile alla presenza di cisti vuote all'interno delle secrezioni patologiche. Frammisti alle cisti o al loro interno, si osservano degli sporozoiti

 Il BAL ha una resa diagnostica del 97-100% nei pazienti HIV+, minore in quelli in profilassi con pentamidina (62%)

Secondo alcuni Autori, livelli aumentati di interleuchina-8 o di cisti nel sedimento del BAL, sono fattori prognostici negativi

 Golden JA. Bronchoalveolar lavage as the exclusive diagnostic modality for Pneumocystis carinii pneumonia. A prospective study among patients with acquired immunodeficiency syndrome. Chest 1986, 90: 18

Granulomatosi di Wegener

Definizione

Le vasculiti sono patologie caratterizzate da un processo infiammatorio della parete vasale. Le forme con interessamento polmonare più frequente sono la granulomatosi di Wegener, l'angioite granulomatosa allergica di Churg-Strauss e la poliangite microscopica

In questo capitolo tratteremo la granulomatosi di Wegener quale prototipo di queste malattie, e in particolare la sua manifestazione diffusa sotto forma di alveolite emorragica (Tabella: "Malattie vasculitiche associate ad alveolite emorragica", presente a fine malattia)

Travis WD. A clinicopathologic study of 34 cases of diffuse pulmonary hemorrhage with lung biopsy confirmation. Am J Surg Pathol 1990, 14: 1112

Travis WD. Vasculitis of the lung. Pathology 1996, 4: 23

Le manifestazioni anatomo-radiologiche polmonari del Wegener non si limitano all'emorragia diffusa; ma soprattutto grandi noduli o masse (● Grandi Opacità Rotondeggianti: Granulomatosi di Wegener)

DEMOGRAPHICS

Eziopatogenesi

L'eziopatogenesi della granulomatosi di Wegener è sconosciuta. Si è ipotizzato un ruolo di vari agenti eziologici ed eventi patogenetici fra cui predisposizione genetica, agenti infettivi, anticorpi (in particolare c-ANCA), deposizione d'immunocomplessi e coinvolgimento dell'immunità cellulomediata. Probabilmente, l'eziopatogenesi è multifattoriale

Epidemiologia

La prevalenza è di circa 1.5–3 casi per 100.000; sono colpiti preferenzialmente gli adulti tra i 30 e i 50 anni, senza predilezione di sesso. L'alveolite emorragica si manifesta nel 5% circa dei casi

Fattori di rischio

Mesi primaverili, gravidanza, esposizione alla silice, sindrome allergica (cutanea, da farmaci, reazione a punture di insetti). L'età avanzata e l'interessamento renale all'esordio, sono fattori prognostici negativi

CLINICA

Anamnesi

L'esordio della malattia è in genere acuto con dispnea, tosse ed emoftoe (che però può essere assente addirittura in 1/3 dei pazienti con emorragia polmonare). Possono essere presenti sintomi secondari all'interessamento delle prime vie aeree (50-75% dei casi) e altri ascrivibili al coinvolgimento di organi diversi (rene nel 75-85%, polinevrite nel 20-35% dei casi, occhio nel 10-15%, cute nel 10-15%, muscoli e articolazioni nel 30%)

Esame obiettivo

In caso di alveolite emorragica, l'obiettività polmonare è caratterizzata da rantoli crepitanti o segni di addensamento parenchimale. Quando presenti, sono apprezzabili i segni dell'interessamento cutaneo, oculare, del sistema nervoso periferico o delle prime vie aeree

Funzionalità respiratoria

L'alveolite emorragica è responsabile di un aumento della D_LCO per l'abbondanza di emoglobina negli spazi aerei

Il monitoraggio della D_LCO può evidenziare una ripresa di malattia nei casi già diagnosticati

L'emorragia alveolare diffusa in Wegener va differenziata dalle altre vasculiti con capillarite (Tabella: "Malattie vasculitiche associate ad alveolite emorragica", presente a fine malattia) e da altre condizioni responsabili di sanguinamento polmonare diffuso quali il danno polmonare da farmaci (penicillamina, nitrofurantoina, propiltiouracile, etc.) (⌘ Farmaci) o da inalazione di sostanze tossiche (anidride trimellitica, cocaina, paraquat, pesticidi, isocianati)

Imoto EM. Pulmonary capillaritis and hemorrhage. A clue to the diagnosis of systemic necrotizing vasculitis. Chest 1989, 96: 927

Langford CA. Wegener's granulomatosis. Thorax 1999, 54: 629

ANATOMIA PATOLOGICA

Lesioni elementari

L'emorragia alveolare in corso di Wegener si presenta come:

- Accumulo endo-alveolare di globuli rossi e macrofagi carichi di emosiderina (↶). Si può associare capillarite che consiste in un intenso infiltrato granulocitario neutrofilo distribuito attorno ai capillari dei setti alveolari (▷). All'emorragia si associano spesso focolai di polmonite in organizzazione (OP)
- Nell'emorragia cronica, si osserva anche un ispessimento fibroso dei setti e si riconoscono macrofagi settali ed endoalveolari carichi di emosiderina

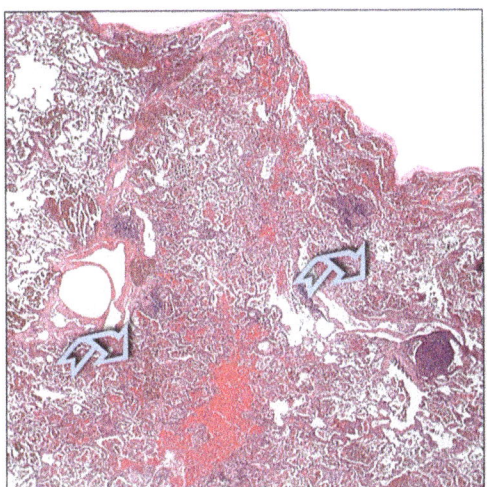
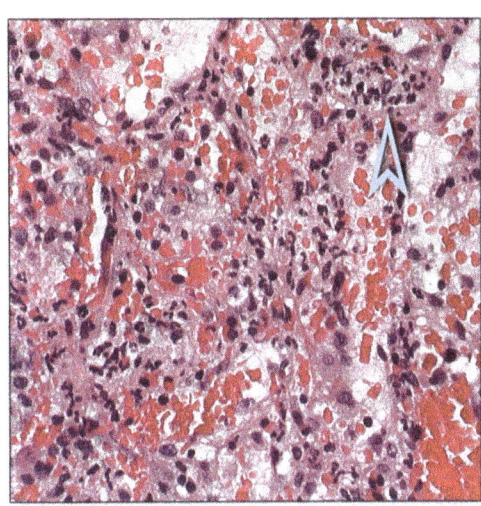

 La capillarite è un fenomeno spesso focale e transitorio: la sua presenza può quindi dipendere dal momento in cui si effettua la biopsia

 Nell'interstizio vanno ricercate le lesioni tipiche del Wegener: si distinguono lesioni principali e secondarie

Le lesioni principali sono la necrosi, la vasculite e la flogosi granulomatosa. La necrosi può presentarsi sia sotto forma di microascessi neutrofili sia come ampie zone a carta geografica, basofila ("blu") per il prevalere dei granulociti neutrofili. La vasculite colpisce vasi arteriosi, venosi e capillari; la lesione è spesso focale e ogni tipo di cellula infiammatoria può essere implicata. La flogosi granulomatosa può essere rappresentata sia da cellule giganti, sparse o in piccoli gruppi, che da macrofagi disposti a palizzata attorno ai focolai di necrosi

Le lesioni secondarie, bronchiali e parenchimali, sono l'emorragia alveolare, l'OP, l'iperplasia linfoide, la polmonite lipidica endogena, la bronchiolite acuta e cronica e follicolare, l'eosinofilia tissutale e altre ancora; occasionalmente, esse dominano il quadro morfologico

Distribuzione

Endoalveolare diffusa

 Un fenomeno di frequente osservazione in corso di emorragia cronica, è la cosiddetta "pneumoconiosi endogena" che consiste nella deposizione di emosiderina nella parete dei vasi con frammentazione della lamina elastica e conseguente reazione granulomatosa gigantocellulare (da non confondere con la flogosi granulomatosa del Wegener)

Diagnosi differenziali

Diagnosi differenziali anatomopatologiche:
- Emorragia traumatica (legata alla biopsia): è la causa più comune di sangue endoalveolare. Mancano però l'emosiderina e l'eritrofagocitosi nei macrofagi e non c'è fibrina frammista ai globuli rossi. Non si osserva capillarite
- Marginazione di neutrofili: i neutrofili all'interno dei capillari possono addossarsi alle pareti vasali e simulare la capillarite
- Poliangite Microscopica (MPA): non si osservano granulomi
- Sindrome di Churg-Strauss (CSS): prominente infiltrato eosinofilo (necrosi "rossa")
- Emosiderosi polmonare idiopatica: la capillarite è infrequente; indispensabili i dati clinico-radiologici
- Altre sindromi emorragiche polmonari (emorragia polmonare diffusa da anticorpi anti-membrana basale, LES, glomerulonefrite idiopatica, farmaci, porpora di Henoch-Schöenlein, malattia da IgA, crioglobulinemia, sindrome polmonare-renale): dati clinico-sierologici, immunofluorescenza, microscopia elettronica; mancano le lesioni caratteristiche del Wegener
- DAD emorragico (da crack, cocaina): presenza di membrane ialine in fase acuta; iperplasia marcata dei pneumociti di II tipo
- Polmonite infettiva emorragica: i granulociti neutrofili sono prevalentemente endoalveolari e peri-bronchiolari
- DIP e RB-ILD, polmone da fumo: i macrofagi contengono pigmento in granuli finemente dispersi, negativi o debolmente positivi al ferro, mentre nelle emorragie croniche i granuli sono grossolani e intensamente positivi al ferro

Travis WD. A clinicopathologic study of 34 cases of diffuse pulmonary hemorrhage with lung biopsy confirmation. Am J Surg Pathol 1990, 14: 1112

ALTA RISOLUZIONE - HRTC

Lesioni elementari

Segni radiologici di base:
- Aree di ground-glass (⇧)
- Addensamenti parenchimali multipli (▷)

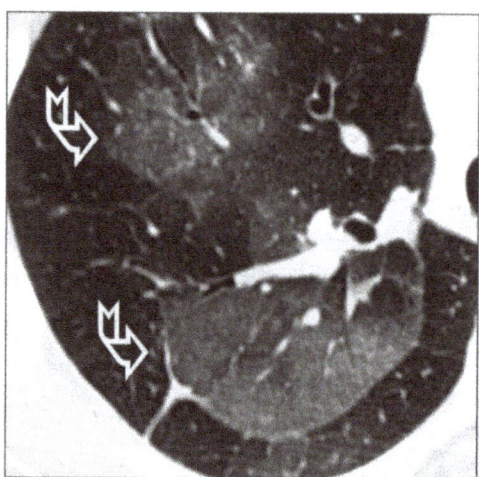
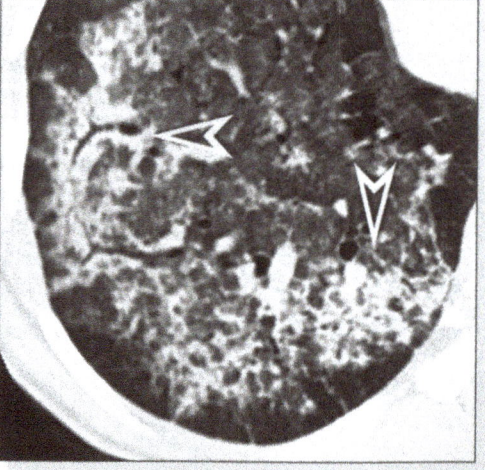

Gli addensamenti possono esprimere aree di emorragia alveolare, ma anche edema oppure infezioni sovrapposte (favorite dalla immunodepressione farmacologica). Talora si osservano vere e proprie opacità infartuali periferiche di morfologia cuneiforme, connesse ai vasi polmonari

Hansell DM. Small-vessel diseases of the lung: CT-pathologic correlates. Radiology 2002, 225: 639

Primack SL. Diffuse pulmonary hemorrhage: clinical, pathologic, and imaging features. AJR Am J Roentgenol 1995, 164: 295

Distribuzione Bilaterale (ma è anche possibile una prevalenza monolaterale), diffusa o a chiazze

Diffusa, talvolta con distribuzione predominante in sede parailare (ad "ali di farfalla" o ad "ali di pipistrello") con risparmio del mantello

Variabile, quando diffusa con relativo risparmio degli apici e dei seni costo-frenici

Il volume polmonare è normale

Altri segni Altre caratteristiche radiologiche:
- Noduli sparsi di bassa densità (⇨)(ground-glass nodulare), talora in rapporto con i piccoli vasi (✤)
- Ispessimento settale di tipo liscio e crazy paving
- Opacità rotondeggianti con diametro variabile da 1 a 4 cm, di solito bilaterali (75%), spesso cavitate a pareti spesse e irregolari
- Macronoduli (▷) e masse a margini irregolari
- Adenopatie ilari o mediastiniche (2-15%)
- Stenosi tracheale liscia o irregolare con ispessimento parietale e possibili calcificazioni
- Versamento pleurico (meno del 10%)

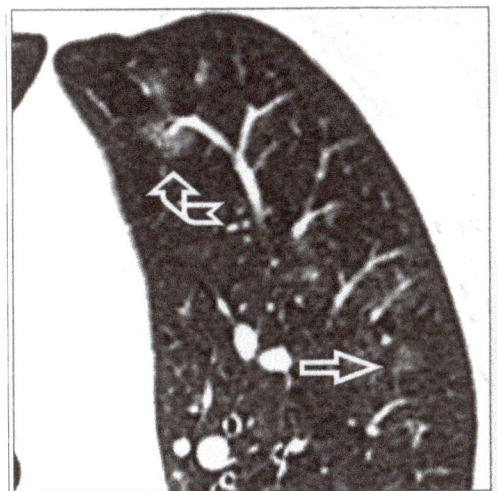
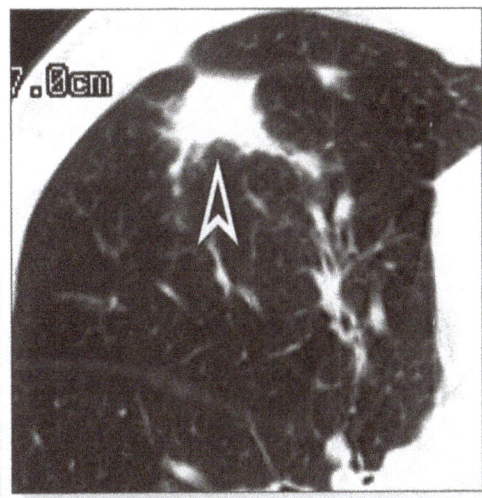

In alcuni casi le opacità rotondeggianti e le masse rappresentano il segno prevalente o esclusivo di malattia (● Grandi Opacità Rotondeggianti: Granulomatosi di Wegener)
La stenosi tracheale interessa con maggiore frequenza l'area subglottica della trachea cervicale; più raramente, la stenosi è diffusa e coinvolge i bronchi centrali, con atelettasie lobari o di un intero polmone

Maguire R. Unusual radiographic features of Wegener's granulomatosis. AJR Am J Roentgenol 1978, 130: 233

Maskell GF. Computed tomography of the lung in Wegener's granulomatosis. Clin Radiol 1993, 48: 377

Stein MG. Computed tomography of diffuse tracheal stenosis in Wegener granulomatosis. J Comput Assist Tomogr 1986, 10: 868

Diagnosi differenziali

Diagnosi differenziali radiologiche:
- Altre vasculiti, connettiviti emorragiche e immunopatie: la diagnosi differenziale è clinico-laboratoristica; comunque sono meno frequenti i noduli e le masse a tendenza escavativa
- Edema polmonare: versamento pleurico (frequente), slargamento del peduncolo vascolare, possibile cardiomegalia, assenza di macronduli o masse
- Polmoniti infettive: il quadro è spesso indistinguibile, specie nel paziente immunodepresso. Nella PCP, prevale il ground-glass parailare e ai lobi superiori; sono possibili cisti con parete

Specks U. Granulomatous vasculitis. Wegener's granulomatosis and Churg-Strauss syndrome. Rheum Dis Clin North Am 1990, 16: 377

EVOLUZIONE e COMPLICANZE

Malattie concomitanti

È segnalata l'associazione con malattie immunologicamente mediate quali la tiroidite di Hashimoto e la sindrome CREST

Evoluzione clinica

L'evoluzione clinica dell'alveolite emorragica è spesso drammatica e può essere fatale se non trattata tempestivamente. Nei pazienti che hanno superato la fase acuta, è stata segnalata la comparsa di fibrosi polmonare o di malattia bronco-ostruttiva progressiva

Evoluzione radiologica

Caratteristicamente, gli addensamenti alveolari emorragici presentano una rapida evoluzione nel tempo, anche di pochi giorni. In fase di risoluzione, può essere visibile un pattern reticolare che può persistere in caso di emorragia recidivante

LABORATORIO

Tipicamente, i pazienti presentano una rapida anemizzazione. Reperti aspecifici sono: leucocitosi, trombocitosi, aumento della VES. L'interessamento renale comporta una alterazione degli indici laboratoristici e della funzionalità renale (azotemia, creatininemia) nonché la presenza di un sedimento urinario "attivo" (emazie, proteine, cilindri). Più del 90% dei pazienti con malattia attiva e interessamento pneumo-renale ha anticorpi anticitoplasma dei neutrofili (ANCA) nel siero; la maggior parte di essi sono c-ANCA + (diretti verso la proteinasi 3)

È ormai riconosciuto il ruolo dei c-ANCA nella diagnosi di granulomatosi di Wegener; secondo alcuni Autori, il loro dosaggio è utile anche nel monitoraggio della malattia. Occorre però tener presente la possibilità di falsi positivi sia in corso di altre vasculiti che di patologie non-vasculitiche (tubercolosi, HIV, endocardite, perforazione del setto nasale, gammopatia monoclonale, malattie neoplastiche, tossicità da farmaci, polineurite). Sicuramente, la negatività dei c-ANCA ha un forte potere predittivo negativo (90%)

DIAGNOSI NON INVASIVA

Nel giusto contesto clinico, la positività dei c-ANCA e degli anticorpi anti-PR3 sierici è da ritenersi fortemente evocativa di Wegener. Tuttavia, quando possibile, va sempre ricercata la conferma istologica della malattia con dimostrazione della vasculite necrotizzante a livello delle sedi colpite (rene, polmone, cute, etc.)

DIAGNOSI INVASIVA

La biopsia chirurgica polmonare è la metodica di scelta per la diagnosi di sicurezza. Le biopsie transbronchiali, invece, non forniscono materiale diagnostico

Lavaggio broncoalveolare

Il BAL può evidenziare la presenza di alveolite emorragica laddove il paziente non abbia emftoe o non si sia anemizzato in maniera significativa. Il liquido recuperato ha una netta colorazione ematica e nel sedimento sono presenti numerose emazie, siderofagi e neutrofili. Nel sovranatante sono dosabili i c-ANCA il cui significato prognostico, però, è sconosciuto

✓

Il BAL è utile nel follow-up, nel caso in cui compaiano nuovi infiltrati polmonari per dirimere tra ripresa di malattia, infezione opportunistica o danno da farmaci (ciclofosfamide e metotrexate)

Hoffman GS. Bronchoalveolar lavage analysis in Wegener's granulomatosis. A method to study disease pathogenesis. Am Rev Respir Dis 1991, 143: 401

MALATTIE VASCULITICHE ASSOCIATE AD ALVEOLITE EMORRAGICA

- Granulomatosi di Wegener
- Angioite granulomatosa allergica di Churg-Strauss
- Poliangite microscopica
- Porpora di Schönlein-Henoch
- Malattia di Beçhet
- Crioglobulinemia mista
- Connettiviti: Lupus Eritematoso Sistemico (LES), Artrite Reumatoide (AR), Polimiosite
- Sindrome da anticorpi antifosfolipidi
- Sindrome di Goodpasture

○ Malattie Cistiche

Clinica	**Alberto Pesci**
Anatomia Patologica	**Alessandra Cancellieri**
Radiologia	**Giorgia Dalpiaz**

Asbestosi evoluta	Pneumoconiosi da asbesto	**PAG. 192**
Bronchiectasie cistiche	Bronchiectasie cistiche	**PAG. 196**
Collagenopatie evolute	Sclerodermia ◉ *Sclerosi Sistemica Progressiva (SSP), Progressive Systemic Sclerosis (PSS)*	**PAG. 202**
Enfisema	Enfisema centrolobulare e parasettale ◉ *Enfisema centroacinare e parasettale*	**PAG. 206**
FC	Fibrosi Cistica ◉ *Mucoviscidosi*	**PAG. 210**
Istiocitosi X evoluta	Istiocitosi X ◉ *Granuloma eosinofilo polmonare, granulomatosi polmonare a cellule di Langerhans*	**PAG. 214**
LAM	Linfangioleiomiomatosi	**PAG. 218**
UIP evoluta	Usual Interstitial Pneumonia ◉ *Fibrosi Polmonare Idiopatica (FIP), Idiopathic Pulmonary Fibrosis (IPF)*	**PAG. 222**

Pneumoconiosi da asbesto

Definizione

L'asbestosi è una pneumoconiosi causata dall'inalazione di fibre di asbesto e caratterizzata da fibrosi polmonare a lenta evoluzione

In fase iniziale di malattia, si cartterizza con un pattern prevalente di tipo reticolare irregolare (☐ Asbestosi iniziale), in fase avanzata di tipo cistico; quest'ultima tratteremo nel presente capitolo

DEMOGRAPHICS

Eziopatogenesi

È ipotizzato un effetto tossico diretto delle fibre d'asbesto sul parenchima polmonare con richiamo di cellule infiammatorie e liberazione di vari mediatori (radicali tossici dell'ossigeno, citochine, proteasi e fattori di crescita)

Epidemiologia

L'esatta epidemiologia della malattia non è conosciuta perché a livello mondiale i contesti lavorativi sono molto diversi tra loro e perché la sua latenza clinica è molto lunga (20-30 anni dalle prime esposizioni)

Fattori di rischio

L'asbestosi colpisce lavoratori coinvolti nell'estrazione del minerale, nella fabbricazione e installazione di prodotti contenenti asbesto (industria tessile, coibentazione, manufatti di cemento-amianto) e nella riparazione e rimozione di questi (demolizioni navali e ferroviarie)

CLINICA

Anamnesi

I sintomi principali, in questo stadio di malattia, sono la dispnea da sforzo e la tosse secca; in una percentuale variabile (30-40%) è presente ippocratismo digitale

Esame obiettivo

L'obiettività polmonare rivela rantoli crepitanti bibasali (32-64%) e, nei casi più avanzati, i segni clinici del cuore polmonare cronico (edemi periferici, giugulari turgide, reflusso epato-giugulare)

Espettorazione e respiro sibilante non sono comuni e comunque dipendono più dall'abitudine tabagica che dall'asbestosi

Funzionalità respiratoria

Sono presenti una sindrome restrittiva di vario grado e una riduzione della D_LCO e della compliance; nelle forme più avanzate c'è ipossiemia a riposo

Mossman BT. Asbestos-related diseases. N Engl J Med 1989, 320: 1721

ANATOMIA PATOLOGICA

Lesioni elementari

Le alterazioni anatomopatologiche sono le seguenti:

- Alternanza di spazi cistici (⇒)(honeycombing) e di aree di consolidamento fibroso; sono presenti corpi dell'asbesto (▷)
- La fibrosi è più frequente e più marcata nel parenchima subpleurico

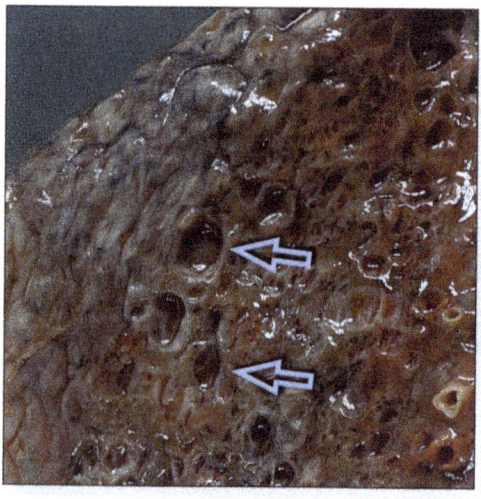
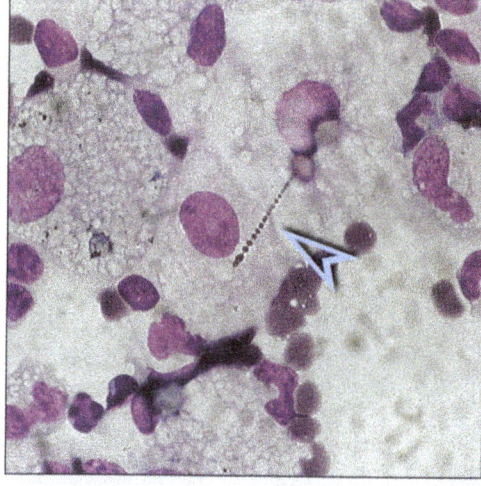

Asbestosi evoluta

 In questa fase avanzata di malattia, la fibrosi dell'asbestosi è macroscopicamente indistinguibile da quella della UIP

Distribuzione — Diffusa, con accentuazione subpleurica

Diagnosi differenziali — Diagnosi differenziali anatomopatologiche:
- UIP evoluta: sono presenti focolai fibroblastici, mancano i corpi dell'asbesto
- NSIP fibrosante: mancano i corpi dell'asbesto; le lesioni sono distribuite uniformemente e non mostrano accentuazione subpleurica

Churg A. Pathology of occupational lung disease. 2nd ed. Baltimore, Williams & Wilkins, 1998

Gaensler EA. Idiopathic pulmonary fibrosis in asbestos-exposed workers. Am Rev Respir Dis 1991, 144: 689

ALTA RISOLUZIONE - HRTC

Lesioni elementari — Segni radiologici di base:
- Cisti rotondeggianti di piccole dimensioni (2-10 mm) che condividono pareti spesse e si dispongono su più strati concentrici in sede subpleurica (✋)(honeycombing)
- Bronchiectasie e bronchiolectasie da trazione (≻) ad andamento tortuoso e con pareti spesse

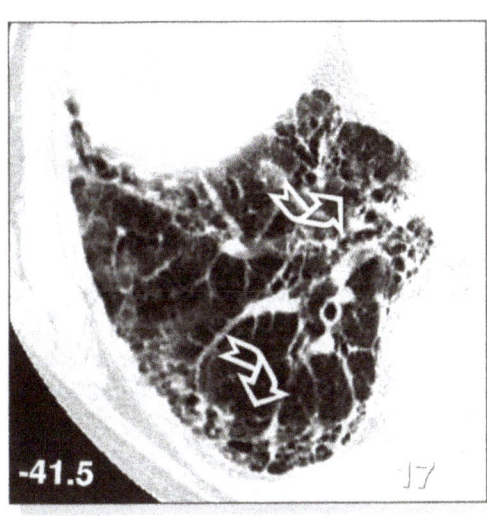
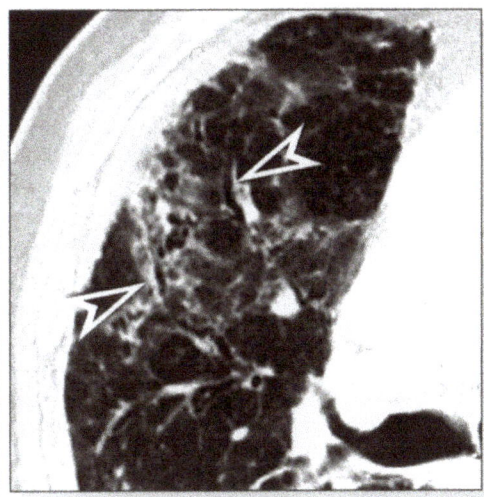

Distribuzione

 Bilaterale, a chiazze

 Periferica subpleurica, più accentuata posteriormente

 Prevalentemente basale

 Il volume polmonare è ridotto

Aberle DR. High-resolution computed tomography of asbestos-related diseases. Semin Roentgenol 1991, 26: 118

Kim KI. Imaging of occupational lung disease. Radiographics 2001, 21: 1371

Altri segni

Altre caratteristiche radiologiche non costanti:
- Reticolazione irregolare
- Strie subpleuriche e bande parenchinali (▷)
- Placche pleuriche (⇨)
- Versamento mono-bilaterale
- Ispessimenti pleurici diffusi, di spessore uniforme < 1cm, con risparmio della pleura mediastinica
- Atelettasia rotonda: monolaterale, collocata più spesso nelle porzioni basali-posteriori dei lobi inferiori

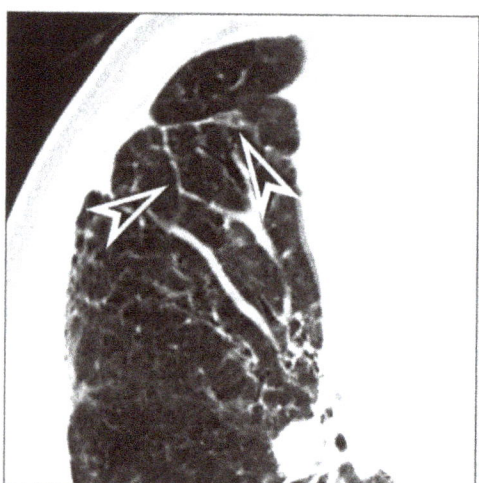 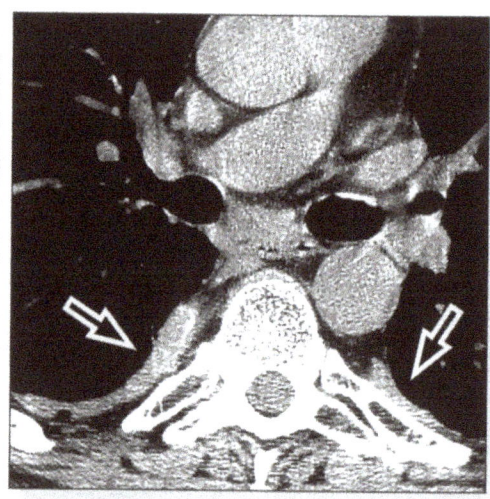

Placche pleuriche: bilaterali, di lunghezza variabile, ma di spessore <1 cm, calcifiche nel 10-15% dei casi; tipicamente risparmiano gli apici e i seni costofrenici tendendo a disporsi secondo un andamento elicoidale dall'alto anteriormente al basso posteriormente

Atelettasia rotonda: area di aumentata densità rotondeggiante od ovalare con base di appoggio parietale in corrispondenza di un ispessimento pleurico; attorno a essa, i vasi e i bronchi sono dolcemente arcuati con aspetto detto "a coda di cometa". L'addensamento è fortemente iperdenso dopo mdc perché costituito da parenchima collassato non aerato ma perfuso

Gevenois PA. Asbestosis, pleural plaques and diffuse pleural thickening: three distinct benign responses to asbestos exposure. Eur Respir J 1998, 11: 1021

Peacock C. Asbestos-related benign pleural disease. Clin Radiol 2000, 55: 422

Diagnosi differenziali

Diagnosi differenziali radiologiche:
- UIP evoluta: l'honeycombing è più marcato; mancano le placche pleuriche
- Collagenopatie evolute: spesso coesistono altri segni caratteristici delle singole malattie (dilatazione esofagea nella sclerodermia, versamento o ispessimento pleurico nell'artrite reumatoide, ecc.)
- Istiocitosi X evoluta: le alterazioni cistiche sono diffuse sul piano assiale e risparmiano proprio le basi; le singole cisti sono più irregolari e variamente confluenti con aspetti "bizzarri"

Lee KH. The radiologic differential diagnosis of diffuse lung diseases characterized by multiple cysts or cavities. J Comput Assist Tomog 2002, 26: 5

Primack SL. End-stage lung disease: CT findings in 61 patients. Radiology 1993, 189: 681

EVOLUZIONE e COMPLICANZE

Malattie concomitanti

Placche pleuriche e neoplasie maligne, in particolare cancro del polmone (rischio 3-5 volte maggiore) e mesotelioma pleurico (rischio 2.5 volte maggiore, specie nei fumatori)

 Le placche pleuriche fanno parte del corteo semeiologico della malattia. Il mesotelioma si manifesta radiologicamente sotto forma d'ispessimento diffuso monolaterale, circonferenziale (a livello delle marginocostali, ma anche in corrispondenza della limitante mediastinica!) di spessore superiore a 1 cm, mammellonato e spesso si associa a versamento

 Hillerdal G. Pleural plaques and risk for bronchial carcinoma and mesothelioma. A prospective study. Chest 1994, 105: 144

Van Loon AJ. Occupational exposure to carcinogens and risk of lung cancer: results from The Netherlands cohort study. Occup Environ Med 1997, 54: 817

Evoluzione clinica

L'evoluzione finale verso l'insufficienza respiratoria e il cuore polmonare cronico può venire accelerata dall'insorgenza di un tumore asbesto- e/o fumo-correlato

Evoluzione radiologica

Lenta estensione nello spazio delle lesioni caratteristiche; possibile aumento di calibro delle cisti con riduzione dello spessore delle pareti

LABORATORIO

Un aumento della VES, anticorpi antinucleo ed un fattore reumatoide elevato sono frequenti, ma non correlati con l'attività o severità della malattia

DIAGNOSI NON INVASIVA

In un determinato contesto clinico, una precisa storia di esposizione all'asbesto (lungo periodo di latenza dalla prima esposizione all'insorgenza delle manifestazioni cliniche) e un quadro radiologico caratteristico sono diagnostici

 La presenza di placche pleuriche anche calcifiche è praticamente patognomonica di precedente esposizione

DIAGNOSI INVASIVA

In questa fase, una biopsia polmonare chirurgica o transbronchiale, rischia di dare una generica risposta istologica di fibrosi polmonare terminale; l'accertamento bioptico può servire nelle complicanze o nel sospetto di sovrapposizione neoplastica

Lavaggio broncoalveolare

Nel BAL sono presenti i corpi dell'asbesto; il loro numero correla con quelli presenti nei tessuti. La conta cellulare evidenzia un aumento dei polimorfonucleati neutrofili ed eosinofili; si osserva anche un aumento della fibronectina nel sovranatante

 Il recupero dei corpi dell'asbesto migliora praticando il BAL nei lobi inferiori; si ricordi che corpi dell'asbesto sono presenti anche in soggetti esposti, ma non ammalati

 Secondo alcuni lavori, l'intensità della neutrofilia correla con la gravità della fibrosi

 Karjalainen A. Asbestos bodies in bronchoalveolar lavage in relation to asbestos bodies and asbestos fibres in lung parenchyma. Eur Respir J 1996, 9: 1000

Bronchiectasie cistiche

Definizione

Le bronchiectasie sono dilatazioni permanenti dei bronchi da cause diverse (Tabella "Cause di Bronchiectasie", presente a fine malattia)

DEMOGRAPHICS

Eziopatogenesi

La malattia clinica è causata da un ristagno di secreti infiammatori e microbi che determinano ostruzione, danno delle vie aeree e infezioni ricorrenti; i bronchi sono coinvolti da un circolo vizioso d'infezione, infiammazione transmurale, rilascio di mediatori diversi e talora fibrosi peribronchiale. Le pareti bronchiali sono infiltrate da neutrofili e T linfociti, mentre nello sputo si osserva un'aumentata presenza d'Interleuchina-8, Tumor Necrosis Factor-Alpha e prostanoidi

Epidemiologia

La prevalenza delle bronchiectasie non è nota; quelle da fibrosi cistica e le post-infettive sono le più frequenti

Fattori di rischio

Immunodeficienza, infezioni ripetute, fumo di sigaretta

CLINICA

Anamnesi

La quasi totalità dei pazienti ha tosse ed espettorazione cronica di muco denso, o mucopurulenta. Talora è presente emoftoe che può essere massiva. Il 75% dei soggetti presenta dispnea e respiro sibilante, mentre nel 50% si può manifestare dolore toracico. Si parla di riacutizzazione bronchitica quando sono presenti almeno quattro dei seguenti sintomi: 1. aumento della produzione di espettorato; 2. aumento della dispnea; 3. aumento della tosse; 4. febbre > 38°C; 5. aumento dei sibili; 6. malessere, affaticamento o ridotta tolleranza all'esercizio; 7. riduzione dei parametri funzionali; 8. nuove alterazioni radiologiche; 9. aumento dei rumori polmonari

Esame obiettivo

All'ascoltazione, nel 70% dei casi si apprezzano rantoli persistenti e localizzati, nel 44% ronchi e nel 34% sibili; si osserva ippocratismo digitale nel 3% dei soggetti

Funzionalità respiratoria

È frequente osservare una sindrome disventilatoria mista (ostruttiva e restrittiva). Nella metà dei casi, la bronco-ostruzione è reversibile con somministrazione di beta-2 agonisti, mentre il 30-69% dei pazienti presenta iperreattività bronchiale alla metacolina

Barker AF. Bronchiectasis. N Engl J Med 2002, 346: 1383

ANATOMIA PATOLOGICA

Lesioni elementari

Le alterazioni anatomopatologiche sono le seguenti:

- Dilatazione dei bronchi (↧) che si possono estendere fin quasi alla superficie pleurica (⇒); essi presentano accentuazione delle pliche traverse per ipertrofia del tessuto muscolare e piccole tasche costituite da ghiandole ectasiche
- Il lume dei bronchi è spesso ingombro di tenaci secrezioni mucopurulente e di materiale necrotico (✿)
- Istologicamente, le lesioni variano da minime modificazioni della parete bronchiale a intensa flogosi acuta e cronica, linfocitaria e granuleggiante, talora follicolare. La mucosa può ulcerarsi e l'epitelio cilindrico respiratorio può essere sostituito da epitelio squamoso

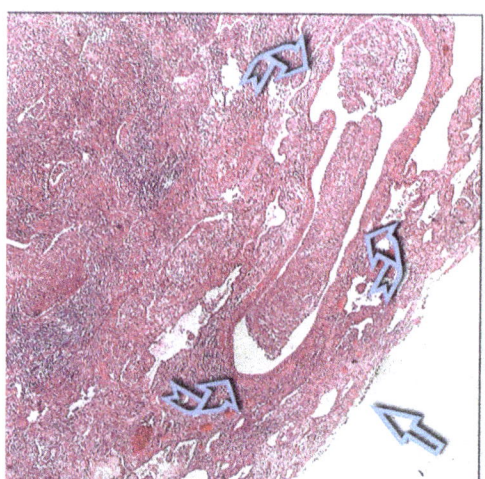
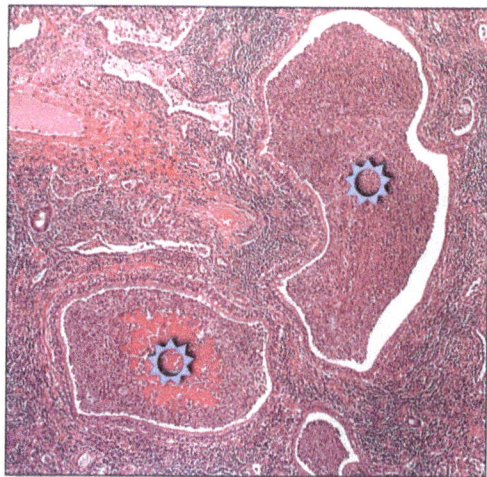

I vasi bronchiali mostrano talora ipertrofia della tonaca muscolare e nelle aree di fibrosi si possono osservare fenomeni di endoarterite obliterativa. I bronchioli possono essere parzialmente o completamente obliterati, con possibile proliferazione di cellule neuroendocrine (tumorlet). Negli alveoli si possono osservare focolai di polmonite acuta e in organizzazione o modificazioni post-ostruttive (macrofagi schiumosi). In alcuni casi, nel polmone si formano aree di fibrosi con honeycombing

Distribuzione Broncocentrica e bronchiolocentrica

Diagnosi differenziali Diagnosi differenziali anatomopatologiche:
- Bronchiectasie e bronchiolectasie in corso di UIP: la fibrosi ha distribuzione subpleurica e parasettale e si associa a focolai fibroblastici all'interfaccia con il parenchima sano
- Bronchiectasie postostruttive (ad esempio, nel carcinoma polmonare): presenza di ostruzione; negli alveoli si osservano spesso macrofagi schiumosi

Nei bronchi delle resezioni polmonari per bronchiectasie, vanno sempre ricercate eventuali ostruzioni

Thurlbeck WM. Chronic airflow obstruction in lung disease. WB Saunders, 1976

ALTA RISOLUZIONE - H R T C

Lesioni elementari Segni radiologici di base:
- Cisti rotondeggianti od ovalari con pareti spesse (✥), disposte "a grappolo", spesso in contiguità con l'albero bronchiale (▷)
- Livelli idroaerei nelle porzioni declivi degli spazi cistici (⇨)

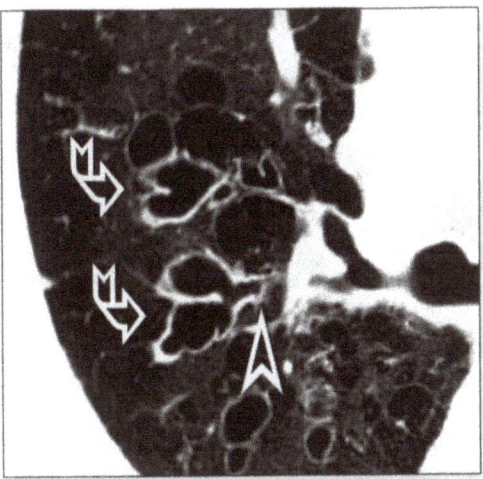
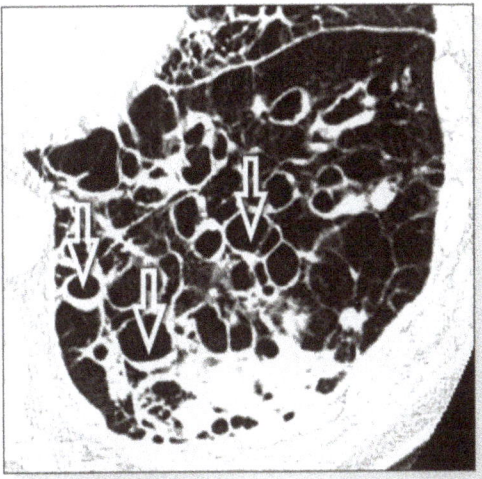

Le bronchiectasie cistiche rappresentano l'aspetto più severo della distensione bronchiale; talvolta anormalità isolate, altre volte coesistono insieme a dilatazioni di entità minore con aspetto cilindrico o varicoso. Il materiale che si raccoglie nelle sacche cistiche ha una densità di tipo liquido o sopraliquido (pus) che non varia dopo mdc; talvolta si riscontrano anche opacità isolate mobili con i decubiti, di densità variabile (micetomi, coaguli, muco denso)

McGuinness G. CT of airways disease and bronchiectasis. Radiol Clin North Am 2002, 40: 1

Distribuzione Bilaterale o monolaterale, nelle forme localizzate asimmetrica a chiazze che possono raggiungere estensione segmentaria o lobare

Variabile con possibile prevalenza nelle regioni centrali parailari

Variabile, ma con prevalenza ai lobi superiori nella Fibrosi Cistica (FC) specie a destra, nell'Aspergillosi BroncoPolmonare Allergica (ABPA), in quella condizione di deficit congenito di fibre muscolari e del plesso mioenterico tracheobronchiale con tracheomegalia conosciuta come sindrome di Mounier-Kuhn e in quella rara condizione di deficit cartilagineo delle pareti dei bronchi di IV-VI generazione conosciuta come sindrome di Williams-Campbell

O Bronchiectasie cistiche

Cartier Y. Bronchiectasis: accuracy of high-resolution CT in the differentiation of specific diseases. AJR Am J Roentgenol 1999, 173: 47

Hartman TE. CT of cystic diseases of the lung. Radiol Clin North Am 2001, 39: 1231

Altri segni

Il volume polmonare è normale o localmente ridotto

Altre caratteristiche radiologiche:

- Bronchiectasie centrali, tubulari o varicoidi (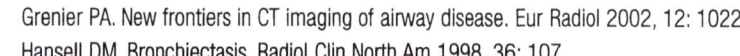); bronchiolectasie periferiche vuote o piene (tree-in-bud)
- Aree sparse di oligoemia a mosaico con air trapping da associata bronchiolite costrittiva
- Addensamenti parenchimali flogistici
- Ingrandimenti linfonodali ilari e/o mediastinici da infezioni croniche
- Ectasia e aspetto dismorfico della trachea (⇨)(tracheomegalia) e dei bronchi principali nella sindrome di Mounier-Kuhn

Grenier PA. New frontiers in CT imaging of airway disease. Eur Radiol 2002, 12: 1022

Hansell DM. Bronchiectasis. Radiol Clin North Am 1998, 36: 107

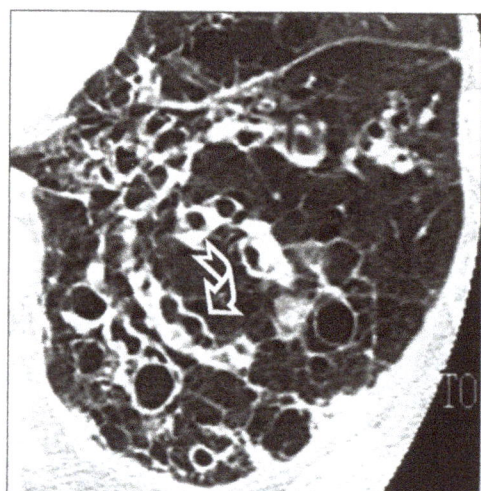
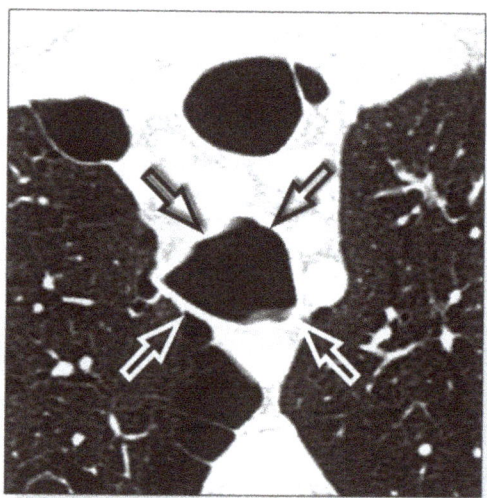

Diagnosi differenziali

Diagnosi differenziali radiologiche:

- Metastasi escavate: le lesioni prevalgono in sede basale disponendosi in modo random sul piano assiale; coesistono altre opacità rotondeggianti non escavate
- Istiocitosi X: le cisti sono diffuse con distribuzione random, non c'è contiguità con le strutture bronchiali e non sono mai presenti livelli idro-aerei
- Polmonite da Pneumocystis carinii: le cisti s'inscrivono entro aree di ground-glass; non sono mai visibili livelli idroaerei

Lee KH. The radiologic differential diagnosis of diffuse lung diseases characterized by multiple cysts or cavities. J Comput Assist Tomog 2002, 26: 5

EVOLUZIONE e COMPLICANZE

Malattie concomitanti

Le infezioni hanno un ruolo principale nel causare e nel perpetuare le bronchiectasie. In particolare sono problematici tre microrganismi colonizzanti: Pseudomonas aeruginosa, Mycobacterium avium intracellulare e Aspergillus fumigatus. L'Aspergillus determina un quadro clinico asmatico denominato Aspergillosi BroncoPolmonare Allergica (ABPA). Sono inoltre descritte la presenza di amiloidosi bronchiale e neuropatie periferiche

Evoluzione clinica

In molti pazienti, le bronchiectasie evolvono progressivamente portando a frequenti ricoveri ospedalieri per flogosi ricorrenti con mortalità intermedia tra quella dell'asma e quella della COPD. La prognosi è nettamente migliorata negli ultimi 50 anni, grazie all'avvento della terapia antibiotica, passando da una mortalità del 92% negli anni '40 al 9-19% negli anni '80

Evoluzione radiologica   Con il tempo, le lesioni cistiche possono estendersi progressivamente specie in relazione al ripetersi di fatti flogistici, fenomeni di cicatrizzazione con retrazione, etc.

LABORATORIO

È frequente il riscontro di una leucocitosi neutrofila; alcuni pazienti possono presentare un deficit globale o selettivo delle immunoglobuline. Nell'esame microbiologico dell'escreato, vengono facilmente isolati germi, in particolar modo Haemophilus influenzae (29-42%), Pseudomonas aeruginosa (13-31%) e Streptococcus pneumoniae (6-13%)

DIAGNOSI NON INVASIVA

L'HRTC rappresenta attualmente il gold-standard nella diagnostica delle bronchiectasie, con una sensibilità e una specificità che va oltre il 90%. In particolare, nelle forme cistiche l'HRTC è indicata per: 1. valutare la sede e l'estensione topografica delle lesioni (particolarmente utile per la programmazione della terapia fisica con drenaggio posturale); 2. pianificare l'eventuale terapia chirurgica; 3. nel follow-up

Young K. High resolution CT and bronchography in the assessment of bronchiectasis. Acta Radiol 1991, 32: 439

DIAGNOSI INVASIVA

Non esistono particolari indicazioni per procedere ad accertamenti bioptici

Lavaggio broncoalveolare   Il lavaggio broncoalveolare (BAL) non riveste alcun ruolo nella diagnostica e nel trattamento delle bronchiectasie

TABELLA DI APPROFONDIMENTO

Nella pagina seguente viene presentata la tabella di approfondimento:
- Cause di Bronchiectasie

CAUSE DI BRONCHIECTASIE

Condizioni postinfettive	Batteri (Pseudomonas, Haemophilus) Micobatteri Funghi (Istoplasmosi, Pneumocistosi) Virus (Adenovirus, Virus del morbillo, Influenzavirus, HIV)
Condizioni congenite	Discinesia ciliare primitiva (compresa la sindrome di Kartagener) Deficit di alpha-1 antitripsina Fibrosi Cistica (FC) Tracheobroncomegalia (sindrome di Mounier-Kuhn) Difetto di cartilagine (sindrome di Williams-Campbell) Sequestro polmonare Sindrome di Marfan
Immunodeficienze	Ipogammaglobulinemia In corso di tumori, chemioterapia o trapianto di organi
Sequele di inalazione di tossici od aspirazione	Cloro Eroina Aspirazione di succo gastrico Ingestione di paraquat Corpi estranei o broncoliti Tumori
Malattie reumatiche	Artrite Reumatoide (AR) Lupus Eritematoso Sistemico (LES) Sindrome di Sjögren Policondrite
Fibrosi parenchimale	Tubercolosi cronica Sarcoidosi
Altre	Aspergillosi BroncoPolmonare Allergica (ABPA) Malattie infiammatorie intestinali (colite ulcerosa e morbo di Crohn) Sindrome di Young (discinesia ciliare secondaria) Sindrome dalle unghie gialle

Sclerodermia

Definizione

Le collagenopatie sono un gruppo eterogeneo di malattie caratterizzate dalla presenza di autoanticorpi circolanti responsabili di un danno infiammatorio a carico di diversi organi o tessuti. Nel polmone, le possibili estrinsecazioni anatomo-cliniche sono: malattia infiltrativa diffusa-fibrosi, bronchiolite, OP, noduli parenchimali, pleurite e vasculite

La Sclerodermia, nelle sue fasi evolute, è la connettivite che tratteremo in questo capitolo come esempio paradigmatico; essa interessa il polmone in forma di malattia infiltrativa diffusa-fibrosi, nelle fasi iniziali con manifestazioni radiologiche reticolari (□ Collagenopatie iniziali), in quelle evolute come malattia cistica diffusa

Connettiviti, Sclerosi Sistemica Progressiva, SSP, Progressive Systemic Sclerosis, PSS

Altre collagenopatie che possono presentare interessamento polmonare in forma di malattia infiltrativa diffusa-fibrosi sono: Lupus Eritematoso Sistemico (LES), Artrite Reumatoide (AR); Sindrome CREST, Sindrome di Sjögren, Dermatomiosite-Polimiosite (DM-PM), Sindrome Mista del Connettivo (SMC)

Hunninghake GW. Pulmonary involvement in the collagen vascular diseases. Am Rev Respir Dis 1979, 119: 471

DEMOGRAPHICS

Eziopatogenesi

L'esatta patogenesi non è nota. S'ipotizza un ruolo fondamentale dei macrofagi alveolari che produrrebbero fattori implicati nella chemiotassi e nell'attivazione dei fibroblasti quali Tumor Necrosis Factor-Alpha, Transforming Growth Factor-Beta, Fibronectina e Insulin-like growth factor-1. I macrofagi alveolari, inoltre, produrrebbero aumentate quantità di interleuchina-8, potente chemotattico per i neutrofili. S'ipotizza anche un ruolo patogenetico dei mastociti e dei loro mediatori come pure dell'endotelina-1, fattore prodotto dalle cellule endoteliali e che provoca la stimolazione diretta dei fibroblasti. Le cellule "coordinatrici" di tutte queste alterazioni flogistico-immunitarie, dovrebbero essere linfociti CD8+ con pattern secretivo prevalente di interleuchina-4 e 5 (Tc2)

Epidemiologia

La sclerodermia è una malattia rara (12 casi per milione/anno) con prevalenza tra la quarta e sesta decade di vita; essa predilige il sesso femminile (3:1). Più del 70% dei soggetti con sclerodermia presenta coinvolgimento polmonare che, in ordine di frequenza, è secondo solo a quello esofageo

Fattori di rischio

L'interessamento polmonare è più frequente nei pazienti che presentano marker genetici quali HLA-DR3/DR52a, autoanticorpi specifici (scl-70, anti-U3RNP, anti-topoisomerasi I, antiistone) o se sono di razza afro-americana. La funzione polmonare è peggiore nei fumatori

CLINICA

Anamnesi

I sintomi polmonari più comuni in questa fase avanzata di malattia sono dispnea a riposo e tosse secca; il dolore toracico e l'emoftoe sono rari

Esame obiettivo

L'obiettività clinica è caratterizzata da rantoli crepitanti bibasali. Possono essere presenti i segni d'ipertensione polmonare (secondo tono accentuato sulla polmonare, pulsazione epigastrica) e dello scompenso cardiaco destro (giugulari turgide, fegato da stasi, edemi periferici)

Funzionalità respiratoria

In questa fase, oltre al deficit della D_LCO è presente una sindrome restrittiva di grado più o meno marcato. C'è anche insufficienza respiratoria caratterizzata da ipossiemia e normo-ipocapnia. L'interessamento fibrosante della cute del torace difficilmente altera le prove funzionali ventilatorie

La clinica della fibrosi in sclerodermia è simile a quella della UIP

Lamblin C. Interstitial lung diseases in collagen vascular diseases. Eur Respir J Suppl 2001, 32: 69s

ANATOMIA PATOLOGICA

Lesioni elementari

Le alterazioni anatomopatologiche sono le seguenti:
- Fibrosi interstiziale (⇒) associata a fibrosi pleurica (✪)
- Lesioni vascolari (ipertrofia della tonaca media (✼) e proliferazione intimale)
- Modificazioni microcistiche e macrocistiche (honeycombing) (▷)

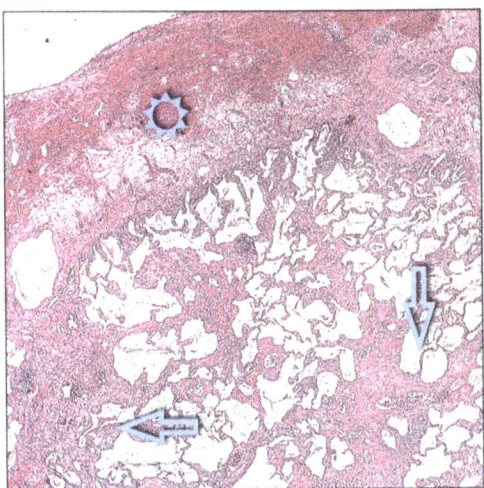
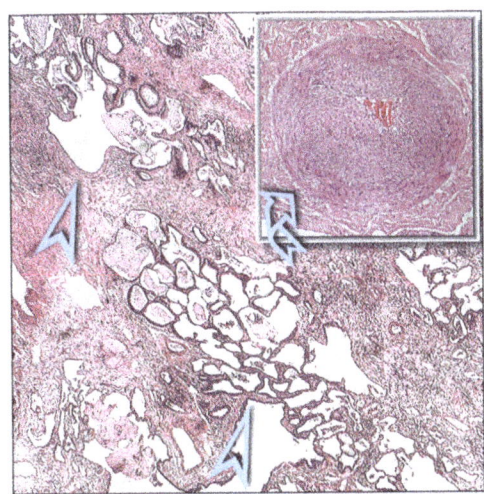

Distribuzione Diffusa interstiziale e subpleurica

Diagnosi differenziali Diagnosi differenziali anatomopatologiche:
- UIP idiopatica: lesioni spesso morfologicamente indistinguibili, anche se le alterazioni vascolari sono meno pronunciate e i focolai fibroblastici più numerosi
- Asbestosi: fibrosi omogenea con scarsi focolai fibroblastici e presenza di corpi dell'asbesto
- AAE cronica: è talora riconoscibile una distribuzione peribronchiolare con microgranulomi mal formati; nelle aree di fibrosi di vecchia data la malattia di base spesso non è più identificabile
- Sarcoidosi fibrosante: granulomi non necrotizzanti confluenti in ampie aree fibrotiche; talora è ancora riconoscibile una distribuzione linfatica. Mancano i focolai fibroblastici

Bouros D. Histopathologic subsets of fibrosing alveolitis in patients with systemic sclerosis and their relationship to outcome. Am J Respir Crit Care Med 2002, 165: 1581

ALTA RISOLUZIONE - H R T C

Lesioni elementari Segni radiologici di base:
- Cisti rotondeggianti di piccole dimensioni (2-10 mm) che condividono pareti spesse. Le lesioni si dispongono su più strati concentrici a livello subpleurico (↶)(honeycombing mantellare)
- Bronchiectasie (▷) e bronchiolectasie (⇨) tortuose a cavaturacciolo, da trazione

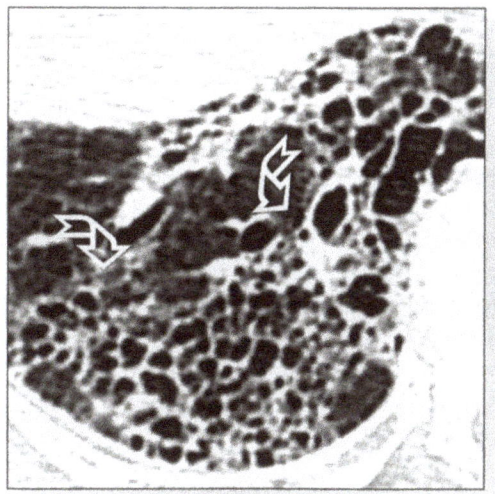
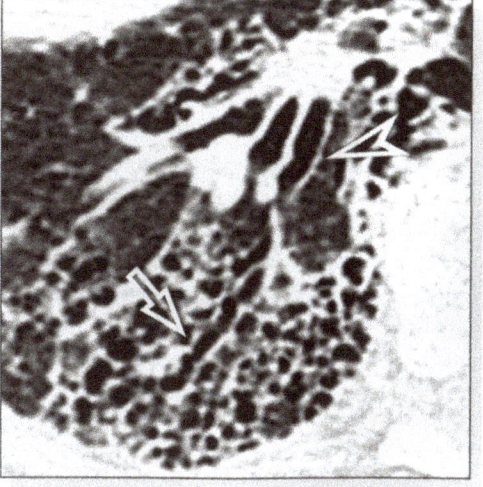

Collagenopatie evolute

Schurawitzki H. Interstitial lung disease in progressive systemic sclerosis: high resolution-CT versus radiography. Radiology 1990, 176: 755

Distribuzione

 Bilaterale, a chiazze

 Periferica subpleurica, più accentuata posteriormente

 Prevalentemente basale

Il volume polmonare è ridotto

Altri segni

Altre caratteristiche:

- Reticolazione irregolare intralobulare (▷)
- Vetro smerigliato con bronchiolectasie (ground-glass fibrotico)
- Ispessimento o versamento pleurico monolaterale (1/3 dei casi)
- Ingrandimenti linfonodali mediastinici (60%)
- Dilatazione esofagea (⇨)(40-80%)

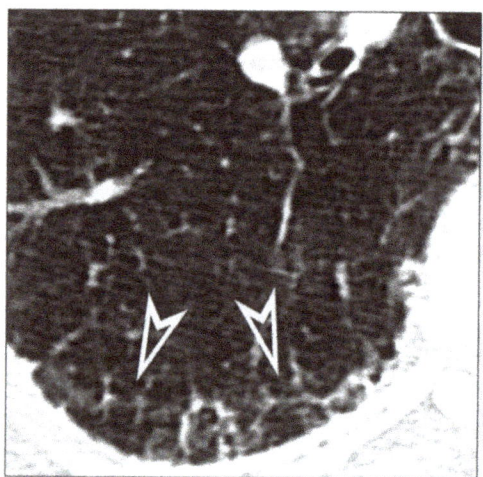
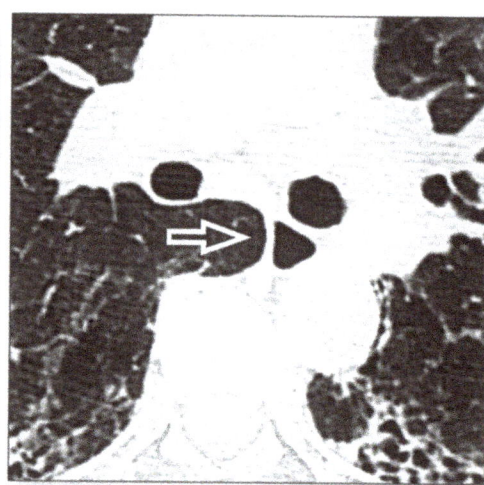

 La contemporanea presenza nelle stesse zone di reticoli, ground-glass e bronchiolectasie irregolari testimonia l'esistenza di una fibrosi irreversibile

 Bhalla M. Chest CT in patients with scleroderma: prevalence of asymptomatic esophageal dilatation and mediastinal lymphadenopathy. AJR Am J Roentgenol 1993, 161: 269

Mayberry JP. Thoracic manifestations of systemic autoimmune diseases: radiographic and high-resolution CT findings. Radiographics 2000, 20: 1623

Diagnosi differenziali

Diagnosi differenziali radiologiche:

- UIP evoluta: il pattern TC è sovrapponibile, anche se l'honeycombing è più accentuato e grossolano; mancano i segni associati tipici di ciascuna collagenopatia
- Asbestosi evoluta: coesistono placche pleuriche, spesso calcifiche
- AAE cronica: ground-glass a chiazze e noduli centrolobulari sfumati associati; talvolta può prevalere alle regioni medio-superiori
- Collagenopatie: tutti i segni descritti (aspetto e distribuzione) sono sostanzialmente condivisi con le altre malattie del collageno. Elementi differenziali sono:
    - Oligoemia a mosaico e/o segni di air trapping da BO nell'AR
    - Noduli e opacità periferiche a margini netti, eventualmente cavitate e bronchiectasie cilindriche nell'AR
    - Addensamenti parenchimali bilaterali nell'AR, nel LES e nella DM

Chan TY. Cryptogenic fibrosing alveolitis and the fibrosing alveolitis of systemic sclerosis: morphological differences on computed tomographic scans. Thorax 1997, 52: 265

Kim EA. Interstitial lung diseases associated with collagen vascular diseases: radiologic and histopathologic findings. Radiographics 2002, 22: S151

EVOLUZIONE e COMPLICANZE

Malattie concomitanti — Polmoniti infettive e opportunistiche (questi pazienti vanno considerati immunodepressi sia per la malattia di base che per l'uso di farmaci immunosoppressori) o da aspirazione; reazioni polmonari da farmaci (☐ Farmaci, ⌘ Farmaci); pleuriti ed emorragie alveolari; pneumotorace spontaneo da rottura di cisti; neoplasie polmonari. In un 10% dei casi può associarsi ipertensione polmonare primitiva da interessamento diretto del piccolo circolo

Evoluzione clinica — La progressione della fibrosi causa insufficienza respiratoria e conseguente ipertensione polmonare. L'interessamento polmonare è la causa di morte più comune in questi pazienti; la sopravvivenza a cinque anni varia tra il 49 e il 67%

Evoluzione radiologica — Estensione lenta e progressiva della reticolazione e dell'honeycombing; possibile aumento di calibro delle cisti e riduzione di spessore delle loro pareti. Segni di cuore polmonare cronico

Remy-Jardin M. Pulmonary involvement in progressive systemic sclerosis: sequential evaluation with CT, pulmonary function tests, and bronchoalveolar lavage. Radiology 1993, 188: 499

LABORATORIO

Nella maggior parte dei pazienti sono presenti, anticorpi antinucleo. In particolare, in differenti subset, gli anticorpi antitopoisomerasi I (topo I o Scl-70) o antiistone correlano con la severità dell'interessamento polmonare fibrosante. Nei soggetti con alveolite fibrosante in corso di sclerodermia sono riportati aumentati livelli sierici di KL-6, una glicoproteina presente principalmente nei pneumociti di II tipo e macrofagi alveolari. Secondo alcuni Autori, il dosaggio di KL-6 può avere un ruolo diagnostico e di monitoraggio

DIAGNOSI NON INVASIVA

In questa fase, la diagnosi viene comunemente posta in base al quadro clinico, sierologico e ai reperti HRTC; la biopsia polmonare chirurgica o transbronchiale sono controindicate anche perché si rischia una generica risposta istologica di fibrosi polmonare tipo "end-stage lung"

DIAGNOSI INVASIVA

L'accertamento bioptico può servire nella diagnosi delle complicanze o delle sovrapposizioni neoplastiche

Lavaggio broncoalveolare — Si osserva un aumento della cellularità totale e dei granulociti, in particolare neutrofili ed eosinofili. Il BAL ha un ruolo prognostico nel senso che nei pazienti con alveolite persistente vi è maggiore e più rapido deterioramento rispetto a quelli senza infiammazione attiva

 Il lavaggio può risultare di grande utilità nella diagnostica delle malattie concomitanti

Manganelli P. Clinical and subclinical alveolitis in connective tissue diseases assessed by bronchoalveolar lavage. Semin Arthritis Rheum 1997, 26: 740

Silver RM. Evaluation and management of scleroderma lung disease using bronchoalveolar lavage. Am J Med 1990, 88: 470

Enfisema centrolobulare e parasettale

Definizione

L'enfisema è un abnorme e permanente dilatazione degli spazi aerei distalmente al bronchiolo terminale, accompagnata da distruzione delle pareti alveolari. Classicamente, se ne distinguono tre forme: panlobulare, centrolobulare e parasettale; solo le ultime due si manifestano però come malattie cistiche diffuse e dunque solo a esse si farà riferimento nel presente capitolo. Tra l'altro, enfisema centrolobulare e parasettale spesso coesistono

Enfisema centrolobulare: coinvolge i bronchioli respiratori e il parenchima immediatamente circostante. La malattia è tipica dei fumatori con broncopneumopatia cronica ostruttiva e colpisce prevalentemente le regioni polmonari superiori

Enfisema parasettale: coinvolge la parte distale del lobulo, lungo i setti interlobulari e gli strati sottopleurici. Tale forma in genere non crea disturbi clinici a meno che evolva in enfisema bolloso o si complichi con pneumotorace

Enfisema centroacinare e parasettale

DEMOGRAPHICS

Eziopatogenesi

Si ritiene che la patogenesi dell'enfisema sia correlata a una discrepanza tra sistema proteasico-antiproteasico; un'ipotesi alternativa vede un meccanismo infiammatorio alla base del danno tissutale. È probabile che ambedue i meccanismi siano coinvolti

Epidemiologia

L'esatta epidemiologia dell'enfisema non è conosciuta; comunque, la BroncoPneumopatia Cronica Ostruttiva (BPCO), entità nosografica che ingloba l'enfisema insieme alla bronchite cronica, è attualmente la dodicesima malattia più diffusa al mondo e la quarta causa di morte negli Stati Uniti

Chronic Obstructive Pulmonary Disease (COPD)

Fattori di rischio

Nell'enfisema centrolobulare e, talvolta, nel parasettale, la turba dell'equilibrio delle proteasi è determinata dal fumo di sigaretta, dall'inquinamento ambientale e dall'esposizione professionale a fumi o polveri tossiche. Il parasettale è idiopatico

CLINICA

Anamnesi

L'enfisema parasettale isolato può essere del tutto silente anamnesticamente, clinicamente e funzionalmente

Nell'enfisema centrolobulare, la sintomatologia che porta il paziente dal medico è la dispnea da sforzo costante e ingravescente. Nei soggetti con bronchite associata, vengono riferiti anche tosse cronica ed espettorazione

Esame obiettivo

Il paziente con enfisema centrolobulare ha una frequenza respiratoria aumentata e spesso adotta una respirazione a labbra socchiuse; può presentarsi cianotico e quando si sia già instaurata un'ipertensione polmonare possono essere presenti segni di scompenso destro (giugulari turgide ed edemi declivi)

Alla percussione, si evoca un suono timpanico su tutto l'ambito polmonare e l'aia cardiaca non è più delimitabile

All'ascoltazione, i toni cardiaci sono lontani, il murmure vescicolare ridotto o abolito, la fase espiratoria prolungata e talora sibilante

Funzionalità respiratoria

La spirometria rivela una broncostruzione non reversibile con aumento del volume residuo. La D_LCO è costantemente e precocemente alterata. I dati emogasanalitici mostrano ipossiemia con o senza ipercapnia, a seconda della gravità

Chitkara RK. Recent advances in diagnosis and management of chronic bronchitis and emphysema. Curr Opin Pulm Med 2002, 8: 126-36

ANATOMIA PATOLOGICA

Lesioni elementari

Allargamento anomalo e permanente degli spazi aerei distali al bronchiolo terminale, con distruzione delle pareti, in assenza di cospicua fibrosi

- Nell'enfisema centrolobulare, i bronchioli respiratori sono ingranditi e distrutti al centro dell'acino (✪); gli spazi così formati possono confluire sino a dare "buchi" parenchimali di dimensioni macroscopiche. Frequente l'associazione con altre lesioni da fumo, quali la bronchiolite respiratoria
- Nell'enfisema parasettale, è colpita la periferia dell'acino; i dotti alveolari sono ingranditi e distrutti, talora con formazione di piccole raccolte aeree subpleuriche (blebs) o vere e proprie bolle (↩)

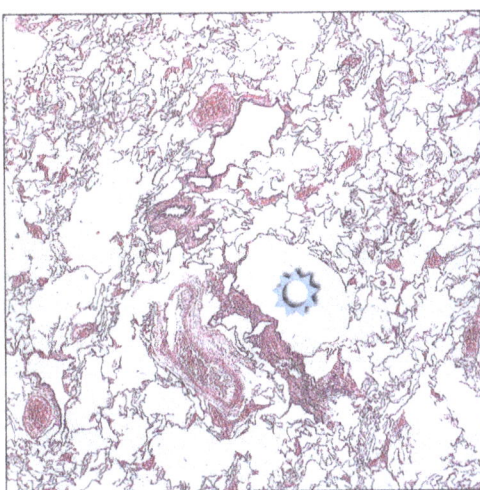 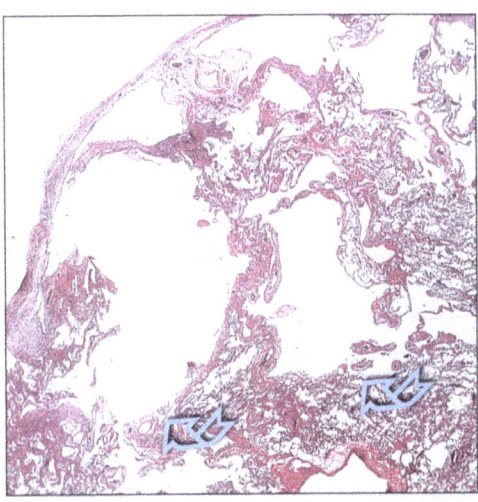

 Le bolle sono spazi aerei convenzionalmente superiori al centimetro, a pareti spesse e fibrose. La pleura al di sopra delle bolle può mostrare un infiltrato infiammatorio, talora con ricca componente eosinofila (pleurite eosinofila)

Distribuzione

Attorno ai bronchioli respiratori nell'enfisema centrolobulare; lungo i setti interlobulari e al di sotto della pleura nell'enfisema parasettale

Diagnosi differenziali

Diagnosi differenziali anatomopatologiche:

- Sovradistensione compensatoria (ad esempio, dopo pneumonectomia): gli spazi aerei sono dilatati, ma senza distruzione delle pareti
- Artefatti: le pareti alveolari sono distrutte per effetto di manipolazioni sul pezzo operatorio
- LAM: presenza di tessuto muscolare liscio interstiziale, positività all'HMB45
- Istiocitosi X evoluta: le cisti hanno pareti fibrose e si associano a noduli a contorni stellati
- Honeycombing: fibrosi associata a rimodellamento del parenchima polmonare; le cisti sono spesso rivestite da epitelio bronchiolare metaplastico
- Bronchiolectasie: le "cisti" sono dilatazioni del lume dei bronchioli e quindi rivestite internamente da epitelio bronchiolare; le pareti possono contenere fascetti di muscolo liscio della muscolaris mucosae. Si associano spesso flogosi e fibrosi di vario grado
- Enfisema panlobulare: l'allargamento degli spazi aerei è diffuso a tutto l'acino

Snider GL. Pathogenesis and terminology of emphysema. Am J Respir Crit Care Med 1994, 149: 1382

Wright JL. Emphysema: concepts under change-a pathologist's perspective. Mod Pathol 1995, 8: 873

ALTA RISOLUZIONE - HRTC

Lesioni elementari

I segni radiologici da cercare dipendono dal tipo di enfisema:

- Enfisema centrolobulare: piccole areole cistiche senza parete, circondate da parenchima normale (⇨). La loro morfologia è rotondeggiante od ovalare e le dimensioni spesso inferiori al centimetro
- Enfisema parasettale o bolloso: areole cistiche disposte in singolo strato (▷), con pareti sottili (sono costituite da setti interlobulari talvolta ispessiti da minima fibrosi). Se il diametro delle cisti è superiore al centimetro, si parla di bolle

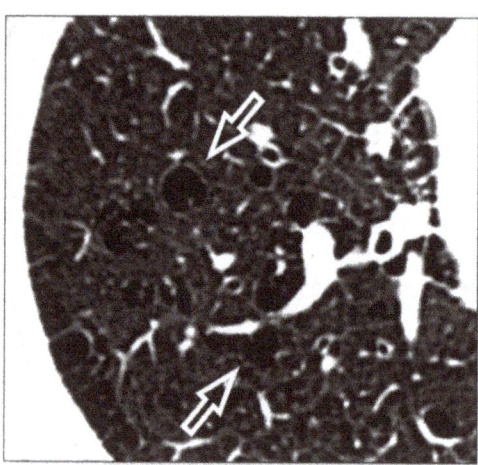
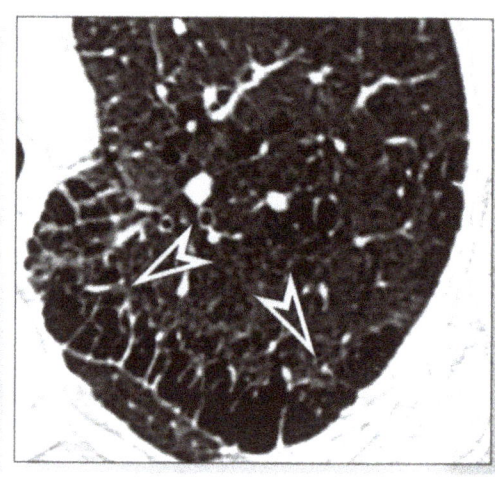

Nell'enfisema centrolobulare, le iperdiafanie possono essere "centrate" da una piccola immagine iperdensa data dall'arteriola centrolobulare; occasionalmente si può intuire una limitante opaca sottile delle cisti, in relazione a minima componente fibrotica associata

Thurlbeck WM. Emphysema: definition, imaging, and quantification. AJR Am J Roentgenol 1994, 163: 1017

Distribuzione

Bilaterale, spesso simmetrica

Nell'enfisema centrolobulare c'è coinvolgimento assiale del polmone senza predilizioni di sede (random); nel parasettale, le cisti sono rigorosamente mantellari lungo le superfici della pleura, anche quella viscerale

Regioni medio-superiori

Normale nelle forme iniziali e nel parasettale puro; aumentato nel centrolobulare avanzato

Altri segni

Altre caratteristiche radiologiche:

- Ispessimento delle pareti bronchiali (⇨)(per associati fenomeni bronchitici)
- Ipertensione arteriosa polmonare (diametro dell'arteria principale > 27 mm)
- Linfoadenomegalie mediastiniche di grado moderato (per l'infezione cronica delle vie respiratorie)
- Modificazioni del lume tracheale (↻) nel tratto intratoracico

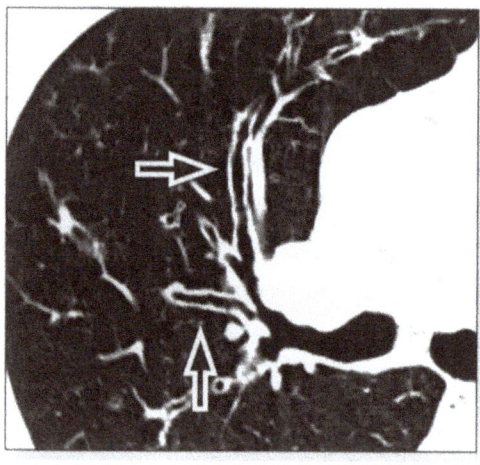
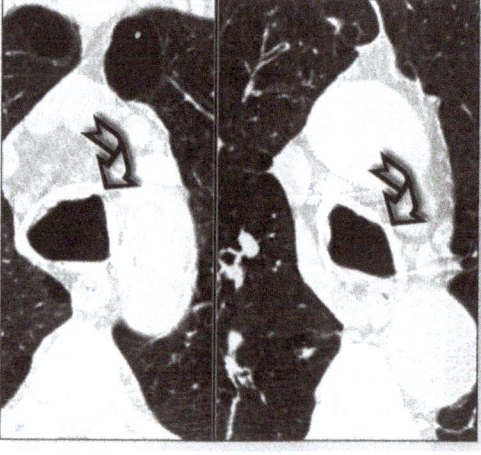

Diagnosi differenziali

Arakawa H. Computed tomography measurements of overinflation in chronic obstructive pulmonary disease: evaluation of various radiographic signs. J Thorac Imaging 1998, 13: 188

Diagnosi differenziali radiologiche:

- LAM: le cisti hanno pareti sottili e coinvolgono il polmone estesamente dall'alto al basso, inclusi i seni costofrenici; possibile versamento pleurico monolaterale e angiomiolipomi renali
- Istiocitosi X evoluta: le cisti hanno pareti bene evidenti, di spessore non uniforme; il loro aspetto è meno regolare e le singole lesioni sono variamente confluenti con aspetti "bizzarri"
- UIP evoluta: le cisti, a sede basale e con pareti spesse, sono mantellari come nell'enfisema parasettale ma si dispongono su più strati concentrici; coesistono bronchiectasie e bronchiolectasie da trazione
- Enfisema panlobulare: non vi sono cisti, ma aree estese di omogenea ipodiafania; l'iperdiafania domina ai lobi inferiori

Bonelli FS. Accuracy of high-resolution CT in diagnosing lung diseases. AJR Am J Roentgenol 1998, 170: 1507

Takasugi JE. Radiology of chronic obstructive pulmonary disease. Radiol Clin North Am 1998, 36: 29

EVOLUZIONE e COMPLICANZE

Malattie concomitanti

I pazienti con enfisema hanno un'aumentata suscettibilità alle infezioni respiratorie e possono sviluppare facilmente bronchiectasie. Il pneumotorace non è raro, specie nella forma parasettale

Evoluzione clinica

L'evoluzione naturale è verso l'insufficienza respiratoria cronica di entità variabile, con ipertensione arteriosa polmonare nei casi più gravi

Evoluzione radiologica

Aumento dimensionale delle lesioni elementari che tendono a confluire estendendosi a tutto il lobulo e occupano zone di parenchima sempre più vaste; le bolle possono raggiungere dimensioni giganti

L'estensione a tutto il lobulo di una lesione inizialmente centrolobulare e il coinvolgimento di più lobuli adiacenti crea aspetti di iperdiafania diffusa che ricordano l'enfisema panlobulare; il polmone iperdiafano prevale però sempre nelle regioni polmonari superiori

LABORATORIO

Durante le riacutizzazioni, i pazienti possono presentare leucocitosi neutrofila

DIAGNOSI NON INVASIVA

La diagnosi di enfisema viene posta in base alla presenza di segni clinici, radiologici e funzionali concordanti

DIAGNOSI INVASIVA

In vivo, non è necessario ricorrere a indagini invasive; il reperto di enfisema è peraltro di frequente osservazione anatomopatologica nei soggetti sottoposti a biopsie o exeresi polmonari per motivi diversi

La biopsia transbronchiale è controindicata nei pazienti con enfisema per il rischio di pneumotorace

Lavaggio broncoalveolare

Il lavaggio broncoalveolare è stato effettuato su pazienti con enfisema solo a scopo di studio; esso ha dimostrato un incremento della popolazione neutrofila e dei suoi prodotti quali proteasi (elastasi e metalloproteinasi) e radicali tossici dell'ossigeno

Finlay GA. Elevated levels of matrix metalloproteinases in bronchoalveolar lavage fluid of emphysematous patients. Thorax 1997, 52: 502

❖

Fibrosi Cistica

Definizione

La Fibrosi Cistica (FC) è una malattia ereditaria caratterizzata dalla produzione di secrezioni alterate in diverse ghiandole esocrine come le salivari, le sudoripare, quelle del pancreas, del grosso intestino e dell'albero tracheobronchiale

 Mucoviscidosi

DEMOGRAPHICS

Eziopatogenesi

La malattia è ereditaria e trasmessa come carattere autosomico recessivo; il gene responsabile è localizzato nel braccio lungo del cromosoma 7

 La proteina prodotta dal gene è formata da 1.480 aminoacidi ed è denominata Cystic Fibrosis Transmembrane conductance Regulator (CFTR). La mutazione del gene e la produzione di una CFTR alterata causerebbe diversi disturbi quali: 1. eccessivo trasporto transmurale di sodio seguito da disidratazione delle secrezioni delle vie aeree; 2. un'aumentata affinità delle cellule epiteliali per i batteri come lo Pseudomonas aeruginosa; 3. alterato killing batterico; 4 un'alterazione strutturale delle "tight junctions" epiteliali. Queste alterazioni comporterebbero un'alterata viscoelasticità delle secrezioni bronchiali e della clearance mucociliare. Successivamente, verrebbero favorite le infezioni batteriche bronchiali con massivo afflusso di polimorfonucleati, rilascio di elastasi e collagenasi e successivo danno strutturale permanente della parete (bronchiectasie)

Epidemiologia

È la più comune malattia letale trasmessa geneticamente nella popolazione bianca, senza predominanza di sesso. La sua incidenza stimata è di 1 caso ogni 2.000-3.500 nati vivi; l'affezione è rara nei non bianchi

Fattori di rischio

Mutazioni del gene CFTR

CLINICA

Anamnesi

La FC è generalmente diagnosticata nella prima infanzia; più raramente, nell'adolescenza o in età adulta. I sintomi principali sono la tosse produttiva, l'emoftoe, il respiro sibilante e la dispnea; i pazienti sono soggetti poi a fenomeni infettivi polmonari ricorrenti. L'emoftoe è spesso di piccola entità, ma non sono rare emoftoe fatali

Frequentemente i pazienti di ambedue i sessi non sono fertili (95% dei maschi e 20% delle femmine)

Esame obiettivo

Diverse manifestazioni extrapolmonari possono accompagnare la malattia polmonare: ileo da meconio nei neonati (10-20%), disfunzione esofagea, reflusso gastroesofageo, prolasso rettale, artropatia (2-9%), steatosi epatica, cirrosi biliare focale (2-5%), insufficienza pancreatica, sinusite cronica (90-100%) e poliposi nasale (10-32%)

L'obiettività polmonare è caratterizzata da rantoli grossolani localizzati, ma più spesso diffusi. Talora si apprezzano fischi e sibili. Pressoché costante l'ippocratismo digitale

Funzionalità respiratoria

I primi parametri funzionali che si alterano sono quelli che studiano la pervietà delle piccole vie aeree (FEF 25-75, MEF 25); come la malattia progredisce, si riduce la capacità vitale, aumenta il volume residuo, si riduce il VEMS e la D_LCO. A causa dell'effetto-shunt che s'instaura, i pazienti diventano ipossiemici e solo in un secondo tempo ipercapnici

 Sono descritte desaturazioni durante il sonno (fase REM): queste sono causate da ipoventilazione e solo in piccola parte da apnee centrali o periferiche

Molti soggetti presentano un quadro d'iperreattività bronchiale. I pazienti con FC hanno uno scarso adattamento allo sforzo legato sia al deficit funzionale che a una ridotta massa muscolare per iponutrizione

 Robinson P. Cystic fibrosis. Thorax 2001, 56: 237

Stern RC. The diagnosis of cystic fibrosis. N Engl J Med 1997, 336: 487

ANATOMIA PATOLOGICA

Lesioni elementari

Le alterazioni anatomopatologiche sono le seguenti:
- Bronchiectasie ripiene di muco denso e tenacemente adeso alle pareti (⇨); il materiale mucoide, frammisto a granulociti neutrofili e, spesso, a colonie batteriche (▷), si estende ai bronchioli e, talora, al parenchima peribronchiolare
- Nel parenchima peribronchiolare è possibile osservare focolai di polmonite acuta e in organizzazione o interstiziale, associata o meno a fibrosi
- Nelle piccole vie aeree si possono osservare bronchiolite acuta e cronica con fibrosi cicatriziale peribronchiolare e immagini di bronchiolite costrittiva

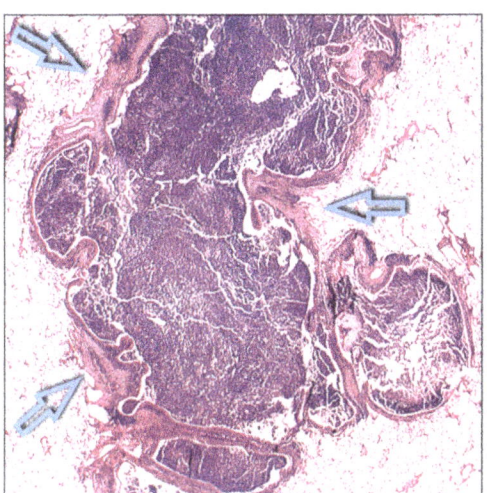
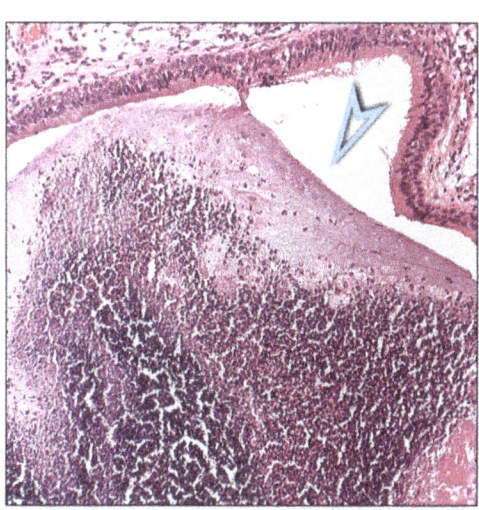

Nel polmone non esistono caratteristiche istologiche che distinguano le bronchiectasie in corso di fibrosi cistica da quelle dovute ad altre cause

Altre caratteristiche:
- Grosse vie aeree: ipertrofia delle ghiandole sottomucose, bronchite acuta e cronica, fibrosi della parete bronchiale con broncostenosi e metaplasia squamosa dell'epitelio superficiale con iperplasia delle cellule caliciformi
- Pleura: ispessimento con aderenze
- Parenchima subpleurico: possibile enfisema bolloso ed enfisema interstiziale

Distribuzione
Broncocentrica, bronchiolocentrica

Diagnosi differenziali
Diagnosi differenziali anatomopatologiche:
- Discinesia ciliare primaria (comprendente la sindrome discinetica ciliare, la sindrome di Kartagener e la sindrome delle ciglia immobili): condizione familiare trasmessa con modalità autosomica recessiva; presenza di alterazioni ultrastrutturali delle ciglia delle vie respiratorie
- Bronchiectasie post-ostruttive: presenza di ostruzione, macrofagi schiumosi endoalveolari
- Aspergillosi BroncoPolmonare Allergica (ABPA): presenza di Aspergillus fumigatus frammisto a numerosi eosinofili
- Bronchite plastica: grossi stampi bronchiali costituiti da muco ispessito, fibrina e cellule infiammatorie

Bedrossian CW. The lung in cystic fibrosis. A quantitative study including prevalence of pathologic findings among different age groups. Hum Pathol 1976, 7: 195

Vawter GF. Cystic fibrosis in adults: an autopsy study. Pathol Annu 1979, 2: 357

ALTA RISOLUZIONE - HRTC

Lesioni elementari

Segni radiologici di base:
- Bronchiectasie cistiche (⇘)(30-50%) associate a bronchiectasie varicoidi e cilindriche a pareti spesse
- Spazi cistici all'interno di conglomerati densi da fibrosi e carnificazione polmonare postinfettiva (⇒)

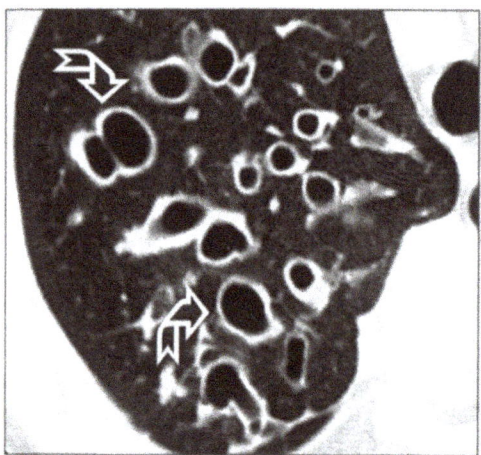
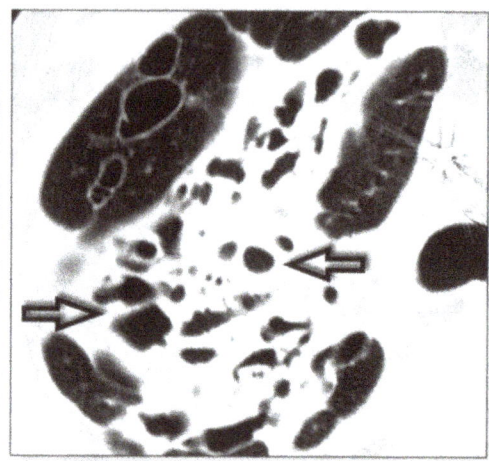

✓ Le bronchiectasie possono essere piene di aria, di muco o di essudato da sovrainfezioni, nel qual caso presentano al loro interno livelli idroaerei o appaiono completamente opache

📖 Helbich TH. Cystic fibrosis: CT assessment of lung involvement in children and adults. Radiology 1999, 213: 537
Ruzal-Shapiro C. Cystic fibrosis. An overview. Radiol Clin North Am 1998, 36: 143

Distribuzione

Bilaterale, a chiazze

◆▶ Centrale parailare, ma anche periferica

◆ Prevalenza ai lobi superiori e segmento dorsale degli inferiori, specie a destra

🫁 Il volume polmonare è aumentato

Altri segni

Altre caratteristiche radiologiche:
- Bronchiectasie varicoidi e cilindriche (⇒), vuote o piene, bronchiolectasie con opacità a tree-in-bud (⇘)
- Multiple aree sparse di oligoemia a mosaico (✪) con air trapping da associata bronchiolite obliterante
- Addensamenti parenchimali flogistici o fibrotici
- Ingrandimento dei linfonodi ilari e mediastinici per le infezioni croniche
- Cuore polmonare cronico, nelle fasi avanzate di malattia

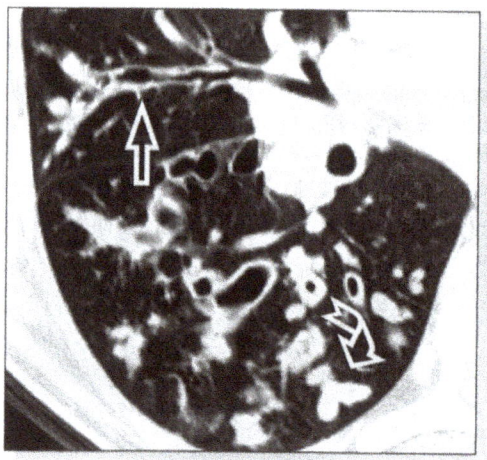
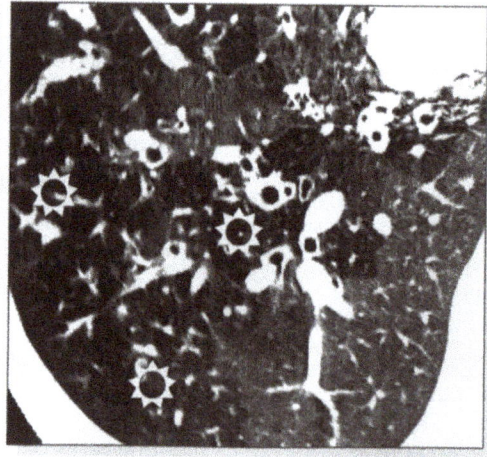

📖 Maffessanti M. Cystic fibrosis in children: HRCT findings and distribution of disease. J Thorac Imaging 1996, 11: 27

Diagnosi differenziali

Diagnosi differenziali radiologiche:
- Aspergillosi BroncoPolmonare Allergica (ABPA): le bronchiectasie sono più rigorosamente centrali, anche se per coinvolgimenti maggiori l'aspetto radiologico è sovrapponibile
- Tracheobroncomegalia (sindrome di Mounier-Kuhn): la trachea e i bronchi principali sono dilatati e deformati
- Sindrome di Williams-Campbell: le bronchiectasie sono quasi esclusivamente cistiche; l'oligoemia a mosaico con air trapping è estesa
- Istiocitosi X evoluta: le cisti sono diffuse con distribuzione random; non c'è contiguità con le strutture bronchiali e non sono mai presenti livelli idroaerei

Lee KH. The radiologic differential diagnosis of diffuse lung diseases characterized by multiple cysts or cavities. J Comput Assist Tomogr 2002, 26: 5

EVOLUZIONE e COMPLICANZE

Malattie concomitanti

Nel 5-10% dei pazienti si associa un'aspergillosi bronco-polmonare allergica che, se non trattata, causa un più rapido deterioramento clinico-funzionale. Un pneumotorace può essere osservato nel 7-49% dei casi. Nei pazienti con FC vi è una più alta incidenza di atopia e asma rispetto ad altri con bronchiectasie ma senza FC

Evoluzione clinica

L'alterazione della clearance mucociliare determina la formazione di bronchiectasie ed infezioni batteriche recidivanti (Pseudomonas aeruginosa, Staphylococcus aureus, Haemophilus influenzae, Burkholderia cepacia): si ha conseguentemente un graduale peggioramento della funzione polmonare che sfocia in insufficienza respiratoria, ipertensione arteriosa polmonare e cuore polmonare cronico (principale causa di morte); le infezioni causano anche uno stato cronico di malnutrizione che può accelerare il decorso della malattia. Come risultante del miglioramento delle cure mediche e della diagnosi precoce negli ultimi decenni, l'aspettativa di vita dei pazienti con FC è nettamente migliorata (40 anni). La colonizzazione delle vie aeree da parte dello Pseudomonas e della Burkholderia è un fattore prognostico negativo

Evoluzione radiologica

Controlli seriati documentano il progressivo maggior impegno del polmone da parte degli spazi cistici, le alternanze tra bronchiectasie vuote e piene anche in relazione alla terapia posturale e i variabili addensamenti legati alle esacerbazioni infettive della malattia

Helbich TH. Evolution of CT findings in patients with cystic fibrosis. AJR Am J Roentgenol 1999, 173: 81

Shah RM. High-resolution CT in the acute exacerbation of cystic fibrosis: evaluation of acute findings, reversibility of those findings, and clinical correlation. AJR Am J Roentgenol 1997, 169: 375

LABORATORIO

La maggior parte dei pazienti con FC hanno un test del sudore positivo (Cl >60 mEq/L); comunemente c'è anche leucocitosi neutrofila.

DIAGNOSI NON INVASIVA

La diagnosi suggerita dall'anamnesi familiare, da disturbi respiratori persistenti, dall'evidenza clinica d'insufficienza pancreatica richiede la conferma del test del sudore o lo studio genetico. L'HRTC può talvolta essere la prima indagine che suggerisce la malattia nelle forme fruste dell'adulto e si rivela preziosa nel fornire un bilancio topografico delle alterazioni, utile per impostare la terapia posturale e nel follow-up

DIAGNOSI INVASIVA

Si ricorre ad accertamenti bioptici solo in caso di complicanze polmonari non altrimenti accertabili

Lavaggio broncoalveolare

La cellularità del BAL è fortemente aumentata (10-14 volte), il sedimento è ricco di polimorfonucleati neutrofili (50-60%); inoltre si è osservato un aumento di Interleuchina-8, leucotriene B4, elastasi e metalloproteinasi nel sovranatante. Nelle riacutizzazioni infettive, secondo alcuni Autori, il BAL è utile per lo studio microbiologico quando il trattamento antibiotico basato sull'isolamento batterico nello sputo o impostato empiricamente fallisce

Konstan MW. Bronchoalveolar lavage findings in cystic fibrosis patients with stable, clinically mild lung disease suggest ongoing infection and inflammation. Am J Respir Crit Care Med 1994, 150: 448

Istiocitosi X

Definizione

L'istiocitosi X è una malattia rara che colpisce principalmente i giovani adulti; essa è caratterizzata dalla proliferazione polmonare di speciali istiociti conosciuti come cellule di Langerhans

In fase iniziale di malattia, l'Istiocitosi X si esprime sottoforma di malattia nodulare diffusa (● Istiocitosi X iniziale), mentre in fase evoluta con un pattern prevalente di tipo cistico; di quest'ultimo parleremo in questo capitolo

Granuloma eosinofilo polmonare, Granulomatosi polmonare a cellule di Langerhans

DEMOGRAPHICS

Eziopatogenesi

L'esatta patogenesi della malattia è sconosciuta, ma in base a dati epidemiologici si ritiene che sia dovuta in maniera rilevante a un'alterata risposta al fumo di sigaretta. È stata evocata anche una possibile eziologia virale e neoplastica

Epidemiologia

La malattia è rara e la sua vera incidenza è sconosciuta; essa colpisce prevalentemente giovani adulti (20-40 anni), senza distinzione di sesso. È più frequente nei caucasici rispetto alla razza nera

Fattori di rischio

La quasi totalità dei soggetti colpiti è fumatore o ex fumatore; non si conoscono fattori di rischio geografici o lavorativi

Vassallo R. Pulmonary Langerhans'-cell histiocytosis. N Engl J Med 2000, 342: 1969

CLINICA

Anamnesi

Il paziente può giungere al riscontro medico in vari modi: 1. riscontro occasionale al radiogramma del torace (20-25%); 2. in seguito a pneumotorace spontaneo; 3. presenza di sintomi respiratori o sistemici. I sintomi più comuni sono: tosse secca (55-70%), dispnea (40-85%), stanchezza (30%), calo ponderale (20-30%), dolore toracico (10-20%), febbre (15%)

Esame obiettivo

L'esame obiettivo è in genere normale; raramente si possono apprezzare rantoli crepitanti. Raro l'ippocratismo digitale

Funzionalità respiratoria

Il parametro funzionale che si altera più precocemente è la D_LCO. Nelle fasi avanzate si può osservare sia una sindrome restrittiva che ostruttiva con aumento del volume residuo

Crausman RS. Pulmonary histiocytosis X: pulmonary function and exercise pathophysiology. Am J Respir Crit Care Med 1996, 153: 426

ANATOMIA PATOLOGICA

Lesioni elementari

Con il tempo, le lesioni nodulari cellulate dell'istiocitosi X evolvono in piccole cicatrici stellate con le aree più attive nelle zone periferiche, con formazione successiva di:
- Cavità-cisti (✿) al centro delle cicatrici stellate
- Focolai di enfisema microscopico (pericicatriziale) nel parenchima perilesionale (⇨)
- Fibrosi diffusa secondaria alla fusione delle lesioni fibrotiche focali (rara)

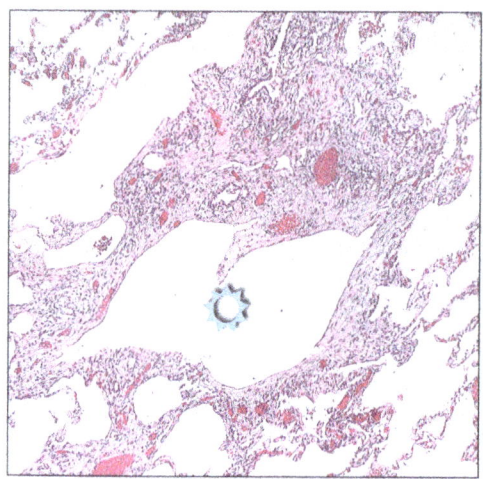
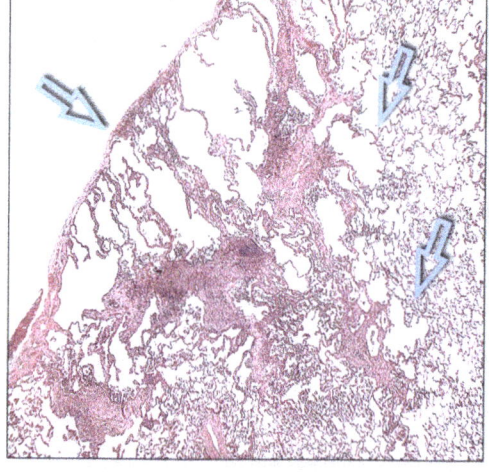

Nelle forme con estesa fibrosi, le cellule di Langerhans possono essere scarse o assenti; in questa fase diventa difficile stabilire l'eziologia delle lesioni

Distribuzione
Molte lesioni sono centrate sulle piccole vie aeree o comunque vicine a esse; in quelle più voluminose non è identificabile un punto di origine

Diagnosi differenziali
Diagnosi differenziali anatomopatologiche:
- LAM: presenza di tessuto muscolare liscio interstiziale, positività all'HMB45
- Enfisema centrolobulare: non si osservano né noduli né fibrosi

Colby TV. Histiocytosis X in the lung. Hum Pathol 1983, 14: 847

Desai SR. Smoking-related interstitial lung diseases: histopathological and imaging perspectives. Clin Radiol 2003, 58: 259

ALTA RISOLUZIONE - H R T C

Lesioni elementari
Segni radiologici di base:
- Cisti di dimensioni variabili e con diametro compreso tra 1 a 2 cm, a pareti spesse (▷)
- La morfologia è fortemente variabile, anche con aspetti "bizzarri" in relazione a fenomeni di confluenza (↯)

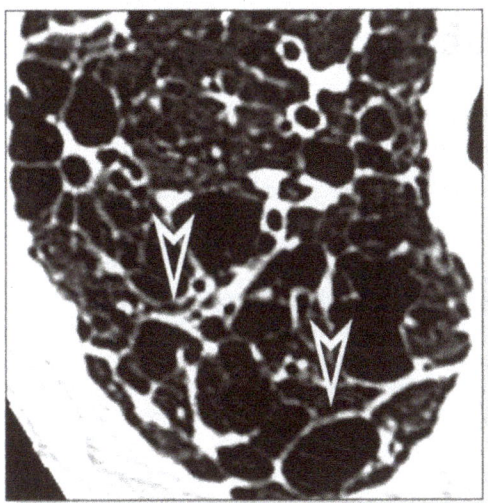
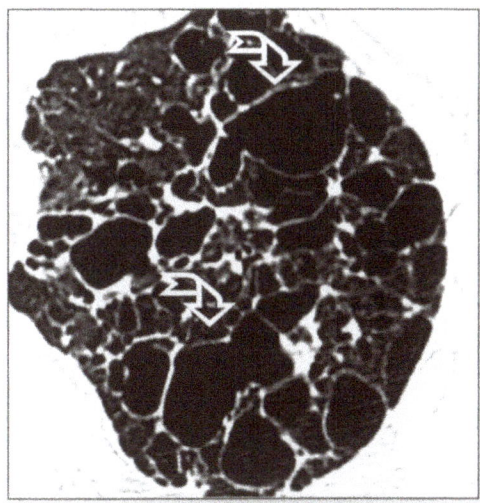

Le cisti sono completamente vuote; nel loro interno, in particolare, non si riconoscono mai strutture vascolari

Abbott GF. From the archives of the AFIP: pulmonary Langerhans cell histiocytosis. Radiographics 2004, 24: 821

Brauner MW. Pulmonary Langerhans cell histiocytosis: evolution of lesions on CT scans. Radiology 1997, 204: 497

Kulwiec EL. Imaging of pulmonary histiocytosis X. Radiographics 1992, 12: 515

Distribuzione
Bilaterale, omogenea e simmetrica

Senza predilezioni (random)

Le lesioni predominano alle regioni medio-superiori con risparmio delle basi e dei seni costofrenici

Il volume polmonare è aumentato

Istiocitosi X evoluta

Altri segni

Altre caratteristiche radiologiche:
- Noduli centrolobulari di diametro <10 mm, densi (⇨), spesso escavati (▷) (cheerios pattern)
- Oligoemia a mosaico con air trapping da ostruzione bronchiolare
- Linfoadenomegalie, poco frequenti
- Pneumotorace (↷) (10%)

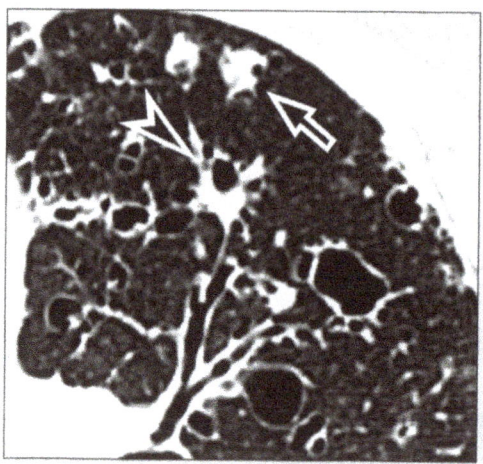
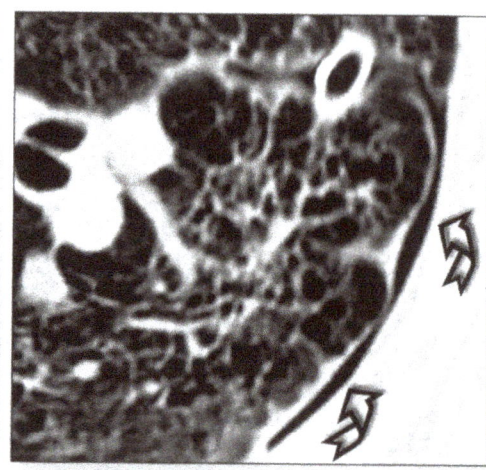

I noduli sono espressione di attività della malattia e rappresentano infatti il segno prevalente in fase iniziale (● Istiocitosi X iniziale)

Stern EJ. Cystic lung disease associated with eosinophilic granuloma and tuberous sclerosis: air trapping at dynamic ultrafast high-resolution CT. Radiology 1992, 182: 325

Diagnosi differenziali

Diagnosi differenziali radiologiche:
- LAM: le cisti presentano pareti sottili, forma regolare, dimensioni uniformi, non confluiscono e coinvolgono anche i seni costofrenici; può coesistere versamento pleurico
- Enfisema centrolobulare: le cisti non hanno parete o, raramente, presentano un orletto sottile; nel contesto si riconosce spesso una piccola opacità legata all'arteriola centrolobulare. Frequentemente coesistono cisti mantellari in singolo strato da enfisema parasettale
- Bronchiectasie cistiche: le cisti sono raccolte in grappoli con distribuzione a chiazze e spesso presentano livelli idroaerei; vi sono inoltre bronchiectasie cilindriche e varicoidi associate

Bonelli FS. Accuracy of high-resolution CT in diagnosing lung diseases. AJR Am J Roentgenol 1998, 170: 1507

Hansell DM. Bronchiectasis. Radiol Clin North Am 1998, 36: 107

EVOLUZIONE e COMPLICANZE

Malattie concomitanti

In corso d'Istiocitosi X è stata osservata un'associazione con forme tumorali benigne o maligne e in particolare con carcinoma broncogeno (5%), linfoma di Hodgkin e non, carcinoide polmonare. Ci può essere anche un'ipertensione polmonare da malattia veno-occlusiva

Nella forma sistemica dell'adolescente (malattia di Hand-Schüller-Christian), si possono avere interessamento osseo (lesioni litiche) o ipofisario (diabete insipido)

Evoluzione clinica

Più del 25% dei pazienti può sviluppare pneumotorace spontaneo ricorrente; un 13% ha episodi emoftoici, e in questa evenienza si deve sospettare una superinfezione negli spazi cistici (ad esempio da Aspergillus). In questa fase, la malattia non regredisce anche se il paziente sospende l'abitudine tabagica; in alcuni soggetti è stata segnalata una ricaduta dopo anni dalla remissione radiologica e sono possibili recidive persino su polmone trapiantato. Tra le complicanze tardive è da ricordare l'ipertensione arteriosa polmonare

Etienne B. Relapsing pulmonary Langerhans cell histiocytosis after lung transplantation. Am J Respir Crit Care Med 1998, 157: 288

Evoluzione radiologica

Le cisti tendono a ingrandirsi e le loro pareti diventano sottili con pattern che può diventare indistinguibile da quello della LAM e dell'enfisema confluente; tale aspetto è caratteristico di fase inattiva o avanzata di malattia. Quando compare l'ipertensione arteriosa polmonare, aumenta il diametro dell'arteria polmonare principale (>27 mm)

Abbott GF. From the archives of the AFIP: pulmonary Langerhans cell histiocytosis. Radiographics 2004, 24: 821

LABORATORIO

Gli esami di laboratorio sono normali

✓ La conta degli eosinofili circolanti è nei limiti. Non deve trarre in inganno il termine di granuloma eosinofilo che si riferisce a una discreta presenza di eosinofili nelle lesioni istologiche, ma non nel sangue periferico

DIAGNOSI NON INVASIVA

Anche se il quadro clinico-radiologico è fortemente suggestivo per Istiocitosi X, una conferma citologica (cellule CD1+ nel BAL) o istologica va sempre perseguita

✓ La coesistenza di lesioni ossee litiche e/o diabete insipido può suggerire la diagnosi della forma sistemica dell'adolescente (malattia di Hand-Schüller-Christian)

DIAGNOSI INVASIVA

Si ritiene che l'uso simultaneo del BAL e della biopsia transbronchiale sia sufficiente a porre diagnosi senza ricorrere alla biopsia chirurgica

 In questi soggetti, la biopsia transbronchiale va programmata con cautela per la possibilità di complicazioni (pneumotorace)

 La transbronchiale ha un numero sostanziale di falsi negativi e di biopsie non diagnostiche in relazione a campionamento inadeguato; la ricerca immunoistochimica di cellule CD1+ ne aumenta la resa diagnostica

Lavaggio broncoalveolare

Il BAL dimostra un aumento della cellularità totale e della percentuale dei neutrofili, come d'altra parte nei fumatori. Si può osservare un aumento anche degli eosinofili, sempre aspecifico. Diagnostico invece è il riscontro di una percentuale di cellule di Langerhans (CD1+) superiore al 5%

Auerswald U. Value of CD-1-positive cells in bronchoalveolar lavage fluid for the diagnosis of pulmonary histiocytosis X. Lung 1991, 169: 305

Linfangioleiomiomatosi

Definizione — La Linfangioleiomiomatosi (LAM) è una malattia rara che colpisce giovani donne in età fertile; essa è caratterizzata dalla proliferazione di cellule muscolari lisce atipiche e dalla presenza di cisti a livello polmonare

DEMOGRAPHICS

Eziopatogenesi — La patogenesi della malattia è sconosciuta; tuttavia vi sono dati che suggeriscono un'azione deficitaria sulla soppressione tumorale da parte di alcuni enzimi cellulari, o l'anormalità di proteine coinvolte nella sintesi delle catecolamine. L'influenza di fattori ormonali è comunque importante, tanto è vero che essa colpisce quasi esclusivamente il sesso femminile

Epidemiologia — L'epidemiologia della LAM è poco conosciuta: si calcola che rappresenti circa l'1% di tutte le pneumopatie infiltrative diffuse. La razza caucasica è più colpita rispetto alle altre. I due terzi delle pazienti, al momento della diagnosi, hanno un'età compresa tra i 20 e i 40 anni

Fattori di rischio — La gravidanza e l'uso di estrogeni possono accelerare l'evoluzione della malattia. In menopausa, un trattamento sostitutivo con estrogeni, rappresenta un fattore di rischio

CLINICA

Anamnesi — Quasi tutte le pazienti accusano dispnea da sforzo a insorgenza graduale. Una dispnea acuta è invece riconducibile a pneumotorace associato. Altri sintomi comuni sono la tosse e il dolore toracico

Esame obiettivo — L'obiettività polmonare può essere normale, ma nel 22% dei casi si possono apprezzare rantoli crepitanti e/o riduzione del murmure vescicolare. L'ippocratismo digitale è raro

Funzionalità respiratoria — I test di funzionalità polmonare evidenziano un quadro bronco-ostruttivo o misto; il volume residuo e la capacità polmonare totale sono aumentati. La maggior parte delle pazienti ha anche una riduzione della D_LCO

Hancock E. Lymphangioleiomyomatosis: a review of the literature. Respir Med 2002, 96: 1

Johnson S. Lymphangioleiomyomatosis: clinical features, management and basic mechanisms. Thorax 1999, 54: 254

ANATOMIA PATOLOGICA

Lesioni elementari — Le alterazioni anatomopatologiche sono le seguenti:
- Spazi cistici intraparenchimali (⇨) associati a enfisema subpleurico
- Le pareti delle cisti sono irregolarmente ispessite da tessuto muscolare liscio disorganizzato e immaturo (▷), con fascetti più corti

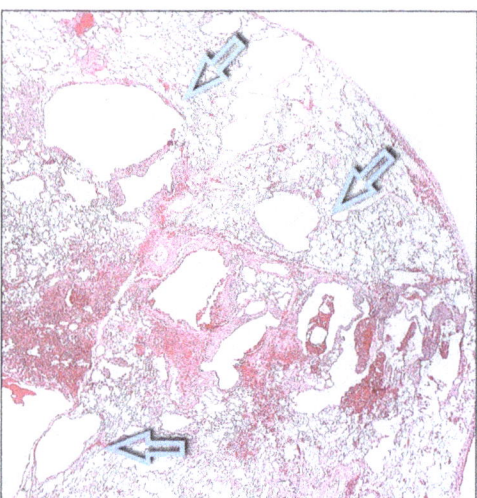
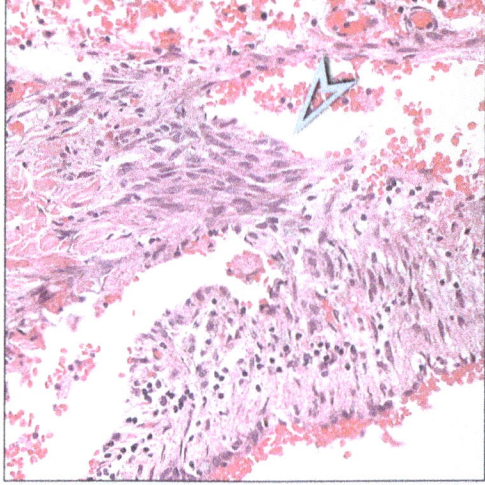

Il tessuto muscolare liscio è positivo all'immunoistochimica per HMB45, marcatori muscolari (actina, desmina) e spesso per recettori ormonali estroprogestinici

 La LAM è una proliferazione anomala e multifocale di cellule muscolari lisce immature dell'interstizio polmonare che può estendersi alle vene polmonari (con congestione passiva responsabile di microemorragie intraparenchimali), ai fasci broncovascolari (con "air trapping") e al dotto toracico e alle vie linfatiche toraciche e retroperitoneali (con possibile rottura in cavo pleurico e chilotorace)

Distribuzione La distribuzione della malattia è prevalentemente di tipo linfatico: le lesioni sono spesso localizzate lungo i setti interlobulari, nelle regioni subpleuriche e talora attorno ai fasci broncovascolari

Diagnosi differenziali Diagnosi differenziali anatomopatologiche:

- Istiocitosi X evoluta: le lesioni cistiche si associano a noduli e non contengono tessuto muscolare liscio in parete; positività ad S-100 e CD1a nelle lesioni cellulate, negatività ad HMB45, ai marcatori muscolari e ai recettori estro-progestinici
- Enfisema centrolobulare: cisti a pareti sottili senza proliferazione muscolare
- Leiomioma benigno metastatizzante: prevalentemente nodulare (ma possono formarsi cisti all'interno), HMB45 negativo

 Corrin B. Pulmonary lymphangiomyomatosis. A review. Am J Pathol 1975, 79: 348

Taylor JR. Lymphangioleiomyomatosis. Clinical course in 32 patients. N Engl J Med 1990, 323: 1254

ALTA RISOLUZIONE - HRTC

Lesioni elementari Segni radiologici di base:

- Cisti rotondeggianti (↻) di diametro compreso tra 1 e 2 cm; nel loro interno non sono riconoscibili vasi
- Le lesioni presentano morfologia uniforme, pareti sottili (⇒); ciò conferisce al quadro un aspetto molto omogeneo, come "merlettato"

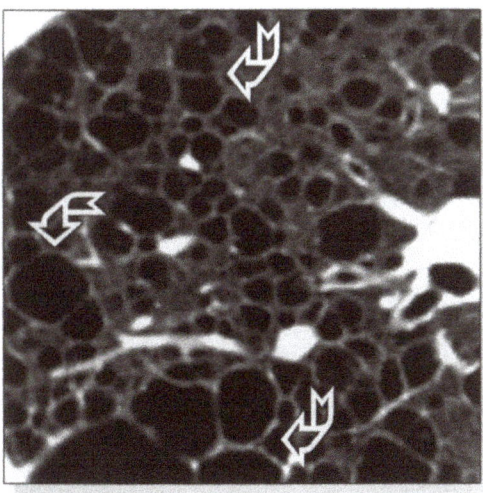 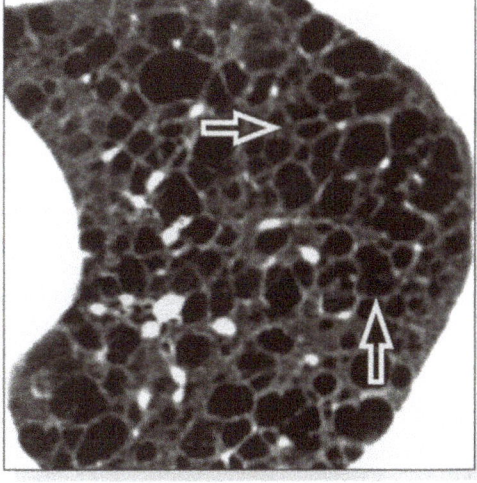

Kirchner J. Pulmonary lymphangioleiomyomatosis: high-resolution CT findings. Eur Radiol 1999, 9: 49

Distribuzione Bilaterale, omogenea e simmetrica

Diffusa senza predilezioni (random)

Dagli apici alle basi, inclusi i seni costofrenici

Il volume polmonare è normale o aumentato (50%)

Altri segni

Altre caratteristiche radiologiche:
- Pneumotorace (⇒)(50%)
- Ingrandimento dei linfonodi ilari, mediastinici, retrocrurali (40%)
- Versamento pleurico monolaterale (14%) e, più raramente, pericardico
- Vetro smerigliato per emorragia e ispessimento liscio dei setti interlobulari da edema (rari)
- Angiomiolipomi renali (↘)(50%), spesso bilaterali
- Ascite chilosa e ingrandimento dei linfonodi retroperitoneali

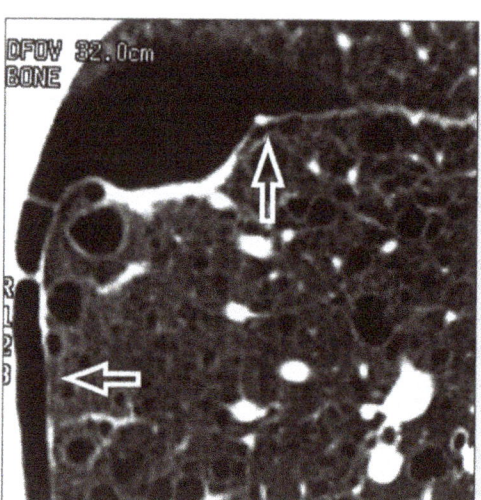
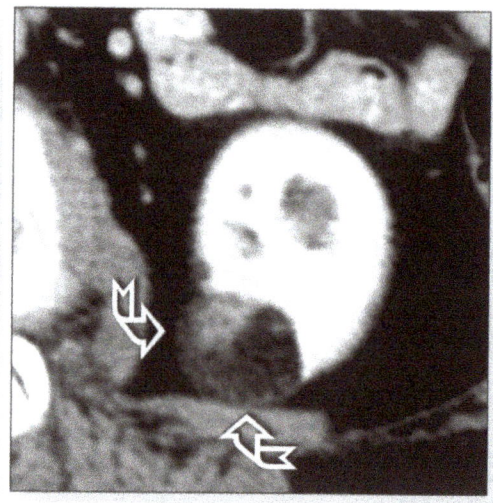

Avila NA. Lymphangioleiomyomatosis: abdominopelvic CT and US findings. Radiology 2000, 216: 147

Chu SC. Comprehensive evaluation of 35 patients with lymphangioleiomyomatosis. Chest 1999, 115: 1041

Diagnosi differenziali

Diagnosi differenziali radiologiche:
- Istiocitosi X evoluta: le cisti hanno pareti spesse, morfologia non uniforme con aspetti "bizzarri" e risparmiano i seni costofrenici. Possono coesistere micronoduli escavati; manca il versamento pleurico
- Enfisema centrolobulare: le cisti non hanno parete o, raramente, presentano un orletto sottile; nel contesto si riconosce spesso una piccola opacità legata all'arteriola centrolobulare. Frequentemente coesistono cisti mantellari in singolo strato da enfisema parasettale

Bonelli FS. Accuracy of high-resolution CT in diagnosing lung diseases. AJR Am J Roentgenol 1998, 170: 1507

Lee KH. The radiologic differential diagnosis of diffuse lung diseases characterized by multiple cysts or cavities. J Comput Assist Tomog 2002, 26: 5

EVOLUZIONE e COMPLICANZE

Malattie concomitanti

In circa il 50% delle pazienti si possono associare angiomiolipomi renali; è stata segnalata anche un'aumentata incidenza di meningiomi

Evoluzione clinica

La prognosi è variabile e la mediana di sopravvivenza dal momento della diagnosi è di 8-10 anni. Possono complicare la malattia uno pneumotorace spontaneo (50%), spesso ricorrente e talora bilaterale, un chilotorace (28%), episodi emoftoici (40%), talora gravi. Altre complicanze non polmonari sono l'ascite chilosa, la chiluria e il chilopericardio

Secondo alcuni Autori, la sopravvivenza è correlata alla percentuale di parenchima interessato dalle due principali lesioni della LAM, che sono le lesioni cistiche e la proliferazione di cellule muscolari lisce anomale (LHS = LAM Histologic Score)

Matsui K. Prognostic significance of pulmonary lymphangioleiomyomatosis histologic score. Am J Surg Pathol 2001, 25: 479

Evoluzione radiologica

Col passare degli anni, le cisti tendono ad aumentare di numero e di calibro. La LAM può recidivare anche su polmone trapiantato

Nine JS. Lymphangioleiomyomatosis: recurrence after lung transplantation. J Heart Lung Transplant 1994, 13: 714

LABORATORIO

Non sono segnalate alterazioni degli esami ematologici a eccezione di rari casi che hanno aumentati livelli sierici dell'enzima convertitore dell'angiotensina

DIAGNOSI NON INVASIVA

La diagnosi deve essere fortemente considerata di fronte ad una giovane donna che si presenti con un quadro clinico d'enfisema o pneumotorace ricorrente o pleurite chilosa. L'HRTC presenta un'accuratezza diagnostica elevata (>80%), che diventa quasi assoluta se associata ad un'anamnesi compatibile; la certezza è ottenibile solo biopticamente

DIAGNOSI INVASIVA

La biopsia transbronchiale può raccogliere materiale patologico sufficiente per la diagnosi: l'utilizzo di colorazioni immunoistochimiche specifiche per componenti del muscolo liscio (desmina o HMB-45) aumenta la resa diagnostica riducendo la necessità di ricorrere alla biopsia chirurgica

Lavaggio broncoalveolare

Il BAL rivela spesso un'alveolite emorragica (emazie e siderofagi), peraltro senza che tale aspetto abbia implicazioni diagnostiche

Chu SC. Comprehensive evaluation of 35 patients with lymphangioleiomyomatosis. Chest 1999, 115: 1041

Usual Interstitial Pneumonia

Definizione

La polmonite interstiziale usuale, Usual Interstitial Pneumonia (UIP), è il reperto istopatologico della Fibrosi Polmonare Idiopatica (FIP), pneumopatia interstiziale fibrosante cronica a causa sconosciuta. L'acronimo UIP è diventato così noto da venire spesso usato sostitutivamente per definirla anche nella pratica clinica

In fase avanzata di malattia, il quadro fibrosante è caratterizzato da un pattern prevalente di tipo cistico

 FIP, Idiopathic Pulmonary Fibrosis, IPF, alveolite fibrosante

 Il termine generico di Polmoniti Interstiziali Idiopatiche (PII o IIP) comprende malattie diverse, e in particolare la Polmonite Interstiziale Usuale (□ UIP iniziale, O UIP evoluta), la Polmonite Interstiziale Non Specifica (□ NSIP), la Polmonite Interstiziale Desquamativa (⌘ DIP), la Polmonite Interstiziale Acuta (⌘ AIP), la Polmonite Interstiziale Linfocitaria (● LIP) e la Polmonite Organizzativa (⌘ OP) criptogenetica

 American Thoracic Society/European Respiratory Society International Multidisciplinary Consensus Classification of the Idiopathic Interstitial Pneumonias. Am J Respir Crit Care Med 2002, 165: 277

DEMOGRAPHICS

Eziopatogenesi

L'eziologia della IPF è sconosciuta. Vi sono due prevalenti ipotesi patogenetiche: 1. Ipotesi infiammatoria. Nelle fasi precoci della malattia, nei setti e negli alveoli s'instaurerebbe un fenomeno infiammatorio cronico (macrofagi, neutrofili, eosinofili) che causerebbe un danno alle strutture polmonari e un'aumentata produzione di citochine fibrogeniche con conseguente risposta riparativa esagerata che porterebbe allo stadio fibrotico terminale; 2. Disregolazione fibroblastica. A seguito di un insulto sconosciuto vi sarebbe un'esagerata risposta riparativa caratterizzata da migrazione e proliferazione dei fibroblasti, diminuita apoptosi degli stessi e aumentata risposta alle citochine fibrogeniche; a questo si associerebbe l'assenza di riepitelizzazione delle strutture alveolari e un inappropriato rimodellamento della matrice extracellulare

Epidemiologia

Da alcuni Autori è riportata una prevalenza di 20.2 casi per 100.000 per il sesso maschile e di 13.2 in quello femminile. L'età media dei pazienti al momento della diagnosi è di 66 anni; con l'aumentare dell'età aumenta anche l'incidenza. La IPF non segue una distribuzione geografica, così come non vi sono prevalenze di razza. Sono descritti casi familiari

Fattori di rischio

Sembrano costituire fattori di rischio per lo sviluppo della malattia: i farmaci antidepressivi, il reflusso gastroesofageo cronico, l'inalazione di polvere di metallo o legno, l'abitudine tabagica (da 1,6 a 2,3 volte); il loro significato nella patogenesi della malattia è sconosciuto

CLINICA

Anamnesi

In questa fase avanzata della malattia, la dispnea è presente per sforzi minimi e talora a riposo. La tosse, secca, insistente, talora è incoercibile: sono descritte fratture costali in relazione agli accessi tussigeni. Sintomi sistemici consistono in perdita di peso e affaticamento

Esame obiettivo

I pazienti sono usualmente tachipnoici e cianotici a riposo. Sono presenti rantoli crepitanti bilaterali (tipo velcro) su tutto l'ambito ascoltatorio. In questo stadio avanzato di malattia, possono comparire i segni dell'ipertensione polmonare (secondo tono accentuato sulla polmonare, pulsazione epigastrica) e dello scompenso cardiaco destro (giugulari turgide, fegato da stasi, edemi periferici). Una pressione media polmonare a riposo superiore a 30 mmHg è associata a una prognosi severa. Nel 25-50% dei casi c'è ippocratismo digitale

Funzionalità respiratoria

Le prove di funzionalità respiratoria presentano una sindrome restrittiva di grado moderato-grave, una severa riduzione della D_LCO e ipossiemia a riposo. Nei fumatori, può coesistere una sindrome ostruttiva e allora i volumi polmonari sono meno ridotti rispetto ai non fumatori

 Idiopathic pulmonary fibrosis: diagnosis and treatment. International consensus statement. American Thoracic Society (ATS), and the European Respiratory Society (ERS). Am J Respir Crit Care Med 2000, 161: 646

Wiggins J. Combined cryptogenic fibrosing alveolitis and emphysema: the value of high resolution computed tomography in assessment. Respir Med 1990, 84: 365

ANATOMIA PATOLOGICA

Lesioni elementari

Le alterazioni anatomopatologiche sono le seguenti:

- Fibrosi densa a distribuzione irregolare con accentuazione subpleurica (▷) e honeycombing (✤) in quantità variabile
- Focolai fibroblastici (✪)(costituiti da connettivo lasso ricco di mucopolisaccaridi contenente miofibroblasti) all'interfaccia tra zone di fibrosi e parenchima normale
- All'interno delle zone di fibrosi, si osservano infiltrato infiammatorio non particolarmente intenso, iperplasia di tessuto muscolare liscio e metaplasia adiposa del parenchima subpleurico

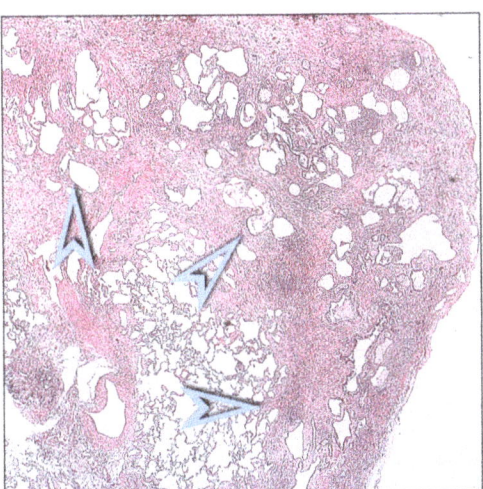
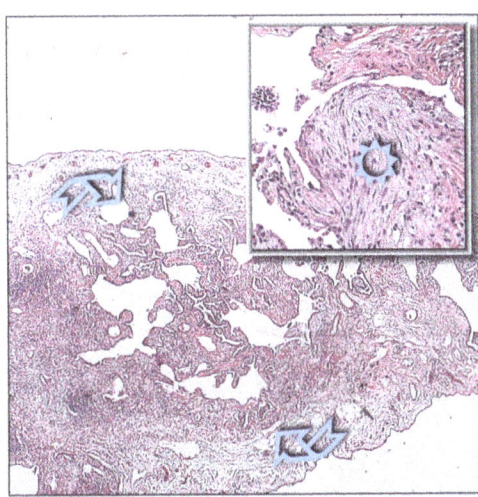

 Le pseudocisti del polmone a favo d'api (honeycombing) derivano dalla coalescenza di spazi aerei all'interno delle aree fibrotiche per rottura delle pareti alveolari: si formano così cavità pseudocistiche delimitate da parete fibrosa spessa e rivestite da epitelio bronchiolare o da pneumociti iperplastici

 Il quadro istologico della UIP è caratteristicamente eterogeneo sia spazialmente (alternanza di zone fibrotiche ad altre di polmone normale) che temporalmente (presenza contemporanea di fibrosi di vecchia data - fibrosi densa - e recente - focolai fibroblastici -). Anche in fase avanzata, la presenza di focolai fibroblastici è l'elemento diagnostico cardine della malattia

 La componente fibroblastica secondo alcuni rappresenta l'organizzazione di piccoli focolai di danno alveolare diffuso, raramente apprezzabili sia clinicamente che istologicamente. Un vero danno alveolare diffuso con membrane ialine e iperplasia dei pneumociti di II tipo sovrapposto a un quadro di UIP, è invece quello che si osserva nella cosiddetta "UIP in fase accelerata"

Distribuzione

Subpleurica e parasettale, quest'ultima peraltro non più apprezzabile nelle zone di fibrosi estesa o di honeycombing

Diagnosi differenziali

Diagnosi differenziali anatomopatologiche:

- NSIP fibrosante: l'aspetto generale è uniforme; mancano l'eterogeneità spaziale e quella temporale
- Collagenopatie evolute: infiltrato infiammatorio più intenso con formazione di follicoli linfoidi e focolai fibroblastici meno numerosi; pleurite associata
- Asbestosi evoluta: fibrosi senza le caratteristiche di eterogeneità spaziale e temporale della UIP; presenza di corpi dell'asbesto
- AAE cronica: distribuzione peribronchiolare; infiltrato infiammatorio interstiziale più intenso con presenza di granulomi
- Sarcoidosi fibrosante: granulomi non necrotizzanti confluenti in ampie aree fibrotiche a distribuzione, almeno inizialmente, linfatica; mancano i focolai fibroblastici

UIP evoluta

Katzenstein AL. Idiopathic pulmonary fibrosis: clinical relevance of pathologic classification. Am J Respir Crit Care Med 1998, 157: 1301

Katzenstein AL. Usual interstitial pneumonia: histologic study of biopsy and explant specimens. Am J Surg Pathol 2002, 26: 1567

ALTA RISOLUZIONE - HRTC

Lesioni elementari Segni radiologici di base:

- Cisti rotondeggianti di piccole dimensioni (2-10 mm) che condividono pareti spesse, disposte su più strati concentrici in sede subpleurica (✹)(honeycombing)
- Bronchiectasie e bronchiolectasie (▷) da trazione: i bronchi dilatati hanno pareti spesse e presentano un decorso tortuoso con aspetto "a cavaturaccioli"

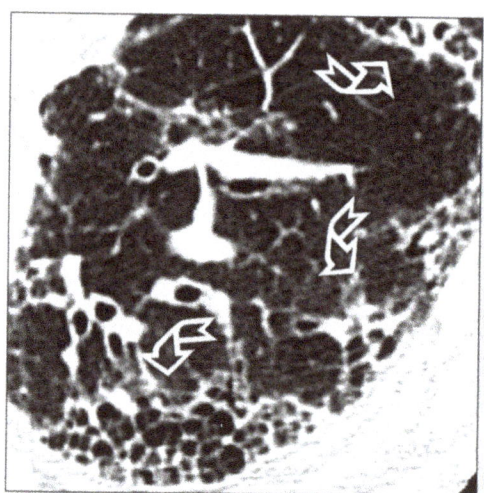
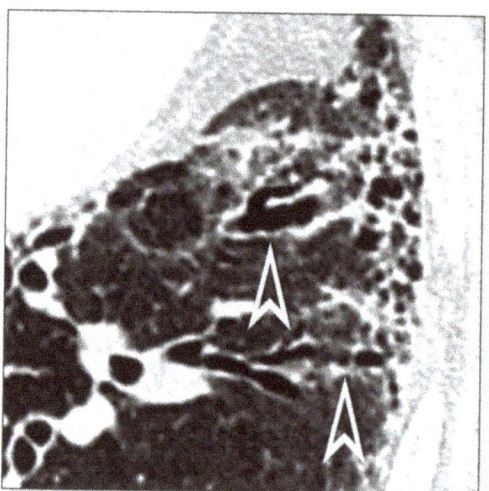

Muller NL. Fibrosing alveolitis: CT-pathologic correlation. Radiology 1986, 160: 585

Primack SL. End-stage lung disease: CT findings in 61 patients. Radiology 1993, 189: 681

Distribuzione Bilaterale e a chiazze

Periferica subpleurica, più accentuata posteriormente

Prevalentemente basale

Pur prevalendo in sede basale, è sempre presente un certo coinvolgimento mantellare anche nelle regioni medio-superiori; nel 10% dei casi è addirittura possibile trovare un interessamento prevalente proprio in queste regioni

Wells AU. Serial CT in fibrosing alveolitis: prognostic significance of the initial pattern. AJR Am J Roentgenol 1993, 161: 1159

Il volume polmonare è ridotto

Altri segni Altre caratteristiche radiologiche:

- Reticolazione irregolare sia inter- che intralobulare (▷)
- Segni di interfaccia (✹)
- Ground-glass fibrotico con bronchiolectasie nel contesto (⇒)
- Ingrandimento dei linfonodi mediastinici (50-90%), più frequente nelle forme estese; essendo reattivo, esso si può ridurre dopo terapia steroidea
- Ipertensione arteriosa polmonare: diametro dell'arteria polmonare principale (✪) > 27 mm

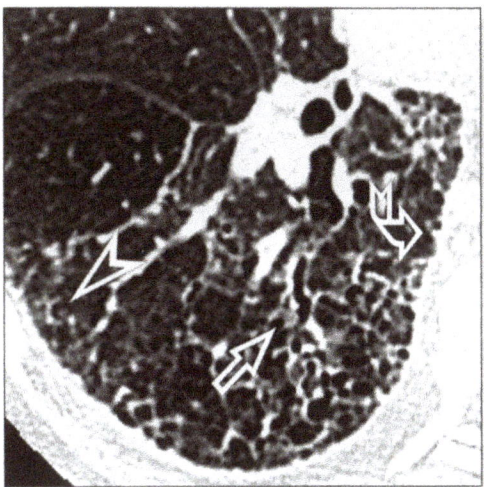
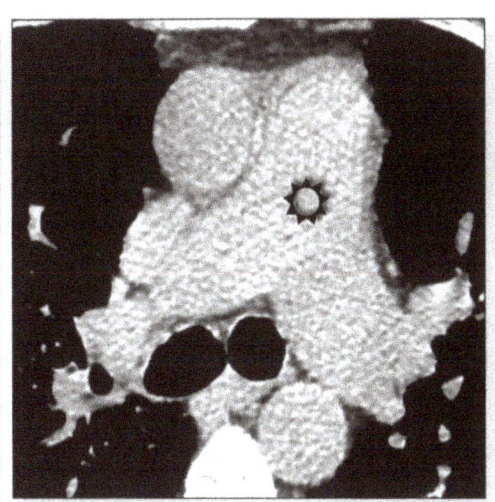

Franquet T. Mediastinal lymphadenopathy in cryptogenic fibrosing alveolitis: the effect of steroid therapy on the prevalence of nodal enlargement. Clin Radiol 1998, 53: 435

Nishimura K. Usual interstitial pneumonia: histologic correlation with high-resolution CT. Radiology 1992, 182: 337

Diagnosi differenziali

Diagnosi differenziali radiologiche:

- **Collagenopatie evolute**: l'honeycombing è meno grossolano; possono coesistere i segni tipici di ciascuna malattia
- **Asbestosi evoluta**: strie subpleuriche, bande parenchimali, placche pleuriche calcifiche, atelettasia rotonda
- **AAE cronica**: possibile coinvolgimento preferenziale delle regioni medio-superiori con distribuzione peribroncovascolare; possono coesistere noduli centrolobulari sfumati e aree sparse di ground-glass
- **Sarcoidosi fibrosante**: le lesioni sono localizzate ai lobi superiori e in sede parailare con coesistenza di noduli perilinfatici

Mayberry JP. Thoracic manifestations of systemic autoimmune diseases: radiographic and high-resolution CT findings. Radiographics 2000, 20: 1623

Primack SL. End-stage lung disease: CT findings in 61 patients. Radiology 1993, 189: 681

EVOLUZIONE e COMPLICANZE

Malattie concomitanti

È segnalata un'aumentata incidenza di carcinoma polmonare, in particolare squamocellulare e adenocarcinoma (13-30%). Durante il decorso della malattia, poi, possono comparire pneumotorace con pneumomediastino e micetomi intracistici

Lee HJ. Lung cancer in patients with idiopathic pulmonary fibrosis: CT findings. J Comput Assist Tomogr 1996, 20: 979

Zompatori M. Veramente un intruso! Radiol Med 2000, 99: 406

Evoluzione clinica

L'evoluzione clinica è invariabilmente peggiorativa: la mediana di sopravvivenza dal momento della diagnosi varia tra i 2.5 e i 3.5 anni. La maggior parte dei pazienti muore per insufficienza respiratoria, frequentemente aggravata da infezione; circa il 20% muore per complicanze cardiache. La rottura di una cisti periferica può causare pneumotorace. Raramente la malattia può precipitare (UIP in fase accelerata) con evoluzione rapidissima il cui substrato anatomopatologico è un Danno Alveolare Diffuso (DAD)

Evoluzione radiologica

Progressiva estensione dell'honeycombing anche alle regioni medie e superiori, eventuale aumento di calibro delle cisti e riduzione di spessore delle loro pareti, progressiva riduzione dei volumi polmonari

LABORATORIO

Si possono osservare aumenti nonspecifici della VES, del dosaggio delle immunoglobuline e dello LDH. Nel 10-20% dei pazienti si osserva un aumento, a basso titolo, degli anticorpi antinucleo (ANA) o del fattore reumatoide

La presenza di ANA a un titolo superiore a 1:160 deve suggerire la concomitanza di una connettivite che può essere indistinguibile sulla base dei soli criteri clinico-radiologici

DIAGNOSI NON INVASIVA

In un adulto immunocompetente, la presenza di tutti i seguenti 4 criteri maggiori e di almeno tre dei 4 minori è ritenuta suggestiva per IPF anche senza conferma istologica

Criteri maggiori: 1. esclusione di cause conosciute di pneumopatia infiltrativa diffusa (farmaci, esposizioni ambientali, connettiviti, etc.); 2. presenza di una sindrome restrittiva (capacità vitale ridotta e VEMS/CV normale o aumentato) e alterazione degli scambi gassosi (D_LCO ridotto o aumento del gradiente alveolo-arterioso per l'ossigeno); 3. presenza di alterazioni reticolari bibasali alla HRTC con ground-glass minimo; 4. biopsia transbronchiale o BAL non suggestivi di altra patologia

Criteri minori: 1. età > 50 anni; 2. esordio insidioso di dispnea non altrimenti spiegabile; 3. durata di malattia > 3 mesi; 4. rantoli crepitanti bibasali (tipo velcro)

DIAGNOSI INVASIVA

Il BAL viene sempre eseguito anche se il paziente si presenta in fase già avanzata di malattia; se non residuano dubbi diagnostici, si soprassiede alla biopsia transbronchiale da riservare alla diagnosi delle complicanze. La biopsia chirurgica non è consigliabile quando il quadro HRTC evidenzia un honeycombing conclamato e diffuso anche perché l'analisi patologica di un parenchima in stadio terminale non offre elementi utili alla precisazione diagnostica; tra l'altro, c'è controindicazione all'intervento nei soggetti con problematiche cardiovascolari, insufficienza respiratoria grave o con più di 65 anni (eccessivo rischio operatorio)

Lavaggio broncoalveolare

Gli aspetti del BAL in questa fase avanzata di malattia sono sovrapponibili a quelli della fase iniziale o reticolare (□ UIP iniziale): sono proprio questi aspetti che costituiscono il quarto criterio maggiore nella diagnosi della IPF

Haslam PL. Bronchoalveolar lavage in pulmonary fibrosis: comparison of cells obtained with lung biopsy and clinical features. Thorax 1980, 35: 9

Glossario

Dedicai lunghi anni a imparare l'ordine e la configurazione delle macchie
Alcune racchiudevano punti; altre formavano linee trasversali nella parte interna delle zampe; altre, a disegno anulare, si ripetevano
Forse erano uno stesso suono o una stessa parola

JL Borges, La scrittura del dio

Nel glossario vengono riportate le definizioni di segni radiologici peculiari, frequentemente espressi da termini immaginifici cari alla letteratura anglosassone (tree-in-bud, cheerios pattern, halo sign, ecc.)

Al di là dell'aspetto coreografico e del fatto che vengono ormai comunemente impiegati nel gergo specifico, sono utili perché identificano in maniera immediata e univoca uno o più immagini caratteristiche di queste malattie

Le voci di glossario sono riportate all'interno dei testi con carattere più sottile: (es.: …a mosaico con air trapping ad estensione lobulare…)

Glossario HRTC

A

Air crescent sign
Sottile falda d'iperdiafania alla periferia di un'opacità rotondeggiante; quest'ultima è legata alla presenza di materiale opaco entro una cavità preesistente o formatasi per necrosi e cavitazione
Segno dello spicchio di luna
Abramson S. The air crescent sign. Radiology 2001, 218: 230

Air trapping
Intrappolamento aereo da ostruzione delle piccole vie aeree. Esso si manifesta sotto forma di chiazze d'iperdiafania polmonare (oligoemia a mosaico) più evidente dopo espirazione forzata
Intrappolamento aereo
Arakawa H. Expiratory high-resolution CT: diagnostic value in diffuse lung diseases. AJR Am J Roentgenol 2000, 175: 1537

Angiogram sign
Visibilità accentuata dei vasi opacizzati da mezzo di contrasto nel contesto di un addensamento parenchimale ipodenso (perché gli alveoli sono occupati da muco, materiale lipidico, ecc.)
Segno dell'angiogramma
Shah RM. CT angiogram sign: incidence and significance in lobar consolidations evaluated by contrast-enhanced CT. AJR Am J Roentgenol 1998, 170: 719

Atoll sign
Reversed halo sign

B

Bande parenchimali
Strie opache sottili di 2-5 cm di lunghezza, di solito perpendicolari alla marginocostale
Queste alterazioni si realizzano per ispessimento di setti interlobulari contigui in relazione a cicatrici, atelettasia associata a fibrosi o anche semplicemente per ispessimento di sepimenti connettivali variamente arrangiati
Akira M. Asbestosis: high-resolution CT-pathologic correlation. Radiology 1990, 176: 389

Beaded appearance
Ispessimento dell'interstizio centrale o periferico (setti interlobulari) nel cui contesto si visualizzano piccole focalità micronodulari
Aspetto "a corona di rosario"
Ren H. Computed tomography of inflation-fixed lungs: the beaded septum sign of pulmonary metastases. J Comput Assist Tomogr 1989, 13: 411

Broncogramma aereo
Visibilità di strutture bronchiali pervie entro un addensamento parenchimale
Air bronchogram
Wong JS. Bronchioloalveolar carcinoma and the air bronchogram sign: a new pathologic explanation. J Thorac Imaging 1994, 9: 141

Broncogramma scuro
Visibilità "troppo buona" di strutture bronchiali entro un ground-glass. Apprezzare questo reperto può rivelarsi utile di fronte a velature tenui e omogenee, altrimenti difficili da distinguere dal parenchima normale
Dark bronchogram sign
Remy-Jardin M. Computed tomography assessment of ground-glass opacity: semiology and significance. J Thorac Imaging 1993, 8: 249

C

Carta geografica
Si parla di distribuzione "a carta geografica" di una lesione di fronte a un'alternanza di zone di polmone colpito dalle relative alterazioni e altre invece di parenchima normale
A chiazze, patchy

Cheerios pattern	Noduli escavati con iperdiafania centrale
	Biscotti col buco
	Reed SL. Cheerios in the chest. Chest 1993, 104: 1267
Crazy paving	Coesistenza di ground-glass e reticolazione liscia. La spiccata visibilità dei setti può essere dovuta a effettivo ispessimento, ma anche a concentrazione di materiale a ridosso delle pareti degli alveoli adiacenti
	Aspetto a palladiana, colonial-era pavement, pavimento pazzo
	Rossi SE. "Crazy-paving" pattern at thin-section CT of the lungs: radiologic-pathologic overview. Radiographics 2003, 23: 1509

D

Dotlike opacities	Opacità micronodulari descritte da Akira a proposito dell'asbestosi iniziale; sono dovute a focale concentrazione centrolobulare di tessuto fibrotico, e conseguentemente si associano spesso a opacità lineari ramificate e strie subpleuriche curvilinee
	Opacità puntiformi su base reticolare
	Akira M. High-resolution CT of asbestosis and idiopathic pulmonary fibrosis. AJR Am J Roentgenol 2003, 181: 163

E

End-stage lung	Fase terminale di una malattia fibrosante in cui zone più o meno estese di polmone sono sostituite da spazi cistici a pareti spesse
	Polmone in fase terminale, honeycomb lung
	Primack SL. End-stage lung disease: CT findings in 61 patients. Radiology 1993, 189: 681

F

Feeding vessel sign	Presenza di opacità nodulari in rapporto con diramazioni vascolari periferiche dalle quali sembrano originare. Questo segno testimonia la genesi ematogena di una nodulazione random
	Segno dell'angiogramma
	Iwasaki Y. Spiral CT findings in septic pulmonary emboli. Eur J Radiol 2001, 37: 190

G

Galaxy sign	Opacità più voluminose a contorni irregolari, circondate da elementi micronodulari. Le opacità sono dovute alla confluenza di più noduli di piccole dimensioni
	Segno della galassia
	Nakatsu M. Large coalescent parenchymal nodules in pulmonary sarcoidosis: "sarcoid galaxy" sign. AJR Am J Roentgenol 2002, 178: 389
Ground-glass	Riduzione parziale (velatura) della trasparenza del parenchima, tanto tenue da non impedire il riconoscimento dei vasi polmonari sottostanti
	Vetro smerigliato, GGO (Ground-Glass Opacity)
	Il ground-glass testimonia una relativa riduzione della quota di aria negli alveoli o per riempimento parziale degli stessi o per ispessimento dei setti che li separano (interstizio intralobulare)
	Remy-Jardin M. Computed tomography assessment of ground-glass opacity: semiology and significance. J Thorac Imaging 1993, 8: 249

Glossario

H

Halo sign
Alone di ground-glass attorno a un'opacità
Segno dell'alone
Il substrato anatomopatologico responsabile dell'halo sign è variabile: un'emorragia alveolare, un infiltrato infiammatorio, la crescita lepidica di una neoplasia bronchioloalveolare, ecc.
Pinto PS. The CT Halo Sign. Radiology 2004, 230: 109

Head-cheese pattern
Coesistenza di aree di parenchima normale, altre di ground-glass e altre ancora di oligoemia a mosaico con air trapping. Le alterazioni hanno spesso distribuzione lobulare
Segno della coppa di testa
Chung MH. Mixed infiltrative and obstructive disease on high-resolution CT: differential diagnosis and functional correlates in a consecutive series. J Thorac Imaging 2001, 16: 69

Honeycombing
Piccoli spazi cistici a pareti spesse disposti su più strati concentrici
Polmone ad alveare, a favo d'api
L'honeycombing è il segno radiologico patognomonico dell'"end-stage lung", dunque si associa tipicamente a bronchiectasie e bronchiolectasie da trazione e segni di interfaccia
Akira M. Idiopathic pulmonary fibrosis: progression of honeycombing at thin-section CT. Radiology 1994, 192: 582

I

Ispessimento subpleurico
L'ispessimento subpleurico si presenta come un aumento di spessore della limitante toracica, mediastinica e anche più di quella scissurale da accumulo di liquido o cellule nel corrispondente interstizio
La maggior evidenza dell'ispessimento subpleurico in corrispondenza delle scissure è dovuta al fatto che a questo livello vi sono due foglietti appartenenti a lobi polmonari adiacenti, dunque si sommano due strati di connettivo sottopleurico giustapposti
Zerhouni E. Computed tomography of the pulmonary parenchyma. An overview. Chest 1989, 95: 901

M

Mosaic perfusion
Oligoemia a mosaico

O

Oligoemia a mosaico
Aree di diminuita densità parenchimale, nel cui contesto i vasi sono ridotti di numero e di calibro. L'estensione delle zone oligoemiche può essere lobulare o segmentaria; la distribuzione è tipicamente a chiazze
Mosaic perfusion, perfusione a mosaico
L'oligoemia a mosaico può essere secondaria a patologia vascolare oppure legata a ostruzione delle piccole vie aeree; in quest'ultimo caso, la densità del polmone diminuisce ulteriormente in espirio (air trapping)
Stern EJ. CT mosaic pattern of lung attenuation: etiologies and terminology. J Thorac Imaging 1995, 10: 294

P

Perilinfatica
Si dice della distribuzione di noduli che tendono a concentrarsi nell'interstizio perilobulare e subpleurico (pur potendosene osservare anche in sede intralobulare) e dunque si affollano lungo le marginocostali e le scissure
Questi noduli sono più tipici delle malattie che diffondono lungo le vie linfatiche e per questo se ne trovano anche nelle altre sedi linfatiche, tipicamente lungo il profilo dei vasi e dei bronchi che assumono così un aspetto nodulare (beaded appearance)
Gruden JF. Multinodular disease: anatomic localization at thin-section CT-multireader evaluation of a simple algorithm. Radiology 1999, 210: 711

Pseudo-ground-glass	Aumento del calibro dei vasi e iperdensità diffusa di zone di polmone normale; simula un ground-glass a chiazze
	L'iperdensità è dovuta a semplice iperperfusione da redistribuzione ematica, in relazione a un'oligoemia a mosaico limitrofa
Pseudoplacche	Piccole opacità allungate con maggior asse parallelo alla marginocostale, alla quale sono adese. Esse sono dovute ad agglomerati di noduli (ad esempio, granulomi) organizzati in forma lineare lungo le limitanti pleuriche, di cui simulano ispessimento focale
	Remy-Jardin M. Subpleural micronodules in diffuse infiltrative lung diseases: evaluation with thin-section CT scans. Radiology 1990, 177: 133

R

Random	Si dice della distribuzione di noduli o cisti nel contesto del lobulo secondario e dunque del parenchima, quando le lesioni si dispongono qua e là senza predilezione di sede
	Omogenea
Reversed halo sign	Opacità rotondeggiante costituita da un anello periferico di addensamento con un centro di minore densità (ground-glass centrale), in rapporto a una peculiare modalità di coinvolgimento degli spazi aerei e dell'interstizio
	Segno dell'atollo, atoll sign
	Kim SJ. Reversed halo sign on high-resolution CT of cryptogenic organizing pneumonia: diagnostic implications. AJR Am J Roentgenol 2003, 180: 1251
Segni di interfaccia	Un aspetto irregolare delle limitanti dei bronchi, dei vasi e soprattutto delle superfici pleuriche che diventano finemente irregolari, come seghettate, è stato chiamato "segno d'interfaccia". Il segno è frequente nelle malattie fibrosanti che determinano trazione sulle strutture adiacenti
	Zerhouni E. Computed tomography of the pulmonary parenchyma. An overview. Chest 1989, 95: 901

S

Strie subpleuriche	Le strie subpleuriche sono opacità lineari sottili che decorrono a qualche distanza dalla limitante pleuro-polmonare (circa 1/2 -1 cm), parallele a essa. È frequente osservarle nelle regioni posteriori del polmone
	Linee subpleuriche
	Le strie subpleuriche si realizzano per ispessimento fibrotico peribronchiolare associato a collasso delle strutture alveolari contigue, tanto è vero che si trovano soprattutto nelle malattie fibrosanti a partenza dal centrolobulo
	A paziente supino (com'è di solito in TC), aspetti simili possono venire osservati in relazione ad artefatti legati alla forza di gravità: il polmone più declive collassa sotto il peso di quello soprastante, opacandosi. La diagnosi differenziale può avvenire mediante scansioni a paziente prono: i fatti funzionali scompaiono, mentre alterazioni anatomiche come le strie restano
	Yoshimura H. Pulmonary asbestosis: CT study of subpleural curvilinear shadow. Work in progress. Radiology 1986, 158: 653

T

Tree-in-bud	Opacità ramificate sottili che terminano con piccole opacità nodulari a margini sfumati, di solito riconoscibili alla periferia del polmone
	È questo un pattern tipico delle patologie che diffondono per via broncogena. Il suo aspetto è legato alla presenza di bronchioli e spazi aerei adiacenti dilatati e ripieni di materiale come muco, pus o altro
	Albero in fiore, albero in gemme
	Eisenhuber E. The tree-in-bud sign. Radiology 2002, 222: 771
Vetro smerigliato	Ground-glass

Indice analitico

Un grande corno di idromele passava di mano in mano mentre l'uomo conversava di poesia col dio. Questi gli enumerava le metafore da usarsi: divino catalogo che ora mi assiste

In questo elenco, non escludo le *kenningar* che ho già citato. Nel compilarlo, ho provato un piacere quasi filatelico

JL Borges, Le kenningar

Sono di seguito indicizzate le malattie trattate nei quattro capitoli dedicati. Molte sono chiamate dalla gente in maniera diversa, e spesso con acronimi

Nel volume, qualcuna è trattata più volte o perché si presenta con pattern radiologici diversi o perché cambia di aspetto durante l'evoluzione naturale

Tutto è stato indicizzato qui. Il riferimento numerico in grassetto porta alla trattazione estesa della malattia, quello in chiaro al pattern HRTC con cui si manifesta

Indice delle malattie

A

AAE
- acuta **122**, 17
- subacuta **74**, 13
- cronica **28**, 11

Acute Interstitial Pneumonia **126**, 17
Acute Respiratory Distress Sindrome ... **130**, 17
Adenomatosi polmonare
- alveolare **134**, 18
- grandi opacità **110**

Adult Respiratory Distress Syndrome ... **130**, 17
AIP **126**, 17
Alveolite Allergica Estrinseca
- acuta **122**, 17
- subacuta **74**, 13
- cronica **28**, 11

Alveolite fibrosante
- iniziale **66**, 11
- evoluta **222**, 24

Amiloidosi
- interstiziale **32**, 9, 10
- grandi opacità **107**

ARDS **130**, 17
ARDS idiopatica **126**, 17
Artrite reumatoide **109**
Asbestosi
- iniziale **36**, 10, 11
- evoluta **192**, 24

Aspergillosi **106**

B

BAC
- alveolare **134**, 18
- grandi opacità **110**

BALToma **166**, 18
BC **138**, 19
BOOP
- alveolare **170**, 18
- grandi opacità **116**

Bronchiectasie cistiche **196**, 22
Bronchiolite costrittiva **138**, 19
Bronchiolite del fumatore **90**, 13
Bronchiolite obliterante **138**, 19
Bronchiolitis Obliterans Organizing Pneumonia
- alveolare **170**, 18
- grandi opacità **116**

Bronchiolite Respiratoria
- Malattia Interstiziale Polmonare **90**, 13

Bronchioloalveolar carcinoma
- alveolare **134**, 18
- grandi opacità **110**

C

Carcinoma alveolare
- alveolare **134**, 18
- grandi opacità **110**

Carcinoma bronchioloalveolare
- alveolare **134**, 18
- grandi opacità **110**

CEP **142**, 18
Chronic Eosinophilic Pneumonia **142**, 18
Collagenopatie
- iniziali **40**, 11
- evolute **202**, 24

Connettiviti
- iniziali **40**, 11
- evolute **202**, 24

COP
- alveolare **170**, 18
- grandi opacità **116**

Cryptogenic Organizing Pneumonia
- alveolare **170**, 18
- grandi opacità **116**

D

Desquamative Interstitial Pneumonia ... **148**, 18
DIP **148**, 18

E

Edema cardiogenico, idrostatico, emodinamico
- interstiziale **44**, 9
- alveolare **152**, 17

Edema Polmonare Acuto
- interstiziale **44**, 9
- alveolare **152**, 17

Edema polmonare non cardiogenico ... **130**, 17
Edema da danno di membrana **130**, 17
Emboli settici **111**
Enfisema **206**, 23, 25
Enfisema centroacinare, centrolobulare ... **206**, 25
Enfisema parasettale **206**, 23
Eosinofilia polmonare prolungata **142**, 18
EPA
- interstiziale **44**, 9
- alveolare **152**, 17

F

Farmaci **48**, 11; **156**, 18
FC **210**, 22
Fibrosi cistica **210**, 22

Fibrosi Polmonare Idiopatica
  iniziale **66**, 11
  evoluta **222**, 24
FIP
  iniziale **66**, 11
  evoluta **222**, 24
Fosfolipidosi alveolare **176**, 18

G

Granuloma eosinofilo polmonare
  iniziale **78**, 13
  evoluto **214**, 25
Granulomatosi di Wegener
  alveolare **184**, 17
  grandi opacità **112**
Granulomatosi polmonare a cellule di Langerhans
  iniziale **78**, 13
  evoluta **214**, 25

I

Idiopathic Pulmonary Fibrosis
  iniziale **66**, 11
  evoluta **222**, 24
Infezioni endobronchiali **162**, 20
IPF
  iniziale **66**, 11
  evoluta **222**, 24

Istiocitosi polmonare a cellule di Langerhans
  iniziale **78**, 13
  evoluta **214**, 25
Istiocitosi X
  iniziale **78**, 13
  evoluta **214**, 25

L

LAM **218**, 25
LC **54**, 9, 10
Linfangioleiomiomatosi **218**, 25
Linfangite Carcinomatosa **54**, 9, 10
Linfoma B della zona marginale **166**, 18
Linfoma BALT **166**, 18
Linfoma MALT **166**, 18
Linfomi primitivi ad alto grado di malignità ... **113**
LIP **82**, 13, 15
Lipoproteinosi alveolare **176**, 18
Lymphocytic Interstitial Pneumonia **82**, 13, 15

M

Malattia delle membrane ialine dell'adulto ... **130**, 17
MALToma **166**, 18
Metastasi
  nodulare **86**, 14
  grandi opacità **114**
Micobatteriosi atipiche **162**, 20
Mucosa-Associated Lymphatic
  Tissue lymphoma **166**, 18
Mucoviscidosi **210**, 22

N

Non Specific Interstitial Pneumonia **58**, 11
NSIP **58**, 11

O

OP
  alveolare **170**, 18
  grandi opacità **116**
Organizing Pneumonia
  alveolare **170**, 18
  grandi opacità **116**

P

PA **176**, 18
PCP **180**, 17
Pneumocistosi **180**, 17
Pneumoconiosi da asbesto
  iniziale **36**, 10, 11
  evoluta **192**, 24
Pneumoconiosi da silice **98**, 14
Pneumocystis Carinii Pneumonia **180**, 17
Pneumopatia da amiodarone **156**, 18
Pneumopatia da metotrexate **48**, 11
Polmone da shock **130**, 17
Polmone di Da Nang **130**, 17
Polmonite alveolare macrofagica **148**, 18
Polmonite cronica eosinofila **142**, 18
Polmonite da ipersensibilità
  acuta **122**, 17
  subacuta **74**, 13
  cronica **28**, 11
Polmonite da Pneumocystis Carinii **180**, 17

Indice analitico

Polmonite desquamativa interstiziale ... **148**, 18
Polmonite di Carrington ... **142**, 18
Polmonite in organizzazione
    alveolare ... **170**, 18
    grandi opacità ... **116**
Polmonite interstiziale fulminante ... **126**, 17
Polmonite interstiziale non specifica ... **58**, 11
Polmonite linfocitaria interstiziale ... **82**, 13, 15
Progressive Systemic Sclerosis
    iniziale ... **40**, 11
    evoluta ... **202**, 24
Proteinosi Alveolare ... **176**, 18
PSS
    iniziale ... **40**, 11
    evoluta ... **202**, 24

R

RB-ILD ... **90**, 13
Respiratory Bronchiolitis
    - Interstitial Lung Disease ... **90**, 13

S

Sarcoidosi
    granulomatosa ... **94**, 15
    fibrosante ... **62**, 11
    grandi opacità ... **117**
Sarcoma di Kaposi ... **118**

Sclerodermia
    iniziale ... **40**, 11
    evoluta ... **202**, 24
Sclerosi Sistemica Progressiva
    iniziale ... **40**, 11
    evoluta ... **202**, 24
Silicosi ... **98**, 14
Sindrome di Hamman Rich ... **126**, 17
SSP
    iniziale ... **40**, 11
    evoluta ... **202**, 24

T

TB miliare ... **102**, 14
Tubercolomi ... **119**
Tubercolosi miliare ... **102**, 14

U

UIP
    iniziale ... **66**, 11
    evoluta ... **222**, 24
Usual Interstitial Pneumonia
    iniziale ... **66**, 11
    evoluta ... **222**, 24

V

Vasculite emorragica ... **184**, 17

Indice delle tabelle

BOOP - reaction pattern ... **175**
Cause di bronchiectasie ... **200**
Danno polmonare da farmaci: pattern anatomopatologici ... **52, 160**
Danno polmonare da farmaci: reperti BAL ... **52, 161**
Malattie con aspetto radiologico tree-in-bud ... **165**
Malattie eosinofile del polmone ... **146**
Malattie vasculitiche associate ad alveolite emorragica ... **189**

DAL PATTERN ALLA MALATTIA

KEY PATTERN	Distribuzione	◄►	▲▼	Segni associati	MALATTIA
Pattern addensativo misto acuto	Bilaterale simmetrica, a chiazze o diffusa	Spesso parailare	Regioni medio-superiori	Cisti con parete, crazy paving, micronoduli sfumati, adenopatie mediastiniche, versamento pleurico	PCP
	Bilaterale, diffusa o a chiazze	Parailare o diffusa, ma risparmio del mantello	Variabile	Wegener: noduli centrolobulari sfumati, crazy paving; grandi opacità cavitate e alterazioni mediastiniche	Vasculite emorragica
	Bilaterale simmetrica, diffusa o a chiazze	Prevalenza periferica e gravitazionale	Variabile	Pattern reticolare, distorsione parenchimale, bronchiectasie da trazione e sporadico honeycombing	AIP
	Bilaterale, a chiazze, raramente omogenea	Omogeneamente distribuita	Variabile, ma più spesso basale	Noduli sfumati centrolobulari, adenopatie mediastiniche, oligoemia a mosaico con air trapping	AAE acuta
	Bilaterale simmetrica, a chiazze	Prevalenza gravitazionale	Più estesa alle basi	Asimmetrica e meno gravitazionale se ARDS da causa polmonare. Crazy paving, versamento pleurico modesto	ARDS
	Bilaterale simmetrica, diffusa o a chiazze	Mantellare e gravitazionale	Prevalentemente basale	Redistribuzione del circolo polmonare, reticolazione liscia, versamento pleurico, cardiomegalia	EPA alveolare
Pattern addensativo misto cronico	Bilaterale, a chiazze	Periferica e subpleurica	Regioni medio superiori	Opacità nodulari a margini sfumati, adenopatie mediastiniche, raramente anche versamento pleurico	CEP
	Bilaterale o monolaterale, diffusa o a chiazze	Peribronchiale	Variabile	Bronchi stirati e ristretti negli addensamenti; noduli centrolobulari, masse anche voluminose, halo sign	MALToma
	Bilaterale, diffusa o a chiazze	Variabile	Variabile	Ground-glass predominante con crazy paving esteso, spesso ben demarcato rispetto al parenchima sano	PA
	Mono o bilaterale, asimmetrica a chiazze	Spesso periferica e subpleurica	Spesso basale	Possibili pseudocavitazioni, noduli e grandi opacità sfumate, crazy paving, adenopatie, versamento pleurico	BAC
	Bilaterale simmetrica, a chiazze	Mantellare ma anche diffusa	Basale prevalente	Ground-glass prevalente o esclusivo, modesta distorsione parenchimale con bronchiolectasie da trazione, microcisti	DIP
	Bilaterale, a chiazze	Periferica ma anche peribronchiale	Basale	Bronchi pervi e talvota dilatati negli addensamenti, noduli centrolobulari a margini sfumati, macronoduli o masse	OP
	Bilaterale simmetrica, a chiazze	Periferica	Basale	Amiodarone: addensamenti iperdensi rispetto ai muscoli; opacità reticolari e micronoduli, ispessimento pleurico	Farmaci
Oligoemia a mosaico con air trapping	Bilaterale asimmetrica, a chiazze	Variabile	Variabile	Segni diretti di patologia delle vie aeree (bronchiectasie), iperdensità delle zone normalmente ventilate	BC
Tree-in-bud	Monolaterale o bilaterale, a chiazze	Variabile, spesso in rapporto con i bronchi	Variabile	Micobatteriosi atipiche: ispessimento delle pareti bronchiali, bronchiectasie; addensamenti talora escavati	Infezioni endobronchiali

DAL PATTERN ALLA MALATTIA

KEY PATTERN	Distribuzione	◀▶	▲▼	Segni associati	MALATTIA
Cisti a grappolo	Mono o bilaterale, a chiazze	Centrale o periferica	Medio superiore	Livelli idro-aerei, bronchiectasie tubulari o varicoidi e aspetti a tree-in-bud, oligoemia con air trapping	Bronchiectasie cistiche FC
Cisti a collana di perle	Mono o bilaterale, a chiazze	Periferica subpleurica	Medio superiore	Possibile coesistenza di enfisema centrolobulare; riscontro in soggetti con pneumotorace spontaneo	Enfisema parasettale
Honeycombing	Bilaterale, a chiazze	Periferica subpleurica	Basale e mantellare sino agli apici	Bronchiectasie e bronchiolectasie da trazione, reticolazione irregolare, adenopatie mediastiniche	UIP evoluta
Honeycombing	Bilaterale, a chiazze	Periferica subpleurica	Basale	Bronchiectasie e bronchiolectasie da trazione, reticolazione irregolare, segni specifici di ciascuna malattia	Collagenopatie evolute
Honeycombing	Bilaterale, a chiazze	Periferica subpleurica	Basale	Bronchiectasie e bronchiolectasie da trazione, reticolazione irregolare, strie subpleuriche, placche pleuriche	Asbestosi evoluta
Cisti con distribuzione random	Bilaterale, simmetrica o asimmetrica	Omogeneamente distribuita	Medio superiore	Pareti assenti, visibilità arteriola centrolobulare, enfisema parasettale, trachea a fodero di sciabola, possibile pneumotorace	Enfisema centrolobulare
Cisti con distribuzione random	Bilaterale, simmetrica	Omogeneamente distribuita	Medio superiore, esclusi seni costo-frenici	Pareti spesse, confluenza delle cisti che assumono aspetti bizzarri, noduli escavati associati, possibile pneumotorace	Istiocitosi X evoluta
Cisti con distribuzione random	Bilaterale, simmetrica	Omogeneamente distribuita	Diffusa, inclusi seni costo-frenici	Pareti sottili, aspetto merlettato, frequente pneumotorace, versamento pleurico monolaterale, adenopatie mediastiniche	LAM

GPSR Compliance

The European Union's (EU) General Product Safety Regulation (GPSR) is a set of rules that requires consumer products to be safe and our obligations to ensure this.

If you have any concerns about our products, you can contact us on

ProductSafety@springernature.com

In case Publisher is established outside the EU, the EU authorized representative is:

Springer Nature Customer Service Center GmbH
Europaplatz 3
69115 Heidelberg, Germany

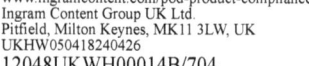

www.ingramcontent.com/pod-product-compliance
Ingram Content Group UK Ltd.
Pitfield, Milton Keynes, MK11 3LW, UK
UKHW050418240426
12048UKWH00014B/704